中医典籍丛刊

御纂医宗金鉴

[清]吴　谦　编

（四）

中医古籍出版社

第四册目录

御纂医宗金鉴　卷六十七

御纂医宗金鉴 卷七十二

御纂医宗金鉴　卷七十五

编辑眼科心法要诀(卷七十七至七十八)

御纂医宗金鉴　卷七十七

御纂医宗金鉴　卷七十八

编辑刺灸心法要诀(卷七十九至八十六)

御纂医宗金鉴 卷七十九

御纂医宗金鉴　卷八十二

御纂医宗金鉴 卷八十三

御纂医宗金鉴 卷八十四

御纂医宗金鉴　卷八十五

编辑正骨心法要旨（卷八十七至九十）

御纂医宗金鉴　卷八十七

御纂医宗金鉴　卷九十

御纂医宗金鉴　卷六十七

腹　部

幽　痈

幽痈脐上七寸生，初小渐大肿硬疼，忧思厚味火毒发，咬牙寒战毒陷攻。

【注】此证生脐上七寸，初起如粟，渐增漫肿疼痛，形如鹅卵，甚则坚硬，痛牵胸胁。由过食膏粱厚味，忧思气结，肠胃不通，火郁成毒，自内而外发也。初起肿痛，皮色未红，时若心烦呕哕，脉沉实者，当疏火毒，以绝其源，宜内疏黄连汤服之。焮肿痛甚，邪气实也，宜服托里散，外用艾壮隔蒜片灸之。脉见沉迟，其脓未成，用补中益气汤托之；脉见洪数，其脓已成，用托里透脓汤。脓熟胀痛不溃，系气血虚也，急用十全大补汤温补之，外兼用卧针开，卧针者，斜入斜出，防伤内膜也。或误行汗下，或误敷寒凉，以致肿而不溃，溃而不敛者，急用十全大补汤，加干姜、附子以救之。已溃朝寒暮热者，气血虚也；食少作泻，脾胃虚也；胸痞痰涌，脾肺虚也，俱服六君子汤，服后诸证悉退，换十全大补汤调理即愈。外治之法，按痈疽肿疡、溃疡门。无论已溃未溃，忽咬牙寒战，系气虚不能胜毒，毒陷攻里之兆；或溃后脓水忽多忽少，疮口如蟹吐沫者，系内膜已透，俱为逆证（图二二九）。

托里散

皂刺　金银花　黄芩　牡蛎煅　当归　赤芍　朴硝　大黄花粉　连翘各等分，去心

共研粗末，每用五钱，酒、水各一钟，煎八分，去渣服。

【方歌】托里散医诸疮毒，肿甚焮疼煎服消，皂刺银花芩牡蛎，归芍硝黄花粉翘。

内疏黄连汤见肿疡门

隔蒜灸法见首部灸法

托里透脓汤见头部侵脑疽

补中益气汤 十全大补汤 六君子汤即香砂六君子汤减去藿香、砂仁。俱见溃疡门

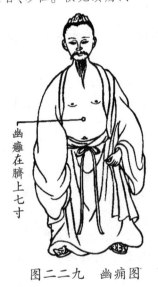

幽癖在脐上七寸

图二二九 幽痈图

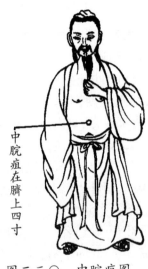

中脘疽在脐上四寸

图二三〇 中脘疽图

中脘疽

中脘疽由胃火生,脐上四寸隐隐疼,坚硬漫肿无红热,不食呕哕毒内攻。

【注】此证一名胃疽。发于心胸之下,脐上四寸,任脉经中脘穴。隐痛日久,向外生疽,坚硬漫肿,皮色无红无热,由过食炙煿,以致胃腑火毒而成。人迎脉盛,是毒气攻里,作呕不食,咳嗽脓痰者逆。初宜服仙方活命饮,色紫坚硬,宜服山甲内消散。脓势将成,内外治法,俱按痈疽肿疡、溃疡门。若起长脓迟,或疮不焮痛者,急用艾壮隔独头蒜片,置患上灸之回阳(图二三〇)。

山甲内消散

穿山甲三大片,炒 当归尾 大黄 甘草节各三钱 土木鳖三个 黑牵牛 僵蚕各一钱,炒

酒、水各一钟,煎八分,空心服,渣再煎服。大便行三四次,方食稀粥淡味调理。

【方歌】山甲内消火毒积,色紫坚疼中脘疽,归尾大黄僵草节,木鳖牵牛加酒宜。

仙方活命饮见肿疡门

吓 痈

吓痈七情郁火成,脐上三寸粟微红,暴肿焮痛二七溃,顶陷色黑溃迟凶。

【注】此证由七情郁火凝结而成。生脐上三寸,属任脉经建里穴。初如粟米,痒痛相兼,其肿迅速,寒热往来,甚则呕哕,牵引脐痛。初肿微红,顶尖根束,渐透赤色,时痛时止,十四日溃脓者顺;若顶陷紫黑,根脚漫肿,面赤大渴,脉见浮数而散大者逆。内治与幽痈参考,外治法按痈疽肿疡、溃疡门(图二三一)。

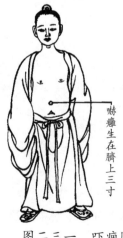

图二三一 吓痈图

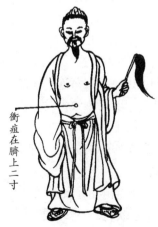

图二三二 冲疽图

冲 疽

冲疽脐上二寸生,心火毒炽入肾红,高肿焮痛速溃吉,若见七恶定然凶。

【注】此证生于任脉,脐上二寸下脘穴。一名中发疽,又名壅肾疮。由心火炽盛,流入肾经而成。色赤高肿,应在二十一日溃破,脓稠受补者顺。初宜疮科流气饮,或仙方活命饮消之。脓将成时,内外治法,俱按痈疽肿疡、溃疡门。其证若平塌紫黑,脓水清稀,七恶证见者逆(图二三二)。

疮科流气饮见背部痰注发

仙方活命饮见肿疡门

脐 痈 附:脐中出水

脐痈毒发在脐中,肿大如瓜突若铃,无红无热宜蒜灸,稠脓为吉污水凶。

【注】此证由心经火毒,流入大肠、小肠所致。生于脐中,属任脉经神阙穴,此穴禁针。肿大如瓜,高突若铃,无红无热,最宜隔蒜灸之。初宜服仙方活命饮加升麻消之;便结实者,内疏黄连汤通利之;将欲成脓,内外治法,俱按痈疽肿疡、溃疡门。溃后得稠脓者顺,时出污水臭秽者逆。亦有脐中不痛、不肿、甚痒,时津黄水,此属肠胃湿热积久,宜服黄连平胃散,外用三妙散干撒渗湿即愈。当忌酒、面、生冷、果菜,不致再发。若水出不止者,亦属逆(图二三三)。

黄连平胃散

黄连五钱 陈皮 厚朴各三钱,姜炒 甘草二钱,生 苍术一两,炒

共研细末,每服三钱,白滚水调服。

【方歌】黄连平胃散陈甘,厚朴苍术共细研,专除湿热兼消积,能令脐水立时干。

三妙散

槟榔　苍术生　黄柏各等分,生

共研细末,干撒肚脐,出水津淫成片,止痒渗湿;又治湿癣,以苏合油调搽甚效。

【方歌】三妙散用槟榔苍,黄柏同研渗湿疮,苏合油调治湿癣,收干止痒效称强。

隔蒜灸法见首卷灸法

仙方活命饮　内疏黄连汤俱见肿疡门

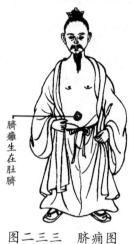

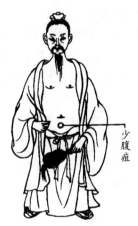

图二三三　脐痈图　　　　图二三四　少腹疽图

少腹疽

少腹疽生脐下边,证由七情火郁缠,高肿红疼牵背易,漫硬陷腐水脓难。

【注】此证由七情火郁而生。每发于气海、丹田、关元三穴。气海在脐下一寸五分,丹田在脐下二寸,关元在脐下三寸,皆属任脉经。此三穴或一穴发肿,即为少腹疽。高肿红活,疼痛牵背,易溃稠脓者易治;若漫肿坚硬,绵溃腐烂,脓稀如水者难治。凡遇此证初起,急用艾灸肿顶,七壮至三七壮,以痛痒通彻为度,

宜服仙方活命饮。气实之人,大渴便秘者,宜服内疏黄连汤通利之;老弱之人,宜服内补十宣散,令其速溃,若溃迟恐透内膜。外治法同痈疽肿疡、溃疡门(图二三四)。

仙方活命饮　内疏黄连汤俱见肿疡门

内补十宣散见胸部痕疬痈

腹皮痈

腹皮痈生腹皮内,皮里膜外肿隐疼,腹痛不止脓成候,证由膏粱郁火生。

【注】此证生于腹皮里膜外,无论左右,隐疼日久,后发痈肿于皮外,右关脉见沉数、而腹痛甚者,是其候也,由膏粱火郁而成。初起壮实者,用双解贵金丸下之,虚弱者减半,用之不应,再服半剂。凡下之后,腹痛不止,脓将成也,急用托里透脓汤。溃后,与痈疽溃疡门治法相同。不可过用克伐之剂,若希图消散,过伤胃气,则肿不能溃,溃不能敛,立见危亡矣(图二三五)。

双解贵金丸见肿疡门

托里透脓汤见头部侵脑疽

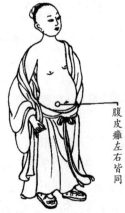

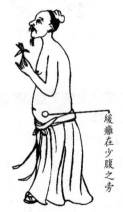

腹皮瘫左右皆同

缓瘫在少腹之旁

图二三五　腹皮痈图　　　图二三六　缓疽图

缓　疽

缓疽脾经气积凝,少腹旁生坚又疼,数月不溃生寒热,食少削瘦效难成。

【注】此证由太阴脾经气滞寒积而成。生于少腹之旁,坚硬如石,不红不热,痛引腰腿,数月不溃;若兼食少削瘦者,终属败证,不可弃而不治。初宜服山甲内消散,不应不可强消,徒损胃气,以十全大补汤加乌药、附子、胡芦巴温补之,外用木香饼熨之,兼用独头蒜捣烂,铺于患上艾壮灸之,以知热为止,次日再灸,以或消或溃为效。若溃后,即按痈疽溃疡门治法(图二三六)。

山甲内消散见中脘疽

十全大补汤见溃疡门

木香饼见乳部乳中结核

腋　部

腋　痈

腋痈暴肿生腋间,肿硬焮赤痛热寒,肝脾血热兼忿怒,初宜清解溃补痊。

【注】此证一名夹肢痈,发于腋际,即俗名胳肢窝也,属肝脾血热兼忿怒而成。初起暴肿焮硬,色赤疼痛,身发寒热,难消必欲作脓。初宜服柴胡清肝汤,外敷冲和膏;疼痛日增,宜服透脓散加金银花、甘草节、桔梗;脓胀痛者,针之。已溃,内外治法俱按痈疽溃疡门。此证首尾忌用寒凉。中年易愈,老弱之人难痊(图二三七)。

柴胡清肝汤见头部鬓疽

冲和膏　透脓散俱见肿疡门

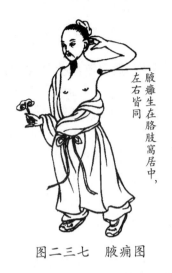

腋癰生在胳肢窝居中，左右皆同

腋疽生在胳肢窝居中，坚硬溃迟，左右皆同

图二三七　腋痈图　　　　图二三八　腋疽图

腋　疽

腋疽初起若核形，肝恚脾忧气血凝。漫肿坚硬宜蒜灸，日久红热溃先疼。

【注】此证一名米疽，又名疚疽，发于胳肢窝正中，初起之时，其形如核。由肝、脾二经，忧思恚怒，气结血滞而成。漫肿坚硬，皮色如常，日久将溃，色红微热疼痛也。初宜艾壮隔蒜片灸法，内服柴胡清肝汤加乌药消之；虚弱之人，宜服香贝养荣汤，外用乌龙膏敷之。早治或有全消者，迟则脓成，宜服托里透脓汤；脓胀痛者，针之；脓出痛减，随患者虚实补之。其余内、外治法，俱按痈疽溃疡门。此证初终，内外治法，禁用寒凉。中年易愈，衰老难痊(图二三八)。

隔蒜灸法见首卷灸法

柴胡清肝汤见头部鬓疽

香贝养荣汤见项部上石疽

乌龙膏见肿疡门

托里透脓汤见头部侵脑疽

黯　疔

黯疔藏于腋下生，肝脾火毒痒而疼，寒热拘急色紫黑，急按疔门治即宁。

【注】此证生于腋下，由肝、脾二经火毒而成。坚硬势若钉头，痒而且痛，寒热往来，四肢拘急，其色紫黑，烦躁作呕，痛引半身，宜服麦灵丹。其次内外急按疔门治之即愈(图二三九)。

麦灵丹见肿疡门

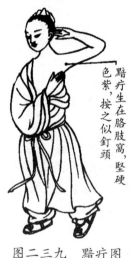

黯疔生在胳肢窝，坚硬色紫，按之似钉头

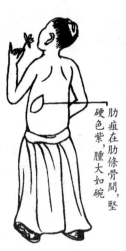

肋疽在肋條骨間，坚硬色紫，腫大如碗

图二三九　黯疔图　　　　图二四〇　肋疽图

肋　部

肋　疽

肋疽始发属肝经，火毒郁怒结肿形，紫痛梅李甚如碗，急宜针砭免内攻。

【注】此证一名夹荥疽，生于肋条骨间，由肝经火毒郁怒结聚而成。初如梅李，渐大如碗，色紫焮痛，连及肩肘。患在左，痛

牵右肋;患在右,痛牵左肋。二十一日之内,脓溃稠粘者顺;届期不溃,既溃出清水者逆。初肿急宜磁针砭出紫血,庶免毒气攻里;砭后赤肿痛甚,烦躁脉实作呕,为有余之证,宜服双解贵金丸下之;肿硬不溃,宜服透脓散;脉弱作呕,此胃虚也,宜服香砂六君子汤补之。亦有痛伤胃气而作呕者,即同胃虚治之;若感受寒邪,及偶触秽气而作呕者,虽肿时尤宜壮胃助气为主。盖肿时作呕,因毒气内侵者十有一二,停饮内伤者十有八九,惟医人临证详辨之。脓熟用卧针开之,余按痈疽溃疡门治法(图二四○)。

双解贵金丸　透脓散俱见肿疡门

香砂六君子汤见溃疡门

渊　疽

渊疽肝胆忧恚成,生于肋下硬肿疼,溃破有声内膜透,未溃当服护膜灵。

【注】此证因忧恚太过,以致肝胆两伤而成。生于肋下,初起坚硬,肿而不红,日久方溃,得稠白脓者顺,如豆浆水者险。疮口有声,似乎儿啼,此属内膜透也。即于阳陵泉穴,灸二七壮,其声即止,穴在膝膑骨外廉下一寸陷中,蹲坐取之即得。内、外治法,皆同肋疽。凡肋、胸、胁、腰、腹空软之处发痈疽者,当在将溃未溃之际,多服护膜散,可免透膜之患(图二四一)。

护膜散

白蜡　白及各等分

共研细末,轻剂一钱,中剂二钱,大剂三钱,黄酒调服,米汤亦可。

【方歌】护膜散内二味药,白蜡白及为细末,或酒或以米汤调,将脓预服不透膜。

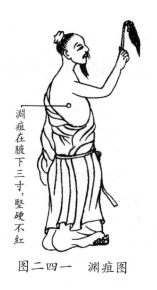

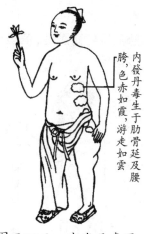

渊疽在腋下三寸，坚硬不红

内發丹毒生于肋骨延及腰胯，色赤如霞，游走如雲

图二四一　渊疽图　　　　图二四二　内发丹毒图

内发丹毒

丹毒肝脾热极生，肋上腰胯赤霞形。急宜砭出紫黑血，呕哕昏胀毒内攻。

【注】此证由肝、脾二经，热极生风所致，生于肋骨，延及腰胯，色赤如霞，游走如云，痛如火燎。急向赤肿周围，砭出紫黑血，以瘦牛肉片贴之，羊肉片亦可，其毒即可减半。初服双解贵金丸汗之，次服化斑解毒汤，投方应病者顺；若呕哕昏愦，胸腹膜胀，遍身青紫者，则为毒气内攻属逆(图二四二)。

化斑解毒汤

升麻　石膏　连翘去心　牛蒡子炒、研　人中黄　黄连　知母　黑参各一钱

竹叶二十片，水二钟，煎八分服。

【方歌】化斑解毒热生风，致发丹毒云片红，升膏翘蒡中黄等，黄连知母黑参同。

双解贵金丸见肿疡门

胁 痈 附：疽

胁痈焮红高肿疼，疽坚塌漫冷不红，皆属肝胆怒火结，迟溃败浆冷虚凶。

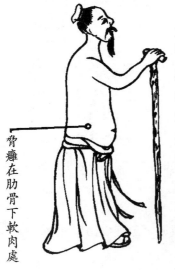

胁癖在肋骨下软肉处

图二四三　胁痈图

柴胡清肝汤见头部鬓疽
托里透脓汤见头部侵脑疽

【注】此证生于软肋，有硬骨者为肋，肋下软肉处为季胁痈疽二证，皆由肝、胆怒火凝结而成。多生于体虚之人，初如梅李，渐长如碗如盆，色红，焮痛，高肿，二七溃破，脓稠为痈。若坚硬平塌，漫肿木痛，不红不热，月余溃破稀脓为疽。若失治，届期不溃，攻击成脓，肿如鼓胀，破出败浆，腥臭脓者逆。痈疽二证，初肿时俱宜急服柴胡清肝汤解郁泻火；如已成者，服托里透脓汤；脓熟胀痛，俱用卧针开之；已溃，以排余脓、补气血为要。余按痈疽溃疡门治法。投补不应者，难治(图二四三)。

内痈部

肺 痈

肺痈肺热复伤风，肺脏生痈隐痛胸。状若伤寒燥咳甚，稠浊痰涎腥臭脓。未溃射干麻黄汗，壅不得卧葶苈攻。溃后脓稠能食吉，脓清兼血不食凶。

【注】此证系肺脏蓄热，复伤风邪，郁久成痈，以致胸内中府

穴隐隐疼痛,振寒脉数,状类伤寒,咽燥不渴,咳而喘满,唾稠粘黄痰,兼臭秽脓血也。治之者,于未溃时乘脓未成,风郁于表者,法宜疏散,用射干麻黄汤以汗之。如气壅喘满,身不得卧者,急服葶苈大枣汤以泻之;如咳有微热,烦满胸中,甲错,脓欲成者,宜千金苇茎汤以吐之;若吐脓腥臭,形如米粥者,宜桔梗汤以排余脓;若吐脓腥臭,咳而胸满者,宜外台桔梗白散,以开瘀塞;若咯吐脓血,兼午后身热烦躁,宜金鲤汤主之,兼饮童便。若溃后胸膈胁肋,隐痛不止,口燥咽干,烦闷多渴,自汗盗汗,眠卧不得,咳吐稠痰腥臭,此系痈脓不尽,而兼里虚,宜宁肺桔梗汤主之;若痈脓已溃,喘满腥臭,浊痰俱退,惟咳嗽咽干,咯吐痰血,胁肋微痛,不能久卧者,此属肺痈溃处未敛,宜紫菀茸汤清补之,渴甚去半夏加石膏服之;若痈脓溃后,咳嗽无休,脓痰不尽,形气虚羸者,宜清金宁肺丸主之。凡治此证,惟以身温脉细,脓血交粘,痰色鲜明,饮食甘美。脓血渐止便润者为吉;若手掌皮粗,溃后六脉洪数,气急颧红,污脓白血,懒食及大便结燥者为凶。

中府穴又名肺募,在乳上第三根肋骨间(图二四四)。

射干麻黄汤

射干十三枚或三两　麻黄　生姜各四两　细辛　紫菀　款冬花各三两　大枣七枚　五味子　半夏各半升,洗

水煎温服。

【方歌】射干麻黄咳上气,肺痈喉中水鸡声,射麻生姜辛菀夏,五味大枣并款冬。

葶苈大枣汤

苦葶苈轻者五钱,重者一两　大枣轻者五枚,重者十枚,去核

以水三钟,煎至一钟,服之。

【注】葶苈大枣治肺痈,咳不得卧有痈脓,葶苈苦寒泻实热,佐枣之甘和胃经。

千金苇茎汤

苇茎二升　薏苡仁炒　瓜瓣各半升,即冬瓜仁　桃仁五十粒,去皮、尖、炒、研

水煎服。

【方歌】千金苇茎肺痈咳,微热烦满吐败浊,皮肤甲错宜苇茎,薏苡桃仁瓜瓣合。

桔梗汤

苦桔梗一两　甘草二两,生

水煎服。

【方歌】桔梗汤用排余脓,肺痈吐脓米粥形,清热解毒须甘草,开提肺气桔梗功。

外台桔梗白散

苦桔梗　贝母各三分　巴豆一分,去皮熬,研如脂

右三味为散。强人饮服半钱匕,赢者减之。病在膈上者吐脓,在膈下者泻出。若下多不止,饮冷水一杯则定。

【方歌】外台桔梗白散方,肺痈便秘服之良,桔梗贝母与巴豆,药微力大功速强。

金鲤汤

金色活鲤鱼一尾,约四两重　贝母二钱

先将鲤鱼连鳞剖去肚肠,勿经水气,用贝母细末掺在鱼肚内,线扎之,用上白童子便半大碗,将鱼浸童便内,重汤炖煮,鱼眼突出为度;少顷取出,去鳞骨,取净肉,浸入童便内,炖熟。肉与童便作二三次,一日食尽一枚,其功效甚捷。

【方歌】金鲤汤中效罕稀,法用贝母活鲤鱼,童便浸鱼重汤炖,肺痈烦热善能医。

宁肺桔梗汤

苦桔梗　贝母去心　当归　瓜蒌仁研　生黄芪　枳壳麸炒甘草节　桑白皮炒　防己　百合去心　薏苡各八分,炒　五

味子　地骨皮　知母生　杏仁炒,研　苦葶苈各五分

水二钟,姜三片,煎八分,不拘时服。咳甚,倍加百合。身热,加柴胡、黄芩。大便不利,加蜜炙大黄一钱。小水涩滞,加灯心、木通。烦躁痰血,加白茅根。胸痛,加人参、白芷。

【方歌】宁肺桔梗肺痈芪,归蒌贝壳甘桑皮,防己百合葶五味,杏知苡仁地骨宜。

紫菀茸汤

紫菀茸　犀角末　甘草炙　人参各五分　桑叶用经霜者款冬花　百合去心　杏仁炒,研　阿胶便润炒用,便燥生用　贝母去心　半夏制　蒲黄各七分,生

引姜三片,水二钟,煎八分,将犀角末调入,食后服。

【方歌】紫菀茸汤参犀角,款冬桑叶杏百合,阿胶甘夏贝蒲黄,专医肺痈不久卧。

清金宁肺丸

陈皮　白茯苓　苦桔梗　贝母去心　人参　黄芩各五钱麦冬去心　地骨皮　银柴胡　川芎　白芍炒　胡黄连各六钱五味子　天冬去心　生地酒浸,捣膏　熟地捣膏　归身　白术各一两,炒　甘草三钱,炙

右为细末,炼蜜为丸,如梧桐子大,每服七十丸,食远白滚汤送下。

【方歌】清金宁肺丸肺痈,陈苓桔贝参二冬,柴芩归芍黄连草,术味生熟地骨芎。

大小肠痈

大小肠痈因湿热,气滞瘀血注肠中。初服大黄行瘀滞,脓成薏苡牡丹平。

【注】此二证俱由湿热气滞凝结而成。或努力瘀血,或产后败瘀蓄积,流注于大肠、小肠之中。初起发热,恶风,自汗,身皮

甲错,关元、天枢二穴隐痛微肿,按之腹内急痛,大肠痈多大便坠肿,小肠痈多小水涩滞,脉俱迟紧,此时痈脓未成,宜大黄汤下之;瘀血利尽,若小水闭涩,仍宜大黄汤加琥珀末、木通利之自效,若痈成日久不溃,身皮甲错,内无积聚,腹急腹痛,身无热而脉数者,系肠内阴冷,不能为脓,宜薏苡附子散主之;若脉见洪数,肚脐高突,腹痛胀满不食,动转侧身则有水声,便淋刺痛者,痈脓已成,宜薏苡汤主之;腹濡而痛,少腹急胀,时时下脓者,毒未解也,宜丹皮汤治之;如脓从脐出,腹胀不除,饮食减少,面白神劳,此属气血俱虚,宜八珍汤加牡丹皮、肉桂、黄芪、五味子,敛而补之。患者转身动作,宜徐缓而勿惊,慎之。如躭延日久,因循失治,以致毒攻内脏,腹痛牵阴,肠胃受伤,或致阴器紫黑、腐烂,色败无脓,每流污水,衾帏多臭,烦躁不止,身热嗌干,俱属逆证。

关元穴又名小肠募,在脐下三寸。天枢穴又名大肠募,在脐旁开二寸(图二四四)。

大黄汤

大黄剉,炒　牡丹皮　硝石研　芥子　桃仁炒,先以汤浸去皮、尖,双仁勿用

右各等分,共剉碎,每用五钱。水二钟煎至一钟,去渣,空心温服。以利下脓血为度,未利再服。

【方歌】大黄汤善治肠痈,少腹坚痛脓未成,牡丹皮与大黄炒,芥子桃仁硝石灵。

薏苡附子散

附子二分,炮　败酱五分　薏苡仁一钱,炒

右为末,每服方寸匕,以水二合煎,顿服,小水当下。《三因》云:薏苡、附子同前,败酱用一两一分,每四钱水盏半,煎七分,去渣,空心服。

【方歌】薏苡附子散甲错,肠痈腹胀痛脉数,附子败酱薏苡

仁,为末水煎空心服。

薏苡汤

薏苡仁 瓜蒌仁各三钱 牡丹皮 桃仁各二钱,泥

水二钟,煎至一钟,不拘时服。

【方歌】薏苡汤治腹水声,肠痈便淋刺痛疼,牡丹皮共瓜蒌子,还有桃仁薏苡仁。

丹皮汤

丹皮 瓜蒌仁各一钱 桃仁泥 朴硝各二钱 大黄五钱

水二钟,煎一钟,去渣入硝,再煎数滚,不拘时服。

【方歌】丹皮汤疗肠痈证,腹濡而痛时下脓,硝黄丹蒌桃仁共,水煎服之有奇功。

八珍汤见溃疡门

胃　痈

胃痈中脘穴肿疼,不咳不嗽吐血脓,饮食之毒七情火,候治肠痈大法同。

【注】此证初起,中脘穴必隐痛微肿,寒热如疟,身皮甲错,并无咳嗽,咯吐脓血。由饮食之毒,七情之火,热聚胃口成痈。脉来沉数者,初服清胃射干汤下之;若脉涩滞者,瘀血也,宜服丹皮汤下之;脉洪数者,脓成也,赤豆薏苡仁汤排之;体倦气喘作渴,小水频数者,肺气虚也,补中益气汤加麦冬、五味子补之。其候证生死、治法,与大、小肠痈同。

中脘穴又名胃募,在脐上四寸(图二四四)。

清胃射干汤

射干 升麻 犀角 麦冬去心 元参 大黄 黄芩各一钱
芒硝 栀子 竹叶各五钱

水煎服。

【方歌】清胃射干汤射干,升麻犀角麦冬全,参芩大黄芒硝

等,竹叶山栀胃痈痊。

赤豆薏苡仁汤

赤小豆　薏苡仁　防己　甘草各等分

水二钟,煎八分,食远服。

【方歌】赤豆薏苡汤最神,甘己赤豆薏苡仁,胃痈脓成脉洪数,二钟水煎服八分。

丹皮汤见大、小肠痈

补中益气汤见溃疡门

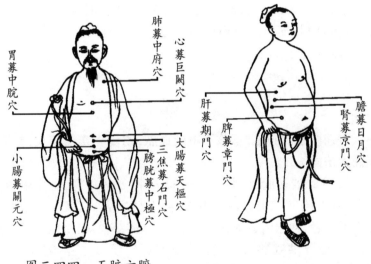

图二四四　五脏六腑诸募穴图(一)

图二四五　诸募穴图(二)

脾 痈

脾痈湿热瘀血凝,章门穴肿兼隐疼,腹胀嗌干小水短,利下湿瘀补收功。

【注】此证始发章门穴,必隐疼微肿。由过食生冷,兼湿热,或瘀血郁滞脾经而成。令人腹胀,咽嗌干燥,小水短涩。初宜大

黄汤、赤豆薏苡仁汤，二方合而用之，以攻滞郁。二便通利，腹胀全消，宜六君子汤扶脾调理。顺逆看法与胃痈同。

章门穴又名脾募，在脐旁开六寸高上二寸（图二四五）。

大黄汤见大、小肠痈

赤豆薏苡仁汤见胃痈

六君子汤即香砂六君子汤去藿香、砂仁。见溃疡门

肝　痈

肝痈愤郁气逆成，期门穴肿更兼疼，卧惊胠满溺不利，清肝滋肾即成功。

【注】此证始发期门穴，必隐痛微肿，令人两胠胀满胁痛，侧卧则惊，便溺艰难，由愤郁气逆而成。初服复元通气散，次服柴胡清肝汤；痛胀已止，宜服六味地黄丸；脾虚食少，则佐以八珍汤，滋肾补脾，治之取效。禁用温补、针灸。

期门穴又名肝募，在乳旁一寸半，再直上一寸半（见图二四五）。

复元通气散见肿疡门

柴胡清肝汤见头部鬓疽

六味地黄丸见面部雀斑

八珍汤见溃疡门

心　痈

心痈巨阙肿隐疼，酷饮嗜热火毒成，面赤口渴身作痛，治法阳热总宜清。

【注】此证始发巨阙穴，必隐痛微肿，令人寒热，身痛，头面色赤，口渴，随饮随干，由心火炽盛，更兼酷饮嗜热而成，宜服凉血饮。酒毒为病者，宜服升麻葛根汤治之。此证甚属罕有，但治法不可不备。

巨阙穴又名心募，在脐上六寸五分（见图二四四）。

凉血饮

木通　瞿麦　荆芥　薄荷　白芷　花粉　甘草　赤芍　麦冬去心　生地　山栀子　车前子　连翘各等分,去心

引用灯心,若潮热加淡竹叶,水煎温服。

【方歌】凉血饮善治心痈,瞿荆荷芷草翘通,赤芍山栀干生地,车前花粉麦门冬。

升麻葛根汤

山栀　升麻　葛根　白芍　柴胡　黄芩各一钱　黄连　木通　甘草各五分

水二钟,煎八分,不拘时服。

【方歌】升麻葛根汤山栀,酒毒心痈黄连宜,柴芍通芩升葛草,水煎温服不拘时。

肾　痈

肾痈肾经不足生,京门微肿隐隐疼,少腹肋下膜胀满,房劳形寒邪外乘。

【注】此证始发京门穴,必隐痛微肿,令人寒热往来,面白不渴,少腹及肋下膜胀塞满。由肾虚不足之人,房劳太过,身形受寒,邪气自外乘之。初服五积散加细辛;寒尽痛止,宜用桂附地黄丸调理。

京门穴又名肾募,在身侧腰中监骨下肋间(见图二四五)。

五积散

苍术二钱,炒　陈皮　桔梗　川芎　当归　白芍各一钱　麻黄　枳壳麸炒　桂心　干姜　厚朴各八分　白芷　半夏制　甘草生　茯苓各四分

引姜一片,水二钟,煎八分,不拘时服。

头痛恶寒者,加连须葱头三个,盖卧汗出甚效。

【方歌】五积散苍壳陈苓,麻黄半桔归芍芎,芷朴桂心干姜

草,肾痈寒邪服成功。

桂附地黄汤见溃疡门

三焦痈

三焦痈由湿热凝,石门穴上肿隐疼,寒结治同肠痈法,内痈俱系膜内生。

【注】此证始发石门穴,必隐疼微肿,令人寒热往来,二便秘涩,由湿热遇寒凝结而成。治法与大、小肠痈同。凡内痈俱系膜内成患,外皮不腐。

石门穴又名三焦募,在脐下二寸(图二四四)。

内痈总论

凡人胸腹有十一募。募者,各脏腑阴会之所也。《灵枢》云:发内痈、内疽者,其本经募上肉必浮肿,募中必时时隐痛,浮肿为痈,隐痛为疽,此即内痈、内疽之验也。兹内痈有治法,内疽无治法何也? 盖内痈、内疽,其病原无殊,惟在根浅、根深之别耳。根浅为痈,根深为疽。若临证用药,攻补得宜,无不收效。至募有十一,而内痈仅九证者何也? 盖胆腑形如膜皮,无出无纳,汁清气洁,不生内痈、内疽。若夫膀胱亦如膜皮,中惟浊水,故古今书籍,并无讲及内痈内疽者,是以未敢详载。虽然中极穴即膀胱募也,今人间有中极穴或浮肿、或隐痛者,所见证候,竟同小肠痈,治法亦当按小肠痈治之可也。俟后之学者留意焉。

验内痈法

凡遇生内痈之人,与生黄豆五粒嚼之,口中无豆味者,是其候也。

御纂医宗金鉴 卷六十八

肩 部

肩中疽 干疽 过肩疽

肩疽痈发正肩中,疽硬黑陷痈肿红,干疽肩前过肩后,风湿积热血瘀凝。

【注】此疽生于肩中廉,属三焦、胆二经,红活高肿,一名疵痈,坚硬平塌,为肩中疽。肩之前廉,属大肠经,名干疽,一名疔疽。肩之后廉,属小肠经,名过肩疽。疮势无论大小,惟在发源之处命名。总由湿热风邪郁成,亦有负重瘀血凝结而成。高肿红活,焮热速溃者顺;若平塌坚硬、无红无热、溃迟者险;甚则肿痛连及臂胛,口噤寒战,大痛不食,或兼绵溃便泻者逆。治法:初起有表证者,俱宜荆防败毒散汗之;有里证者,内疏黄连汤下之;汗下之后,肿痛不退,脓势将成,宜用托里透脓汤,脓熟开之。至于引经之药,惟在临证时因经加之。溃后,内外治法俱按痈疽溃疡门(图二四六至图二四八)。

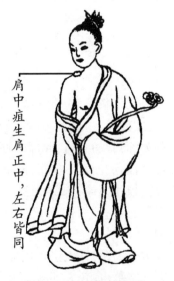

肩中疽生肩正中,左右皆同

图二四六　肩中疽图

荆防败毒散见项部脑疽

内疏黄连汤见肿疡门

托里透脓汤见头部侵脑疽

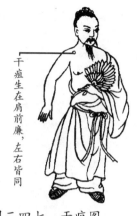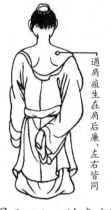

干疽生在肩前廉，左右皆同

过肩疽生在肩后廉，左右皆同

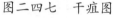

图二四七　干疽图　　　　　图二四八　过肩疽图

髃疽　肩风毒

髃疽肩后腋外生，小肠肩贞风火凝，肩风毒生臑端上，大肠肩髃风湿成。

【注】髃疽，生于肩之后下，腋之后外微上，歧骨缝之间，经属小肠肩贞穴，由风火凝结而成。初起如粟，坚硬肿痛，肩臑拘急，不能举扬。初服荆防败毒散，便燥实者，服双解贵金丸双解之。肩风毒生于肩梢臑上骨尖处，经属大肠肩髃穴，由邪风深袭骨缝，与湿稽留，化热而成。初起宣肿色赤，大者如桃，小者如杏，痛连肩臑，更兼拘急。初服蠲痛无忧散汗之即消，若肿痛日深，不能尽消者，脓势将成也，宜服托里透脓汤。二证溃后，内外治法俱按痈疽溃疡门(图二四九、图二五〇)。

蠲痛无忧散

番木鳖香油炸浮　当归酒洗　甘草各二两,生　麻黄三两　穿山甲陈土炒　川乌黑豆酒煮,去皮、尖　草乌姜汁煮　苍术米泔水浸炒　半夏各二两,制　威灵仙一两

各制为末，共和匀，每服五七分，至一钱，无灰酒调服，再饮酒以醉为度，盖卧出汗避风。此方加闹羊花四两,亦治头风痛。

【方歌】蠲痛无忧肩风毒,风袭骨缝与湿凝,番鳖归草麻黄甲,川芎乌苍半威灵。

荆防败毒散见项部脑疽

双解贵金丸见肿疡门

托里透脓汤见头部侵脑疽

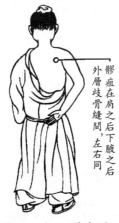

外层歧骨缝间,左右同

髎疽在肩之后下腋之后

图二四九　髎疽图

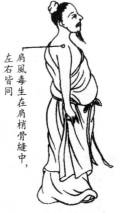

肩风毒生在肩梢骨缝中,左右皆同

图二五〇　肩风毒图

乐　疽

乐疽肩前腋上生,骨缝开合凹陷中,坚如鹅卵痛入骨,包络血热气郁成。

【注】此证生于肩前腋之上,骨缝开合空凹陷中。初起如椒子,渐肿坚硬,大如鹅卵,按之疼痛入骨,属包络经,血热气郁而成。其证届期溃破,出稠脓,肿消者顺;月余不溃,既溃,出清水,肿硬不退者逆。初宜服神授卫生汤,若恶风太过,倍

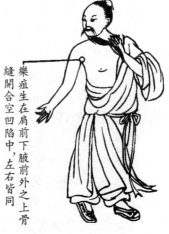

乐疽生在肩前下腋前外之上骨缝开合空凹陷中,左右皆同

图二五一　乐疽图

加葱白汗之,次服托里透脓汤,溃迟者十全大补汤。溃后,内外治法俱按痈疽溃疡门(图二五一)。

神授卫生汤见肿疡门

托里透脓汤见头部侵脑疽

十全大补汤见溃疡门

臑　部 自肩至肘曰臑

臑　痈附:藕包毒

臑痈肩肘周匝肿,色赤焮疼粟瘟僵,藕包毒状鸭鹅卵,臑内三阴外三阳。

【注】此证由风瘟或风火凝结而成。生于肩下肘上,周匝漫肿,色赤焮痛。初起状如粟米一攒,亦有起一粒僵疙瘩者,渐次焮肿红热,臀脓痛甚。红肿之外无晕者顺,有二晕者险,三四晕者逆。肿发臑内或臑外结肿一枚,如桃如鸭、鹅卵者,名藕包毒。毒者,痈之轻证也。臑痈、藕包内外治法,俱按痈疽肿疡、溃疡门。此痈毒发苗之处,若在臑内者,属手三阴经;在臑外者,属手三阳经。随证用引经之药,必然获效(图二五二、二五三)。

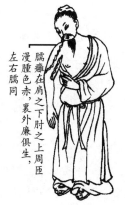

臑癣在肩之下肘之上周匝
漫腫色赤,裹外廉俱生,
左右臑同

图二五二　臑痈图

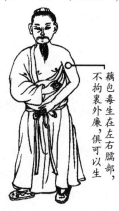

藕包毒生在左右臑部,
不拘裹外廉,俱可以生

图二五三　藕包毒图

鱼肚发

鱼肚发如鱼肚形,青灵穴生心火凝,暴肿红活焮热痛,痈疽治法即成功。

【注】此证生于臑之后垂肉处,属心经青灵穴,由火毒凝结而成。暴肿色赤,焮热疼痛,形如鱼肚。肿、溃治法,俱按痈疽肿疡、溃疡门。其引经之药,惟在临证加之(图二五四)。

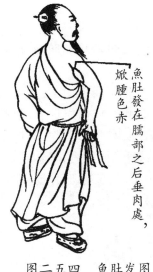

鱼肚發在臑部之后垂肉處,焮腫色赤

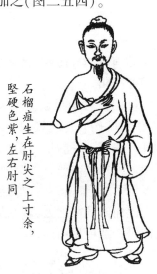

石榴疽生在肘尖之上寸余,堅硬色紫,左右肘同

图二五四　鱼肚发图　　　　图二五五　石榴疽图

石榴疽

石榴疽起肘尖上,粟疱根开坚肿疼,破翻如榴寒热甚,三焦相火与湿凝。

【注】此证生于肘尖上寸余,属三焦经天井穴。初起黄粟小疱,根脚便觉开大,色红焮肿,坚硬疼痛,肿如覆碗,破翻如榴,寒热如疟。由三焦相火,与外湿相搏而成。初起宜蟾酥丸汗之,外以艾灸九壮,贴蟾酥饼,用万应膏盖之。焮肿处敷冲和膏,服菊

花清燥汤;烦躁热甚者,服护心散。九日后作稠脓,痛减喜食,表里证俱退者顺,反此者逆。破后用菊花蕊煎汤洗之,次以菊花烧灰存性,加轻粉少许兑匀,敷之神效。至透脓、脱腐、生肌时,内外治法,俱按痈疽溃疡门(图二五五)。

菊花清燥汤

甘菊花二钱　当归　生地　白芍酒炒　川芎　知母　贝母去心、研　地骨皮　麦冬各一钱,去心　柴胡　黄芩　升麻　犀角镑　甘草各五分,生

竹叶二十片,灯心二十寸,水二钟,煎八分,食后温服。

【方歌】菊花清燥石榴疽,肿硬焮红痛可医,四物柴芩知贝草,升麻地骨麦冬犀。

蟾酥丸　蟾酥饼即蟾酥丸料捏成饼。见疔疮门

万应膏见溃疡门

冲和膏　护心散俱见肿疡门

肘 痈

肘痈发于肘围绕,高肿焮热赤红疼,心肺稽留风邪火,势小为疖势大痈。

【注】此证生于肘之围绕,暴发高肿,焮热,色红,疼痛,由心、肺风火之邪,稽留凝滞而成。形势小者为疖毒,形势大者为痈。初服荆防败毒散汗之,次服白芷升麻汤清托之,外敷二味拔毒散。将溃治法,俱按痈疽肿疡、溃疡门(图二五六)。

白芷升麻汤

黄芩二钱,半生、半酒炒　连翘二钱,去心　黄芪三钱　白芷八分　升麻　桔梗各五分　红花酒洗　甘草各三分,炙

酒、水各一钟,煎八分,食远热服。

【方歌】白芷升麻医肿痈,解热除烦托肘痈,芩翘桔梗红花草,黄芪酒水各一钟。

荆防败毒散见项部脑疽

二味拔毒散见肿疡门

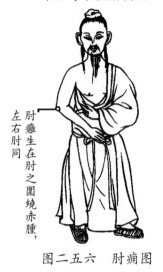

肘痈生在肘之圍繞赤腫，左右肘同

图二五六　肘痈图

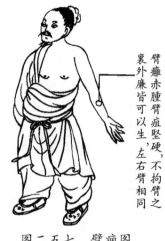

臂癰赤腫臂疽堅硬，不拘臂之裹外廉皆可以生，左右臂相同

图二五七　臂痈图

臂　部 自肘至腕曰臂

臂　痈 附：疽

臂痈臂疽绕臂生，平紫硬疽红肿痈，荣卫风邪逆肉理，甚则拳缩彻骨疼。

【注】此证生臂外侧，属三阳经；臂里侧，属三阴经。高肿红活，焮痛溃速者为痈；平陷紫暗，坚硬木痛，溃迟者为疽。俱由荣卫不周，感受风邪，逆于肉理而成。初起形如粟粒，憎寒壮热，宜服荆防败毒散汗之；焮痛烦热，宜服白芷升麻汤消之；脓势将成，宜服托里透脓汤，脓熟针之。若疽证木痛，无红无热，此属气血两虚，无论已溃、未溃，宜服十全大补汤托之。溃后，内外治法俱按痈疽肿疡、溃疡门。若拳缩筋不能舒，疼痛彻骨者，系溃深伤脉也，属逆（图二五七）。

荆防败毒散见项部脑疽

白芷升麻汤见臑部肘痈

托里透脓汤见头部侵脑疽

十全大补汤见溃疡门

腕 痈

腕痈三阳风火凝,手腕背面结痈形,高肿速溃顺易治,腐烂露骨逆难功。

【注】此证生于手腕背面,属手三阳经,由风火凝结而成。高肿红活,在十四日溃破脓出痛减者,顺而易治;手腕乃皮肉浇薄之处,若迁延日久不溃,或漫肿平塌,既溃腐烂露骨者逆,难于收功。初服荆防败毒散汗之,外用太乙紫金锭敷之。脓成将溃,即按痈疽肿疡、溃疡治法(图二五八)。

荆防败毒散见项部脑疽

太乙紫金锭见胸部脾发疽

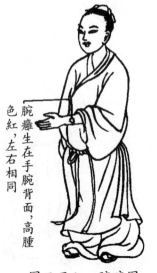

腕癰生在手腕背面,高腫色红,左右相同

图二五八 腕痈图

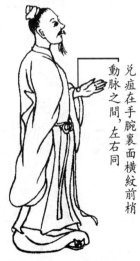

兑疽在手腕裏面横紋前梢動脉之間,左右同

图二五九 兑疽图

兑 疽

兑疽生腕动脉间,坚硬漫肿兑骨边,痛彻手膊为险证,本属肺经穴太渊。

【注】此证生于手腕里面,横纹前梢动脉之间,兑骨里侧,属肺经太渊穴,由忧思气滞风火结成。坚硬漫肿,疼痛彻骨,手膊不能转动。此动脉处,乃肺经门户,若发此疽,或溃深大泄肺气,最为险候。内外治法,俱按痈疽肿疡、溃疡门(图二五九)。

穿骨疽

穿骨疽生间使穴,掌后三寸包络经,坚硬漫肿因蕴热,毒盛溃深穿骨疼。

【注】此证生于间使穴处,在掌后横纹上三寸两筋陷中,属包络经,蕴热凝结而成。初起如粟,渐增坚硬,漫肿微红,臀热疼痛,应期速溃者顺;若溃破迟缓,脓毒溃穿骨缝,从臂外侧出脓者险。内外治法,俱按痈疽肿疡、溃疡门(图二六〇)。

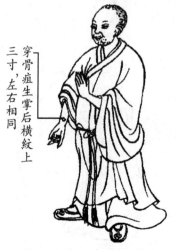

穿骨疽生掌后横纹上三寸,左右相同

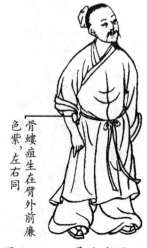

骨蝼疽生在臂外前廉色紫,左右同

图二六〇 穿骨疽图　　图二六一 骨蝼疽图

骨蝼疽

骨蝼疽生臂外廉,经属阳明忧怒缠,疮疼根束多善顺,紫晕腐串七恶难。

【注】此证生于臂外侧前廉,大骨之后,属手阳明大肠,由忧郁暴怒凝结而成。初如粟豆,旬日大如桃李,肿硬疼痛,疮根收束,多见五善之证者顺;若紫晕开大,腐烂斑点,串通肌肉,抽搐拘急,多见七恶之证者逆。始终内外治法,俱按痈疽肿疡、溃疡门(图二六一)。

蝼蛄串

蝼蛄串生臂内中,思伤脾气包络凝,筋骨如中流矢痛,内溃串孔似漏形。

【注】此证生于臂内中廉,属包络经。由思虑伤脾,脾伤则运化迟,故生浊液,流于肌肉,脾气滞郁不舒,凝结而成。此患初起,筋骨如中流矢,疼痛渐增,漫肿坚硬,不红不热,连肿数块,臂膊不能转动,日久其肿块渐次溃破,孔孔时流白浆,内溃串通诸孔,外势肿硬不消,脓水淋沥如漏,虚证悉添,如面黄、食少、削瘦,甚则午后寒热交作,而成败证也。初起宜服逍遥散,外敷太乙紫金锭;次服人参养荣汤,调和气血,扶助脾胃,十中可保二三。溃,按痈疽溃疡治法,若投药不效者,属逆(图二六二)。

逍遥散见背部上搭手

太乙紫金锭见胸部脾发疽

人参养荣汤见溃疡门

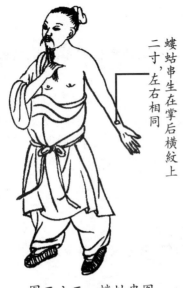

蝼蛄串生在掌后横纹上二寸，左右相同

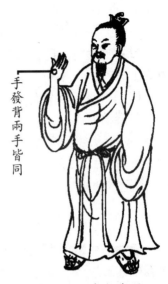

手发背两手皆同

图二六二　蝼蛄串图　　　　图二六三　手发背图

手 部

手发背

手发背初芒刺形，三阳风火与湿凝，坚硬溃伤筋骨险，高肿速溃易收功。

【注】此证生于手背，属手三阳经，由风火与湿凝滞而成。初起形如芒刺，渐觉疼痛，高肿红活，焮热溃速为痈；若漫肿坚硬，无红无热，溃迟为疽。其证无论形势大小，但溃深露筋骨者难痊。初俱宜服羌活散汗之，次服内疏黄连汤清之。其余内外治法，俱按痈疽肿疡、溃疡门（图二六三）。

羌活散

羌活　当归各二钱　独活　乌药　威灵仙各一钱五分　升麻　前胡　荆芥　桔梗各一钱　甘草五分，生　肉桂三分酒、水各一钟,煎一钟,食远服。

【方歌】羌活散医手发背,除湿发汗把风追,升麻前独荆归草,乌药威灵桔桂随。

内疏黄连汤见肿疡门

掌心毒

掌心毒生赤肿疼,经属包络积热成,偏于掌边名穿掌,初宜发汗次宜清。

【注】此证生于手掌心,赤肿疼痛,属包络经劳宫穴,积热而成。若偏于掌边,名穿掌毒,一名穿埂毒,又名鹚痈。初起治同手发背,其余治法,俱按痈疽肿疡、溃疡门(图二六四)。

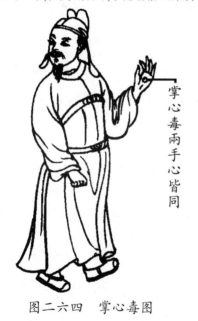

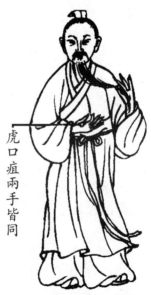

图二六四　掌心毒图　　　　图二六五　虎口疽图

虎口疽附:合谷疔

虎口疽生合骨穴,经属大肠热湿凝,根深为疔大为疽,坚硬木痛汗针明。

【注】此证生于合谷穴,在手大指、次指歧骨间,属大肠经湿热凝结而成。一名丫叉毒,一名擘蟹毒。初起如豆,漫大色青,木痛坚硬,名虎口疽;若初起黄粟小疱,痒热㵐痛,根深有红线上攻腋内,即名合谷疔。无论疔、疽,初俱宜羌活散汗之,内疏黄连汤清之,疽证脓熟针之,余治法按痈疽肿疡,溃疡门。疔证于初起,将疔根挑去,有红丝者,当红丝尽处,用针砭断。其余治法俱按疔门(图二六五)。

羌活散见手发背

内疏黄连汤见肿疡门

病 鰕

病鰕每在手背生,形势如鰕赤肿疼,内宜消毒外汤洗,手三阳经热毒成。

【注】此证生于手背,属手三阳经积热毒盛而成。形势如鰕,高埂赤肿疼痛。初宜服黄连消毒饮,外用食盐、酒糟、香油同炒令香,淬以滚汤,淋洗患处即消。如高埂不消,再用蟾酥饼贴之,外用巴膏盖之,以腐尽埂子,次敷生肌散,仍用膏盖收敛(图二六六)。

黄连消毒饮见头部百会疽

蟾酥饼即蟾酥丸作饼。见疔疮门

巴膏 生肌散俱见溃疡门

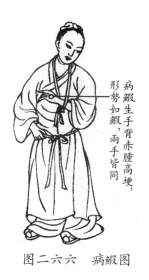

图二六六　病鰕图

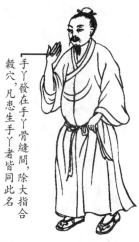

图二六七　手丫发图

手丫发

　　手丫发生手指歧,湿火凝结本于脾,初粟渐豆焮热痛,内外治法按疔医。

　　【注】此证生于手丫歧骨缝间,除大指合谷穴,其余指丫生患,即名手丫发。本于脾经湿火凝结而成。初起如粟色红,渐大如豆,焮热疼痛。溃后疼痛不止者,俟脓塞脱出,其痛方止。内外治法俱按疔证门(图二六七)。

调　疽

　　调疽大指肺热生,如粟如李青紫疼。六日刺出脓血吉,黑腐延蔓断指凶。

　　【注】此证生于手大指,由肺经积热而成。初如粟豆,渐肿如李,青紫麻木,痒痛彻心。六日刺破,出稠脓鲜血者吉,出黑血者险。初服麦灵丹汗之,次服仙方活命饮,外敷白锭子。其余内外治法,俱同痈疽肿疡、溃疡门。若黑腐延蔓不痛者,名断指,属

逆。治法与足部脱疽同(图二六八)。

麦灵丹　仙方活命饮　白锭子俱见肿疡门

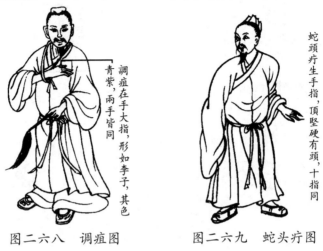

图二六八　调疽图　　　　图二六九　蛇头疔图

（图二六八旁题）调疽在手大指,形如李子,其色青紫,两手皆同

（图二六九旁题）蛇头疔生手指,顶坚硬有头,十指同

蛇头疔　天蛇毒

蛇头疔疱紫硬疼,天蛇毒疼闷肿红,二证俱兼脾经火,看生何指辨专经。

【注】此二证俱生于手指顶尖。夫手指虽各有专经,然俱兼脾经火毒而成。蛇头疔自筋骨发出,根深毒重,初起小疱,色紫疼痛,坚硬如钉,初宜服蟾酥丸汗之,外敷雄黄散。天蛇毒自肌肉发出,其毒稍轻,初起闷肿无头,色红,痛如火燎,初宜服蟾酥丸汗之,外敷雄黄牡蛎散。二证脓势将成,俱服仙方活命饮,脓熟开之,外贴琥珀膏煨脓生肌治之,虚不能敛者补之。但手指系皮肉浇薄之处,不宜灸法,亦不宜开早。若误灸、开早,以致皮裂努肉翻出,疼痛倍增者,不能速愈,慎之(图二六九、图二七〇)。

手指经络图歌俱见首卷。

雄黄散

明雄黄二钱　轻粉五分　蟾酥二分　冰片一分

共研细末,新汲水调浓,重汤炖温,敷于患指,用薄纸盖之,日换三四次。

【方歌】雄黄散治蛇头疔,紫痛根坚火毒攻,冰片蟾酥轻粉末,汲水调涂用纸封。

雄黄牡蛎散

牡蛎四钱,煅　明雄黄二钱

另研细,共和一处,再研匀,蜜水调浓,重汤炖温,涂于患指,能止疼痛,日用五、六次。

【方歌】雄黄牡蛎天蛇毒,指头焮红闷肿疼,二味细研加蜜水,调敷止痛效又灵。

蟾酥丸见疔疮门

仙方活命饮见肿疡门

琥珀膏见头部发际疮

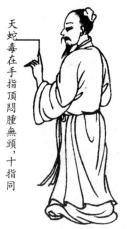

图二七〇　天蛇毒图

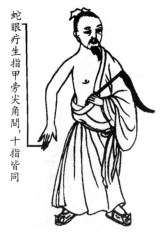

图二七一　蛇眼疔图

蛇眼疔　蛇背疔　蛀节疔　蛇腹疔　泥鳅疽

蛇眼疔在甲旁生,甲后名为蛇背疔,蛀节疔生中节骨,蛇腹指内鱼肚形,泥鳅疽生遍指肿,牵引肘臂热焮疼。看生何指分经

络,总由脏腑火毒成。

【注】此证有五:如蛇眼疔生于指甲两旁,形如豆粒色紫,半含半露,硬似铁钉;蛇背疔生于指甲根后,形如半枣,色赤胖肿;蛀节疔又名蛇节疔,生于中节,绕指俱肿,其色或黄、或紫;蛇腹疔又名鱼肚疔,生于指中节前面,肿如鱼肚,色赤疼痛;泥鳅疽一指通肿,色紫,形如泥鳅,焮热痛连肘臂。初起俱宜服蟾酥丸汗之,外敷雄黄散,次服仙方活命饮,脓熟开之,贴琥珀膏煨脓生肌;虚不能敛者,补之。但此五证,总不外乎火毒凝结而成。至于属何经脏,临证看生何指以辨之(图二七一至图二七五)。

手指经络,各详注首卷。

蟾酥丸见疔疮门

雄黄散见蛇头疔

仙方活命饮见肿疡门

琥珀膏见头部发际疮

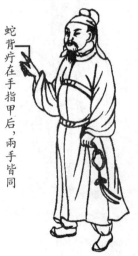

蛇背疔在手指甲后,两手皆同

图二七二　蛇背疔图

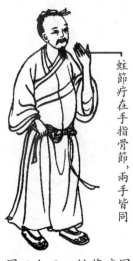

蛀節疔在手指骨節,两手皆同

图二七三　蛀节疔图

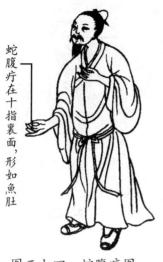

图二七四 蛇腹疔图

蛇腹疔在十指裏面，形如魚肚

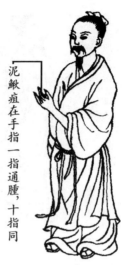

图二七五 泥鳅疽图

泥鳅疽在手指一指通腫，十指同

代 指

代指每生指甲身，先肿焮热痛应心，轻溃微脓重脱甲，经脉血热是其因。

【注】此证生于手指甲身内，由经脉血热凝结而成。初起先肿焮热，疼痛应心，宜用甘草、朴硝各五钱，熬水浸洗即瘥。痛仍不止，三四日后，指甲背面上微透一点黄白色，此系内脓已成，但无门溃出，急用线针在指甲身就脓近处捻一小孔，脓方得出，随手捏尽余脓，用黄连膏贴之易愈。或失治，或过敷凉药，以致肌肉寒凝，脓毒浸淫好肉，爪甲溃空，必然脱落，用琥珀膏贴之，一两月即愈(图二七六)。

黄连膏见鼻部鼻疮

琥珀膏见头部发际疮

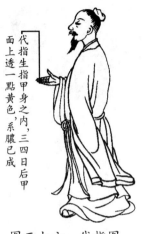

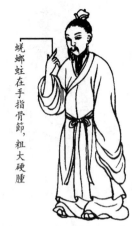

代指生指甲身之内，三四日后甲面上透一點黄色，系膿已成

蜣螂蛀在手指骨節，粗大硬腫

图二七六　代指图　　　　　图二七七　蜣螂蛀图

蜣螂蛀

蜣螂蛀由痰气凝，指节坚肿蝉肚形，初起不疼久方痛，溃久脓清痨病成。

【注】此证多生于体虚人手指骨节，由湿痰、寒气凝滞而成。初起不红不热不痛，渐次肿坚，形如蝉肚，屈伸艰难，日久方知木痛。初肿时，宜先服六君子汤，益气、除湿、化痰；外以离宫锭姜汁磨敷，或兼阳燧锭于坚痛处灸之自消。若失于调治，肿处渐渐腐烂，脓如清水，淋沥不已，肿仍不消。然在骨节之处，溃久大泄气血，每成疮痨之证，宜预服人参养荣汤补之，外贴蟾酥饼子，陀僧膏盖之。遇壮年人，如法治之可愈；若年老及虚羸之人，不能收功(图二七七)。

六君子汤 即香砂六君子汤减去藿香、砂仁。见肿疡门

离宫锭见肿疡门

阳燧锭见首卷烙法

人参养荣汤　陀僧膏俱见溃疡门

蟾酥饼见疔疮门

病 疮

病疮每发指掌中,两手对生茱萸形,风湿痒痛津汁水,时好时发久生虫。

【注】此证生于指掌之中,形如茱萸,两手相对而生。亦有成攒者,起黄白脓疱,痒痛无时,破津黄汁水,时好时发,极其疲顽,由风湿客于肤腠而成,以润肌膏擦之。若日久不愈,其痒倍增,内必生虫,治以杀虫为主,用藜芦膏擦之甚效。忌动风、鸡鹅、鱼腥等物(图二七八)。

藜芦膏

藜芦　苦参各一两

猪脂油八两,将二味炸枯,滤去渣;入松香一两,溶化开,离火,再加枯矾末、雄黄末各一两,搅匀,候温涂之,以痊为度。

【方歌】藜芦膏用苦参良,脂油炸滤入松香,再加枯矾雄黄搅,杀虫止痒抹病疮。

润肌膏见头部白屑风

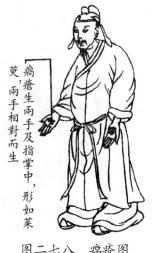

图二七八　病疮图

病瘡生兩手及指掌中,形如茱萸,兩手相對而生

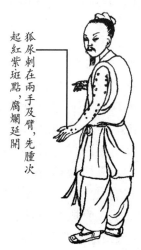

图二七九　狐尿刺图

狐尿刺在兩手及臂,先腫次起紅紫斑點,腐爛延開

狐尿刺

狐尿刺生手足间,闷肿焮痛红紫斑,螳螂精尿流积毒,误触肌肤痛不眠。

【注】此证《大成》书名狐狸刺,《外台》《总录》二书名狐尿刺。由螳螂盛暑交媾,精汁染于诸物,干久有毒,人手足误触之,则成此患。初起红紫斑点,肌肤干燥,闷肿焮痛,不眠,十日后腐开,疮口日宽。内宜服黄连解毒汤,外以蒲公英连根浓煎温洗,若得鲜蒲公英,捣汁涂患处更佳。盖螳螂又名野狐鼻涕,此证取名,盖本于此。将溃治法,按痈疽溃疡门(图二七九)。

黄连解毒汤见部黑疔

鹅掌风

鹅掌风生掌心间,皮肤燥裂紫白斑,杨梅余毒血燥热,兼受风毒凝滞源。

【注】此证生于掌心,由生杨梅,余毒未尽,又兼血燥,复受风毒,凝滞而成。初起紫白斑点,叠起白皮,坚硬且厚,干枯燥裂,延及遍手。外用二矾散洗之,三油膏擦之,内用祛风地黄丸料,加土茯苓、白藓皮、当归为佐,作丸服之甚效。若年久成癣难愈。又有不因杨梅后,无故掌心燥痒起皮,甚则枯裂微痛者,名掌心风。由脾胃有热,血燥生风,血不能荣养皮肤而成。宜服祛风地黄丸,外用润肌膏,久久擦之即愈(图二八〇)。

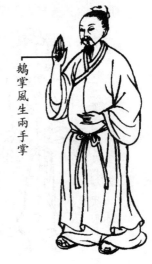

鹅掌风生两手掌

图二八〇　鹅掌风图

祛风地黄丸

生地 熟地各四两 白蒺藜 川牛膝各三两,酒洗 知母 黄柏 枸杞子各二两 菟丝子酒制 独活各一两

共研末,炼蜜和丸,如梧桐子大。每服三钱,黄酒送下,夏月淡盐汤下。

【方歌】祛风地黄除血热,鹅掌风生服即瘥,知柏蒺藜牛膝菟,独杞同研炼蜜和。

二矾散

白矾 皂矾各四两 儿茶五钱 侧柏叶八两

水十碗,煎数滚听用。先以桐油搽患处,再用纸捻桐油浸透,火点向患处熏片时;次用前汤,乘热贮净木桶内,手架桶上,以布将手连桶口盖严,汤气熏手勿令泄气;待微热将汤倾入盆内。蘸洗良久,一次即愈。七日切不可见水。

【方歌】二矾掌起紫白斑,矾与儿茶柏叶煎,先以桐油搽患处,油捻燃熏后洗痊。

三油膏

牛油 柏油 香油 银朱各一两 官粉 麝香各二钱,研细

将三油共合火化,入黄蜡一两,溶化尽离火;再入朱、麝、官粉等末,搅匀成膏。搽患处,火烘之,以油干滋润为度。

【方歌】三油膏润鹅掌风,初斑渐裂燥痒攻,牛柏香油朱粉麝,蜡熬擦患火上烘。

润肌膏见头部白屑风

御纂医宗金鉴　卷六十九

下　部

悬　痈

悬痈毒生会阴穴,初如莲子渐如桃,三阴亏损湿热郁,溃久成漏为疮劳。

【注】此证一名骑马痈,生于篡间,系前阴之后,后阴之前屏翳穴,即会阴穴,系任脉经首穴也。初生如莲子,微痒多痛,日久焮肿,形如桃李。由三阴亏损,兼忧思气结,湿热壅滞而成。其色红作脓欲溃,若破后溃深,久则成漏,以致沥尽气血,变为疮劳。初起气壮实,尚未成脓,小水涩滞者,宜用九龙丹泻去病根;稍虚者,仙方活命饮,利去湿热,如法治之,遇十证可消三四。如十余日后,肿势已成,不能内消,宜服托里消毒散,或托里透脓汤自破;如不破,肿高、光亮、胀痛者,用卧针开之,秽脓一出,其肿全消者顺。朝服六味地黄丸,午服十全大补汤,温补滋阴。又有过食膏粱厚味,气实者初服龙胆泻肝汤,溃服滋阴八物汤。又有房劳过度,羸弱者,初服八珍汤,溃服十全大补汤,脾虚不食六君子汤。日久成漏者,国老膏化汤送服琥珀蜡矾丸。外治法按痈疽溃疡门。当戒房劳、怒气、鱼腥发物,慎重调理。

九龙丹

木香　乳香　没药　儿茶　血竭　巴豆不去油

等分为末,生蜜调成一块,磁盒收贮。临用时旋丸豌豆大,每服九丸,空心热酒一杯送下。行四五次,方食稀粥;肿甚者,间日再用一服自消。

【方歌】九龙丹医悬痈毒,初起气实脓未成,木香乳没儿茶竭,巴豆蜜丸酒服灵。

滋阴八物汤

当归　生地黄　白芍药酒炒　川芎　丹皮　花粉各一钱
泽泻五分　甘草节一钱

水二钟,灯心五十寸,煎八分,食前服。大便秘者,加蜜炒大黄一钱。

【方歌】滋阴八物过膏粱,悬痈已溃服此方,四物丹皮花粉泻,草节便秘加大黄。

仙方活命饮　琥珀蜡矾丸　托里消毒散俱见肿疡门

托里透脓汤见头部侵脑疽

六味地黄丸见面部雀斑

十全大补汤　八珍汤　六君子汤即香砂六君子汤减去藿香、砂仁。俱见溃疡门

龙胆泻肝汤见腰部缠腰火丹

国老膏见背部丹毒发

穿裆发

穿裆毒发会阴前,忧思劳伤湿郁源,焮痛红顺塌陷逆,腐深漏溺收敛难。

【注】此证生于会阴穴之前,肾囊之后。由忧思、劳伤、湿郁凝结而成。初起如粟,渐生红亮焮痛,溃出稠脓者顺;若起如椒子,黑焦陷于皮肉之内,漫肿紫暗,并无焮热,痛连睾丸及腰背肛门者逆。此系皮囊空处,凡生患处,宜速溃根浅;但遇根深迟溃,腐伤尿管,漏溺不能收敛者至险。内治按悬痈,外治按痈疽肿疡、溃疡门。

跨马痈

跨马痈生肾囊旁,重坠肝肾火湿伤,红肿焮痛宜速溃,初清托里勿寒凉。

【注】此证一名骗马坠,生于肾囊之旁,大腿根里侧,股缝夹

空中。由肝、肾湿火结滞而成。初如豆粒,渐渐肿如鹅卵,阴坠壅重,色红焮痛,暴起高肿,速溃稠脓者顺;若漫肿平塌,微热微红,溃出稀脓者险,多成串皮漏证。此处乃至阴之下,医治不可过用寒凉。初宜服仙方活命饮消之,次服托里透脓汤。既溃之后,内外治法,俱按痈疽溃疡门。

仙方活命饮见肿疡门

托里透脓汤见头部侵脑疽

便 毒

便毒生于腿缝间,忍精瘀血怒伤肝,坚硬木痛寒热作,初汗次下灸之痊。

【注】此证又名血疝,又名便痈,无论男女,皆可以生。发于少腹之下,腿根之上折纹缝中,经属肝、肾。由强力房劳,忍精不泄,或欲念不遂,以致精搏血留,聚于中途,壅遏而成;或为暴怒伤肝,气滞血凝而发。初如杏核,渐如鹅卵,坚硬木痛,微热不红,令人寒热往来,宜荆防败毒散汗之;若烦躁作渴,气郁者宜山甲内消散以消解之;若过于坚硬大痛者,宜红花散瘀汤舒通之。前药用之不应者,宜九龙丹攻之,若无痛无热,则不可攻下,宜阳燧锭日灸五七壮,以或软、或消、或溃为止。脓势将成不可强消,宜黄芪内托散托之;甚虚者,托里透脓汤。既溃宜八珍汤、十全大补汤、补中益气汤,因证用之。外用五色灵药撒之,化腐煨脓;兼琥珀膏、万应膏贴之,生肌敛口。斯证溃后,即名鱼口。因生于折纹缝中,其疮口溃大,身立则口必合,身屈则口必张,形如鱼口开合之状,故有鱼口之名。但此毒系忍精不泄,怒气伤肝而成。至于生杨梅而兼有便毒者,另详注于杨梅门。

红花散瘀汤

红花　当归尾　皂刺各一钱　生军三钱　连翘去心　苏木　穿山甲炙研　石决明　僵蚕炒　乳香　贝母各一钱,去心,研

黑牵牛二钱

酒、水各一钟,煎八分,空心服;行五六次,方食稀粥补之。

【方歌】红花散瘀消坚硬,便毒初起肿痛添,归刺军翘苏木甲,石决僵蚕乳贝牵。

黄芪内托散

黄芪二钱　白术一钱,土炒　当归　川芎各二钱　金银花皂刺　天花粉各一钱　泽泻　甘草各五分,炙

水二钟,煎八分,食前服。

【方歌】黄芪内托医便毒,肿盛不消托溃良,白术归芎银皂刺,天花泻草力同劻。

荆防败毒散见项部脑疽

山甲内消散见腹部中脘疽

九龙丹见前悬痈

阳燧锭见首卷烙法

托里透脓汤见头部侵脑疽

八珍汤　十全大补汤　补中益气汤　五色灵药　万应膏俱见溃疡门

琥珀膏见头部发际疮

疳疮

疳疮统名有三原,欲火未遂溲淋难,房术涂药瘙痒紫,光亮赤肿梅毒愆。

【注】此证统名疳疮,又名妒精疮。生于前阴。经云:前阴者宗筋之所,主督经脉络,循阴器合篡间。又云:肾开窍于二阴。是疮生于此,属肝、督、肾三经也。其名异而形殊,生于马口之下者,名下疳;生茎之上者,名蛀疳;茎上生疮,外皮肿胀包裹者,名袖口疳;疳久而遍溃者,名蜡烛疳;痛引睾丸,阴囊肿坠者,名鸡膝疳;痛而多痒,溃而不深,形如剥皮烂杏者,名瘙疳;生马口旁,有孔如棕眼,眼

内作痒,捻之有微脓出者,名镟根疳;生杨梅时,或误用熏、搽等药以致腐烂如臼者,名杨梅疳;又有生杨梅时,服轻粉、水银打成劫药,以致便溺,尿管内刺痛者,名杨梅内疳。诸疳原由有三:一由男子欲念萌动,淫火猖狂,未经发泄,以致败精浊血,留滞中途结而为肿;初起必先淋漓溲溺涩痛,次流黄浊败精,阳物渐损,甚则肿痛腐烂,治当疏利肝、肾邪火,以八正散、清肝导滞汤主之。一由房术热药,涂抹玉茎,洗擦阴器,侥倖不衰,久顿不泄,以致火郁结肿,初起阳物痒痛坚硬,渐生疙瘩,色紫腐烂,血水淋漓,不时兴举,治当泄火解毒,以黄连解毒汤、芦荟丸主之。一由娼家妇人阴器,瘀精浊气未净,辄与交媾,以致淫精传染梅毒,初起皮肿红亮,甚如水晶,破流腥水,麻痒时发,肿痛日增,治当解毒,以龙胆泻肝汤主之,次服二子消毒散,外通用大豆甘草汤洗之;红肿热痛,以鲤鱼胆汁敷之;损破腐烂,以凤衣散、旱螺散、珍珠散、银粉散、回春脱疳散,因证敷之。惟杨梅疳与杨梅内疳二证,多服五宝散甚效。

八正散

萹蓄　生军各一钱　滑石二钱　瞿麦　甘草生　车前子栀子　木通各一钱

水二钟,煎八分,食前服。

【方歌】八正散清积火盛,小水作淋结肿疼,萹蓄军滑瞿麦草,车前栀子木通灵。

清肝导滞汤

萹蓄四钱　滑石二钱　甘草一钱,生　大黄二钱,便秘者用瞿麦三钱

水二钟,灯心五十寸,煎八分,空心服。

【方歌】清肝导滞清肝热,玉茎肿疼小水涩,萹蓄滑石草大黄,灯心瞿麦服通彻。

二子消毒散

土茯苓八两　猪脂二两,切碎　杏仁炒,去皮、尖　僵蚕炒

蝉蜕各七个　牛膝　荆芥　防风各一钱　皂角子七个　金银花三钱　肥皂子七个　猪牙皂角一条

水八碗,煎三碗,作三次服;如结毒服三七日自愈。

袖口疳,加黄柏一钱,肥皂子倍之。杨梅疳,加薏苡仁、皂刺各一钱,侧柏叶、绿豆、糯米各三钱。杨梅内疳,加海金沙、五加皮、白丑各一钱五分。

【方歌】二子消毒梅毒疳,土苓猪脂杏僵蚕,蝉膝荆防皂角子,银花肥皂猪牙煎。

大豆甘草汤

黑豆一合　甘草一两,生　赤皮葱三茎　槐条六十寸

水煎浓,澄汤候温,日洗二次。

【方歌】大豆甘草汤神方,诸般疳证洗之良,止痒消疼能解毒,赤葱槐条共熬汤。

凤衣散

凤凰衣一钱,鸡抱卵壳　轻粉四分　冰片二分　黄丹一钱

共研细末,鸭蛋清调敷,或干撒亦可。

【方歌】凤衣散能敷溃疳,轻粉冰片共黄丹,化腐生肌兼止痒,鸭蛋清调痛即安。

旱螺散

白田螺壳三钱,煅　轻粉一钱　冰片　麝香各三分

共研细末,香油调敷。

【方歌】旱螺散用易生肌,溃疳痒痛俱可医,煅螺壳与轻冰麝,香油调敷去腐宜。

珍珠散

珍珠　黄连末　黄柏末　定粉　轻粉　象牙末　五倍子炒　儿茶　没药　乳香各等分

共研极细末,先以米泔水洗患处,再撒此药甚效。

【方歌】珍珠散治下疳疮,清热除瘀脱腐强,连柏儿茶轻定

粉,五倍象牙没乳香。

银粉散

上好锡六钱火化开,入朱砂末二钱,搅炒砂枯,去砂留锡;再化开,投水银一两和匀,倾出听用。定粉一两研极细,铺绵纸上,卷成一条,一头点火,煨至纸尽为度;吹去纸灰,用粉同前锡汞,再加轻粉一两,共合一处,研成极细末。先以甘草汤淋洗患处,拭干随撒。此药能生肌、止痛、收敛,甚效。

【方歌】银粉散医疳腐蚀,茎损梅毒烂皆施,锡炒朱砂水银入,定轻二粉对研之。

回春脱疳散

黑铅五钱火化开,投水银二钱五分,研不见星为度;再加寒水石三钱五分,轻粉二钱五分,硼砂一钱,共研细末。先以葱、艾、花椒煎汤洗患处,再撒此药。

【方歌】回春散先化黑铅,次下水银要细研,寒水硼砂轻粉入,下疳蚀烂撒之痊。

五宝散

石钟乳四钱,如乳头下垂,敲破易碎似蜻蜓翅者方真 朱砂一钱 珍珠二钱,豆腐内煮半炷香时取出 冰片一钱 琥珀二钱

各研极细,和一处再研数百转,磁罐密收;用药二钱,加飞罗面八钱,再研和匀。每用土茯苓一斤,水八碗,煎至五碗,滤去渣,作五次,每次加五宝散一分和匀。量病上下服,日用十次;如鼻子腐烂,每日土茯苓内加辛夷三钱煎服,引药上行。忌食海腥、牛、羊、鹅肉、火酒、煎炒,房事等件。

【方歌】五宝散朱钟乳珍,冰珀飞罗面细匀,杨梅疳疮结毒证,土苓汤调服最神。

黄连解毒汤见耳部黑疔

芦荟丸见齿部牙蚍

龙胆泻肝汤见腰部缠腰火丹

阴虱疮

阴虱疮虫毛际内,肝肾浊热不洁生,瘙痒抓红含紫点,若还梅毒蜡皮形。

【注】此疮一名八脚虫,生于前阴毛际内,由肝、肾气浊生热,兼淫欲失洗不洁搏滞而成。瘙痒难忍,抓破色红,中含紫点。内宜服芦柏地黄丸,外用针挑破去虱,随擦银杏无忧散易愈。若毛际内如豆如饼,发痒结如蜡皮者,杨梅毒也,即按杨梅毒治之。

银杏无忧散

水银铅制　轻粉　杏仁去皮、尖,捣膏　芦荟　雄黄　狼毒各一钱　麝香一分

除水银、杏仁膏,共研,筛细,再入银杏同研匀。先以石菖蒲煎汤洗之,用针挑破去虱,随用津唾调擦,使药气入内,愈不复发。切忌牛、犬、鳖肉。

【方歌】银杏无忧散止痒,热滞毛际阴虱疮,铅制水银轻粉杏,芦荟雄黄狼麝香。

芦柏地黄丸即六味地黄丸加芦荟五钱,蜜炒黄柏一两。见面部雀斑

肾囊痈

肾囊红肿发为痈,寒热口干焮痛疼,肝肾湿热流注此,失治溃深露睾凶。

【注】此证生于肾囊,红肿、焮热疼痛,身发寒热,口干饮冷,由肝、肾湿热下注肾囊而成。初起宜服荆防败毒散汗之,外用葱、盐熬汤烫之;寒热已退,宜服清肝渗湿汤消解之;不应者,脓势将成也,急服滋阴内托散;若气怯食少者,宜服托里透脓汤,外用二味拔毒散圈敷肿根。脓胀痛者,用卧针针之,出稠脓者顺,出腥水者险,宜服托里排脓汤,外用琥珀膏贴之;俟肿消、脓少、痛减时,用

生肌散、生肌玉红膏以生肌敛口。此痈本于肝、肾发出,以滋阴培补气血为要。生肌敛口时,朝服六味地黄汤,暮服人参养荣汤,滋补之甚效。此证若失治,溃深露睾丸者险,然不可弃而不治,宜杉木灰托之,苏子叶包之,患者仰卧,静以养之,或可取效。

清肝渗湿汤

黄芩　栀子生,研　当归　生地　白芍药酒炒　川芎　柴胡　花粉　龙胆草酒炒,各一钱　甘草生　泽泻　木通各五分

水二钟,灯心五十寸,煎八分,食前服。

【方歌】清肝渗湿消囊痈,小水淋漓肿痛攻,芩栀四物柴花粉,胆草灯甘泻木通。

滋阴内托散

当归　熟地　白芍药酒炒　川芎各一钱五分　穿山甲炙、研　泽泻　皂刺各五分　黄芪一钱五分

水二钟,煎八分,食前服。

【方歌】滋阴内托将溃剂,囊痈欲脓托最宜,四物穿山泻皂刺,食前煎服入黄芪。

荆防败毒散见项部脑疽

托里透脓汤见头部侵脑疽

二味拔毒散见肿疡门

托里排脓汤见项部鱼尾毒

琥珀膏见头部发际疮

生肌散　生肌玉红膏　人参养荣汤俱见溃疡门

六味地黄汤即六味地黄丸改作煎剂。见面部雀斑

肾囊风

肾囊风发属肝经,证由风湿外袭成,麻痒瘙破流脂水,甚起疙瘩火燎疼。

【注】此证一名绣毬风,系肾囊作痒,由肝经湿热,风邪外袭

皮里而成。初起干燥痒极,喜浴热汤,甚起疙瘩,形如赤粟,麻痒,搔破浸淫脂水,皮热痛如火燎者,此属里热,俱宜龙胆泻肝汤服之,外用蛇床子汤熏洗之,洗后,擦狼毒膏甚效。

蛇床子汤

威灵仙　蛇床子　当归尾各五钱　缩砂壳三钱　土大黄苦参各五钱　老葱头七个

水五碗,煎数滚,倾入盆内,先熏,候温浸洗。

【方歌】蛇床子汤洗囊风,止痒消风除湿灵,威灵归尾缩砂壳,土大黄与苦参葱。

狼毒膏

狼毒　川椒　硫黄　槟榔　文蛤　蛇床子　大风子　枯白矾各三钱

共研细末,用香油一茶钟煎滚,下公猪胆汁一枚,和匀调前药擦患处。

【方歌】狼毒膏擦绣毬风,湿痒浸淫火燎疼,椒硫槟蛤床风子,枯矾猪胆油调成。

龙胆泻肝汤见腰部缠腰火丹

妇人阴疮

妇人阴疮系总名,各有形证各属经。阴挺如蛇脾虚弱,阴肿劳伤血分成,阴蚀胃虚积郁致,阴脱忧思太过生,阴癞气血双虚损,随证施治诸证平。

【注】此证俱生于阴器。如阴中挺出一条如蛇形者,名为阴挺,由脾经虚弱,或产后遇怒受风所致。初宜服逍遥散加荆芥、防风,次宜朝服补中益气汤倍用升麻,晚服龙胆泻肝汤,外以蛇床子煎汤熏洗之。如阴户忽然肿而作痛者,名为阴肿,又名蚌疽,由劳伤血分所致。宜四物汤加丹皮、泽泻、花粉、柴胡服之,或服秦艽汤;外用艾叶一两,防风六钱,大戟五钱,煎汤熏洗。如

阴器外生疙瘩,内生小虫作痒者,名为阴蚀,又名𧏾疮,由胃虚积郁所致。宜四物汤加石菖蒲、龙胆草、黄连、木通服之;若寒热与虚劳相似者,虫入脏腑也,宜逍遥散吞送芦荟丸,早晚各一服,外以𤺺痒汤熏洗,次以银杏散塞入阴中,杀虫止痒。如阴户开而不闭,痒痛出水者,名为阴脱,由忧思太过所致。宜逍遥散或归脾汤俱加柴胡、栀子、白芍、丹皮服之;由产后得者,补中益气汤加五味子、醋炒白芍服之,外俱用荆芥、枳壳、诃子、文蛤,大剂煎汤熏洗。如子宫脱出,名为阴癫,俗名癫葫芦,由气血俱虚所致。宜补中益气汤去柴胡,倍用升麻加益母草服之,外以蓖麻子肉,捣烂贴顶心,再用枳壳半斤煎汤熏洗。由思欲不遂,肝气郁结而成者,必先于小便似有堵塞之意,因而努力,久之随努而下。令稳婆扶正葫芦,令患妇仰卧,以枕垫腰,吹嚏药收之。收入即紧闭阴器,随以布帛将腿缚定,内仍服补中益气汤自愈。

秦艽汤

秦艽六钱　石菖蒲　当归各三钱

葱白五个,水二钟,煎一钟,食前服。

【方歌】秦艽汤治蛀疳生,肿痛能除效可征,石菖蒲与当归片,食前葱白水煎成。

𤺺痒汤

苦参　狼毒　蛇床子　当归尾　威灵仙各五钱　鹤虱草一两

用河水十碗,煎数滚,滤去渣,贮盆内,乘热先熏,待温投公猪胆汁二三枚,和匀洗之甚效。

【方歌】𤺺痒杀虫疗阴蚀,熬汤熏洗不宜迟,苦参狼毒床归尾,猪胆威灵鹤虱施。

银杏散

轻粉　雄黄　水银铅制　杏仁各一钱,生用

右各研,共和一处再匀,每用五分,枣肉一枚和丸,用丝绵包裹,线扎紧,将药入阴内,留线头在外,如小解时,将药取出,解完复入内。一日一换,四五个自愈。

【方歌】银杏散医热下侵,轻粉雄黄制水银,杏仁枣肉绵包裹,阴痒生疮用有神。

逍遥散见背部上搭手

归脾汤见乳部乳中结核

补中益气汤见溃疡门

龙胆泻肝汤见腰部缠腰火丹

四物汤见耳部耳疳

芦荟丸见齿部牙蚼

臀 部

鹳口疽

鹳口疽生尻尾尖,经属督脉湿痰源,肿如鱼肫溃鹳嘴,少壮易愈老难痊。

【注】此证一名锐疽,生于尻尾骨尖处。初肿形如鱼肫,色赤坚痛,溃破口若鹳嘴,属督脉经,由湿痰流结所致。朝寒暮热,夜重日轻,溃出稀脓为不足;或流稠脓鲜血为有余。少壮可愈,老弱难敛,易于成漏。初起宜滋阴除湿汤以和之;已成不得内消者,用和气养荣汤以托之;气血虚弱,溃而敛迟者,滋肾保元汤以补之。若失治久而不敛者,宜服先天大造丸,兼服琥珀蜡矾丸,久久收敛。外治法按痈疽肿疡、溃疡门(图二八一)。

滋阴除湿汤

当归 熟地 川芎 白芍各一钱,酒炒 陈皮 柴胡 知母 贝母去心、研 黄芩各八分 泽泻 地骨皮 甘草各五分,生

水二钟,姜三片,煎八分,食前服。

【方歌】滋阴除湿鹳口疽,退热消痰初起宜,四物陈柴知母

草,泽泻黄芩地骨皮。

和气养荣汤

人参　白术土炒　白茯苓　丹皮　陈皮　熟地　当归　黄
芪各一钱　沉香　甘草各五分,炙

水二钟,煎八分,食前服。

【方歌】和气养荣托锐疽,将脓煎服溃更宜,四君丹皮陈熟
地,当归沉香共黄芪。

滋肾保元汤

人参　白术土炒　白茯苓　当归身　熟地　黄芪　山萸肉
丹皮　杜仲各一钱　肉桂　附子制　甘草各五分,炙

水二钟,姜三片、红枣肉二枚、建莲子七个去心,煎八分,食
前服。

【方歌】滋肾保元溃后虚,敛迟脓清水淋漓,十全大补除芎
芍,山萸附子杜丹皮。

先天大造丸

人参　白术土炒　当归身　白茯苓　菟丝子　枸杞　黄精
牛膝各二两　补骨脂炒　骨碎补去毛,微炒　巴戟肉　远志各
一两,去心　广木香　青盐各五钱　丁香三钱,以上共研末　熟
地四两,酒煮,捣膏　仙茅浸去赤汁,蒸熟,去皮,捣膏　何首乌去
皮,黑豆同煮,去豆,捣膏　胶枣肉各二两,捣膏　肉苁蓉去鳞并内
膜,酒浸捣膏　紫河车一具白酒煮烂捣膏,以上六膏共入前药末内

右为细末,捣膏共合一处,再加炼过白蜂蜜为丸,如梧桐子
大。每服七十丸,空心温酒送下。

【注】先天大造补气血,专治痈疽溃后虚,脓水清稀难收敛,
参术归苓地首乌。补骨青盐骨碎补,枸杞黄精远菟丝,巴戟仙茅
丁木枣,河车牛膝苁蓉俱。

琥珀蜡矾丸见肿疡门

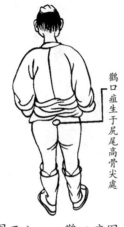

图二八一　鹳口疽图

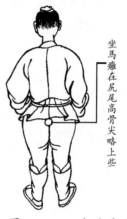

图二八二　坐马痈图

坐马痈

坐马痈属督脉经,尻尾略上湿热凝,高肿速溃稠脓顺,漫肿溃迟紫水凶。

【注】此证生于尻尾骨略上,属督脉经,由湿热凝结而成。高肿溃速脓稠者顺;若漫肿溃迟出紫水者险。虚人患此,易于成漏。初宜艾壮隔蒜片灸之,以宣通结滞,令其易溃易敛,内服之药,与鹳口疽同。溃后内外俱按痈疽溃疡门(图二八二)。

隔蒜灸法见首卷灸法

臀　痈

臀痈证属膀胱经,坚硬闷肿湿热凝,肉厚之处迟溃敛,最宜红活高肿疼。

【注】此证属膀胱经湿热凝结而成。生于臀肉厚处,肿、溃、敛俱迟慢。初宜隔蒜片艾灸,服仙方活命饮消之;不应者,即服透脓散,脓熟针之。溃后,内外治法俱按痈疽溃疡门(图二八三)。

隔蒜灸法见首卷灸法

仙方活命饮　透脓散俱见肿疡门

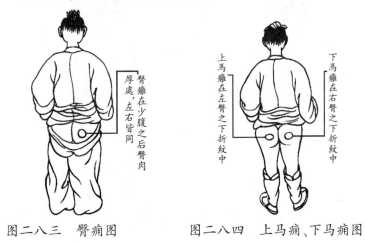

图二八三　臀痈图　　　图二八四　上马痈、下马痈图

上马痈　下马痈

上马痈与下马痈,上左下右折纹生,膀胱湿热忧愤起,黑陷属重高肿轻。

【注】此证生于臀肉之下折纹中,属膀胱经湿热又兼七情不和,忧愤凝滞而成。初起如粟,黄脓小施,渐生焮痛,寒热往来,高肿红亮为轻,平陷黑硬为重。初服荆防败毒散以退寒热,次服内托羌活汤;脓势将成,服托里透脓汤。其余内外治法,俱按痈疽溃疡门(图二八四)。

内托羌活汤

羌活　黄柏各二钱,酒炒　黄芪一钱五分　当归尾　陈皮藁本　连翘　苍术炒　甘草炙　防风各一钱　肉桂三分

水一钟,酒半钟,煎八分,食前服。

【方歌】内托羌活宣坚硬,燥湿能托臀下痈,归黄陈柏同甘草,藁本连翘苍桂风。

荆防败毒散见项部脑疽

托里透脓汤见头部侵脑疽

涌泉疽

涌泉疽生尻骨前,形如伏鼠肿痛坚,督脉湿热溃破险,少壮易愈老弱难。

【注】此证生尻骨之前长强穴,属督脉经首穴,由湿热凝结而成。初肿坚硬疼痛,状如伏鼠,十日可刺。得白脓者顺,溃迟青脓者险,紫黑水者逆。内治法同鹳口疽,外治溃后,按痈疽溃疡门。少壮者得此易愈,老年气衰弱者,多成冷漏难痊(图二八五)。

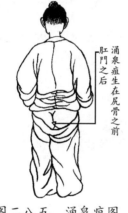

图二八五 涌泉疽图

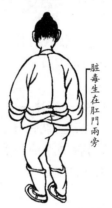

图二八六 脏毒图

脏 毒

脏毒毒注在肛门,内外虚实各有因,醇酒厚味兼辛苦,外属阳分内属阴。

【注】此证有内外、阴阳之别。发于外者,由醇酒厚味,勤劳辛苦,蕴注于肛门,两旁肿突,形如桃李,大便秘结,小水短赤,甚者肛门重坠紧闭,下气不通,刺痛如锥,脉数有力,多实多热,属阳易治,宜服一煎散,通利二便,菩提露搽之;肿痛仍前,不全退者,脓将成也,宜服托里透脓汤;脓胀痛针之;脓出之后,治同溃

疡门。发于内者,兼阴虚湿热,下注肛门,内结壅肿,刺痛如锥,大便虚闭,小水淋漓,寒热往来,遇夜尤甚,脉数微细,为虚为湿,属阴难治,宜服五灰散,脓毒自然溃出;脓生迟者,服十全大补汤托之,溃后按溃疡门(图二八六)。

一煎散

当归尾　穿山甲炙,研　甘草生　桃仁泥　皂角刺各二钱　川黄连一钱五分　枳壳麸炒　槟榔　天花粉　乌药　赤芍　生地　白芷各一钱　元明粉　大黄各三钱　红花五分

水二钟,浸一宿,次早煎一滚,空心服,俟行三四次,以稀粥补之。

【方歌】一煎散消脏毒方,归甲甘连桃枳榔,天花皂刺红乌药,芍地元明芷大黄。

菩提露

熊胆三分　冰片一分

凉水十茶匙,调化开,搽于患处甚效。

【方歌】菩提露消积热痛,脏毒坚疼焮肿增,水调熊胆加冰片,搽于患处毒渐轻。

五灰散

血管鹅毛　血余　蜈蚣　穿山甲　生鹿角各烧存性

各等分研细,共合匀。每服五钱,空心温黄酒调下。

【方歌】五灰散用鹅管毛,血余蜈甲鹿角烧,脏毒肿痛肛门内,每服五钱黄酒调。

托里透脓汤见头部侵脑疽

十全大补汤见溃疡门

痔　疮

痔疮形名亦多般,不外风湿燥热源,肛门内外俱可发,溃久成漏最难痊。

【注】此证系肛门生疮,有生于肛门内者,有生于肛门外者。初起成瘟,不破者为痔,易治;破溃而出脓血,黄水浸淫,淋沥久不止者为漏,难痊。斯证名因形起,其名虽有二十四种,总不外乎醉饱入房,筋脉横解,精气脱泄,热毒乘虚下注;或忧思太过,蕴积热毒,愤郁之气,致生风、湿、燥、热,四气相合而成。如结肿胀闷成块者,湿盛也;结肿痛如火燎,二便闭者,大肠、小肠热盛也;结肿多痒者,风盛也;肛门围绕,折纹破裂,便结者,火燥也。初俱服止痛如神汤消解之,外俱用菩提露或田螺水点之。若坚硬者,以五倍子散,唾津调涂之,兼用朴硝、葱头煎汤洗之。顶大蒂小者,用药线勒于痔根,每日紧线,其痔枯落,随以月白珍珠散撒之收口;亦有顶小蒂大者,用枯痔散枯之。内痔不出者,用唤痔散填入肛门,其痔即出;随以朴硝、葱头煎汤洗之。又有因勤苦劳役,负重远行,以致气血交错而生痔者,俱用止痛如神汤加减服之。又有血箭痔,生肛门或里或外,堵塞坠肿,每逢大便用力,则鲜血急流如箭;不论粪前粪后,由肠胃风热,而兼暴怒成之。初服生熟三黄丸,若唇白,面色痿黄,四肢无力,属气血两虚,宜十全大补汤倍川芎、参、芪服之,外用自己小便洗之,童便热洗亦可,其血自止。亦有肠风下血,点滴而出粪前者,宜防风秦艽汤;粪后出血者,为酒毒,宜服苦参地黄丸。效后必多服脏连丸二三料除根。又有产后用力太过而生痔者,宜补中益气汤,加桃仁、红花、苏木服之。又有久泻、久痢而生痔者,宜补中益气汤加槐花、皂荚子煅末服之。如痔已通肠,污从漏孔出者,用胡连追毒丸酒服之;服后脓水反多者,药力到也,勿以为惧。如漏有管者,用黄连闭管丸服之,可代针刀药线之力。凡痔未破已破及成漏者,俱用却毒汤烫洗,或用喇叭花煎汤,日洗二次喇叭花即土地黄苗。兼戒房劳、河豚、海腥、辛、辣、椒、酒等物。有久患痔而后咳嗽者,取效甚难;久病咳嗽而后生痔者,多致不救(图二八七)。

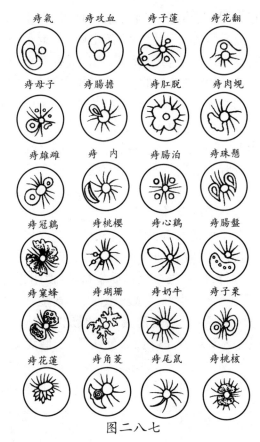

图二八七

止痛如神汤

秦艽去苗　桃仁去皮、尖,研　皂角子各一钱,烧存性,研
苍术米泔水浸,炒　防风各七分　黄柏五分,酒炒　当归尾酒洗
泽泻各三分　槟榔一分　熟大黄一钱二分

右除桃仁、皂角子、槟榔,用水二钟,将群药煎至一钟;再入
桃仁、皂角子、槟榔,再煎至八分。空心热服,待少时以美膳压
之,不犯胃也。忌生冷、五辛、火酒、硬物、大料、湿面之类。

如肿有脓,加白葵花五朵去蕊心,青皮五分,木香三分,则脓从大便出也。如大便秘甚,倍大黄加麻仁、枳实。如肿甚,倍黄柏、泽泻,加防己、猪苓、条芩。如痛甚,加羌活、郁李仁。如痒甚,倍防风,加黄芪、羌活、麻黄、藁本、甘草。如血下,倍黄柏,多加地榆、槐花、荆芥穗、白芷。如小便涩数不通者,加赤茯苓、车前子、灯心、扁蓄。

【方歌】止痛如神诸痔疮,风湿燥热总能防,归柏桃榔皂角子,苍术羌风泽大黄。

田螺水

大田螺一枚,用尖刀挑起螺厣,入冰片末五厘,平放磁盘内;待片时,螺窍内渗出浆水。用鸡翎蘸点患处,勤勤点之,其肿自然消散。

【方歌】田螺水点痔疮效,冰片装入田螺窍,少时化水取点疮,止痛消肿有奇妙。

五倍子散

用川文蛤大者一枚,敲一小孔,用阴干荔枝草,揉碎塞入文蛤内令满,用纸塞孔,湿纸包,煨片时许,取出去纸,研为细末。第一钱加轻粉三分,冰片五厘,共研极细末,唾津调涂患处。

【方歌】五倍子散痔痛坠,坚硬肿疼立刻挥,轻粉冰片各研细,荔枝草入蛤中煨。

药线

芫花五钱　壁钱二钱

用白色细衣线三钱,同芫花、壁钱用水一碗盛贮小磁罐内,慢火煮至汤干为度,取线阴干。凡遇痔疮瘿瘤,顶大蒂小之证,用线一根,患大者二根,双扣系扎患处,两头留线,日渐紧之,其患自然紫黑,冰冷不热为度。轻者七日,重者十五日后必枯落,以月白珍珠散收口甚效。

【方歌】药线芫花共壁钱,再加白扣线同煎,诸痔瘿瘤系根处,生似覃形用此捐。

枯痔散

天灵盖用童子者佳。又用青线水将天灵盖浸片时,捞出以火煅红,再入青线水内淬之,如此七次,净用,四钱　砒霜一两　白矾二两,生　轻粉四钱　蟾酥二钱

共为极细末,入小新铁锅内,上用粗磁碗密盖,盐泥封固,炭火煅至二炷香,待冷揭开碗,将药研末,搽痔上。每日辰、午、申三时,用温水洗净患处,上药三次,上至七八日,其痔枯黑坚硬,住药裂缝,待其自落。

【方歌】枯痔天灵盖煅淬,砒矾轻粉共蟾酥,入锅碗盖泥固煅,痔疮新久搽皆除。

唤痔散

枯白矾五分　食盐三分,炒　草乌生　刺猬皮各一钱,煅,存性　麝香五分　冰片二分

共研细末,先用温水洗净肛门,随用唾津调药三钱,填入肛门,片时即出。

【方歌】唤痔散把内痔呼,刺猬皮盐麝草乌,冰片枯矾同研细,津调填入片时出。

生熟三黄汤

生地　熟地各一钱五分　黄连　黄柏　黄芩　人参　苍术米泔水浸,炒　白术土炒　厚朴姜炙　当归身　陈皮各一钱　地榆　防风　泽泻　甘草各六分,生　乌梅二个

水二钟,煎八分,食前服。

【方歌】生熟三黄连柏参,苍芩厚术共归陈,榆风泽泻乌梅草,专医血箭痔如神。

防风秦艽汤

防风　秦艽　当归　生地　白芍酒炒　川芎　赤茯苓　连翘各一钱,去心　栀子生,研　苍术米泔水浸,炒　槐角　白芷地榆　枳壳麸炒　槟榔　甘草各六分,生

水二钟,煎至八分,食前温服。如便秘者加大黄。

【方歌】防风秦艽治肠风,坠肿津血最止疼,四物栀苍槐角芷,地榆枳草翘槟苓。

苦参地黄丸　苦参切片,酒浸湿,蒸晒九次为度,炒黄,为末,净一斤　生地黄四两,酒浸一宿,蒸熟捣烂,和入苦参末内

加炼过蜂蜜为丸,如梧桐子大。每服三钱,白滚水送下,或酒下亦可,日服二次。

【方歌】苦参地黄粪后红,皆因酒毒热来攻,二味酒蒸蜂蜜炼,为丸水送最有功。

脏连丸

黄连八两,研净末　公猪大肠肥者一段,长一尺二寸,水洗净

右二味,将黄连末装入大肠内,两头以线扎紧,放砂锅内,下煮酒二斤半,慢火熬之,以酒干为度;将药肠取起,共捣如泥,如药浓再晒一时许,复捣为丸,如梧桐子大。每服七十丸,空心温酒送下,久服除根。

【方歌】脏连丸用川黄连,研入猪肠煮酒煎,捣烂为丸温酒服,便血肛门坠肿痊。

胡连追毒丸

胡黄连切片,姜汁拌炒,研末　刺猬皮各一两,炙,切片,再炒黄,研末　麝香二分,研细

共和一处研匀,软饭为丸,如麻子大。每服一钱,食前温酒送下。

【方歌】胡连追毒丸医痔,成漏通肠服最宜,连麝猬皮饭丸服,排尽瘀脓换好肌。

黄连闭管丸

胡黄连一两,净末　穿山甲香油内炸黄　石决明煅　槐花各五钱,微炒

共研细末,炼蜜为丸,如麻子大。每服一钱,空心清米汤送

下。早晚服二次,至重者不过四十日而愈。

如漏四边有硬肉突起者,加僵蚕二十条,炒研末,入药内。及遍身诸般漏证,服此方皆可有效。

【方歌】黄连闭管丸穿山,石决槐花共细研,能除漏管米汤送,蜜丸麻子大一般。

却毒汤

瓦松 马齿苋 甘草各五钱,生 川文蛤 川椒 苍术 防风 葱白 枳壳 侧柏叶各三钱 焰硝一两

水五碗,煎三碗。先熏后洗,日用三次。

【方歌】却毒汤洗痔漏效,瓦松甘草蛤川椒,齿苋苍风葱枳壳,柏叶同熬加焰硝。

菩提露见脏毒

月白珍珠散 十全大补汤 补中益气汤俱见溃疡门

坐板疮

坐板疮在臀腿生,形如黍豆痒焮疼,暑湿热毒凝肌肉,初宜烫洗油捻烘。

【注】此证一名风疳,生于臀腿之间,形如黍豆,色红作痒,甚则焮痛,延及谷道,势如火燎。由暑令坐日晒几凳,或久坐阴湿之地,以致暑湿热毒,凝滞肌肉而成。初宜芫花、川椒、黄柏熬汤烫洗即消;或毒盛痒痛仍不止者,宜用油缸青布三指宽一条,香油调雄黄末一钱,摊于布上,卷之燃着,吹灭焰头,向疮烘之,其痒痛即止,甚效(图二八八)。

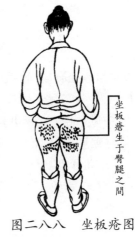

坐板疮生于臀腿之间

图二八八 坐板疮图

御纂医宗金鉴 卷七十

股 部

附骨疽 咬骨疽

附骨大腿外侧生，在腿里侧咬骨名。体虚寒湿乘虚入，寒热往来不焮红，痛甚彻骨难屈转，寒湿化热肿胖形。蒜灸起疱无疱逆，溃后最忌败浆脓。

【注】此二证生于大腿里外。外侧属足三阳经，里侧属足三阴经。附骨疽生于大腿外侧，咬骨疽生于大腿里侧。由体虚之人，露卧风冷，浴后乘凉，寒湿侵袭，或房欲之后，盖覆单薄，寒邪乘虚入里，遂成斯疾。初觉寒热往来，如同感冒风邪，随后筋骨疼痛，不热不红，甚则痛如锥刺，筋骨不能屈伸动转，经久阴极生阳，寒郁为热，热甚腐肉为脓，外形肿胖无头，皮色如常，渐透红亮一点，内脓已成。凡治此证，初起寒热往来，觉痛时，轻者即服万灵丹，重者服五积散加牛膝、红花；痛处用雷火针针之，发汗散寒，通行经络；脓成开之。溃后余治俱按溃疡门。

又有漫肿疼痛，发于尻臀部位者，宜服内托羌活汤。又有发于腿之里侧近膝者，属足太阴脾、足厥阴肝二经部位，宜服内托黄芪汤。又有发于腿外侧者，属足少阳胆经部位，宜服内托酒煎汤。又有发于腿之正面者，属阳明胃经部位，头目昏眩，呕吐不食，胸膈不利，心烦热闷者，宜服茯苓佐经汤。又有发于腿之里侧，属太阴脾经部位，骨节焮痛，四肢拘急，自汗短气，小水不利，手足浮肿者，宜服附子六物汤。又有发于腿之后面，属足太阳膀胱经部位，腿足挛痹，关节重痛，憎寒发热，无汗恶寒，或兼恶风头痛者，宜服麻黄佐经汤。又有三阴不足，外邪过盛，大腿通肿，皮色不变，疼痛日增，不消不溃者，此属虚寒骨冷，急服大防风汤,补虚逐寒;日久消之不应者,势欲作脓,外用隔蒜片灸之起疱,艾爆有声为吉;灸之无疱,骨中不觉热者属逆。灸后宜服十全大补汤加牛膝、羌活、防己,或八珍汤加附子补托之。脓成胀痛,针之出粘白脓为顺;若出白浆水或豆汁者,俱为败浆,终属险候。数证溃后,内外治法,亦俱按痈疽溃疡门。

　　以上之证,皆由沉寒痼冷中来,外敷内服,不可用苦寒损脾泄气等药,犯之必至气血冰凝,内肉瘀腐,日久化为污水,不治之证也。按《准绳》等书云:伤寒汗后,余邪成流注,流注之坏证成附骨疽。夫汗后流注易愈,惟失治乃为坏证,不能复生,似不能变成附骨疽。况附骨疽系调治可愈之证,若果数变之后,则坏而又坏矣!又岂能复有成功乎?是流注坏证变成附骨之说,存而不论可也(图二八九、图二九〇)。

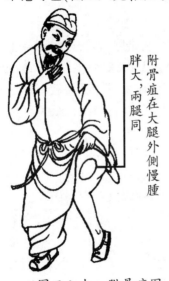

附骨疽在大腿外侧慢腫胖大,兩腿同

图二八九　附骨疽图

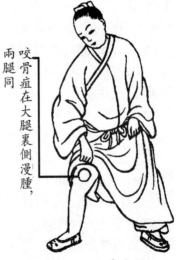

咬骨疽在大腿裹侧漫腫,兩腿同

图二九〇　咬骨疽图

雷火神针

蕲艾三钱　丁香五分　麝香二分

药与艾揉和,用夹纸一张,将药平铺纸上,用力实卷如指粗大,收贮。临用以纸七层,平放患处,将针点着一头,对患向纸捻实,待不痛方起针。病甚者,再针一次。七日后,火疮大发,其功甚效。

【方歌】雷火神针攻寒湿,附骨疽痛针之宜,丁麝二香共蕲艾,燃针痛处功效奇。

内托黄芪汤

黄芪盐水拌,炒　当归　木瓜　连翘去心　柴胡各一钱　羌活　肉桂　生地　黄柏各五分

酒、水各一钟,煎一钟,空心热服。

【方歌】内托黄芪归木瓜,羌柴翘桂地柏加,疽生膝股肝脾位,酒水煎之服最佳。

内托酒煎汤

当归　黄芪各二钱　柴胡一钱五分　大力子　连翘去心　肉桂各一钱　升麻　黄柏　甘草各五分

酒、水各一钟,煎一钟,食前服。

【方歌】内托酒煎寒湿凝,腿外少阳附骨生,归芪大力柴翘桂,升柏甘加酒水灵。

茯苓佐经汤

白茯苓　苍术米泔水炒　陈皮　白术土炒　半夏各一钱,制　厚朴姜炒　木瓜　柴胡　藿香　泽泻　葛根　甘草各五分

生姜三片,水二钟,煎八分,食前服。

【方歌】茯苓佐经足阳明,腿面焮疼烦热乘,平胃木瓜柴术半,藿泻加姜葛引经。

附子六物汤

附子　甘草各一钱　防己　白术土炒　白茯苓各八分　桂枝五分

生姜三片,水二钟,煎八分,食远服。

【方歌】附子六物风寒湿,流注脾经须服之,四肢拘急骨节

痛,防己术苓甘桂枝。

麻黄佐经汤

麻黄　苍术米泔水浸,炒　防风　防己　羌活　白茯苓
葛根各一钱　桂心　甘草生　细辛各五分

生姜三片,红枣肉二枚,水二钟,煎八分,食前服。

【方歌】麻黄佐经足太阳,风寒湿注本经伤,苍术二防羌活
桂,苓甘细葛枣生姜。

大防风汤

人参二钱　防风　白术土炒　黄芪　牛膝　杜仲　当归
熟地　白芍酒炒　川芎　羌活　甘草　附子各一钱,制

生姜三片,水二钟,煎八分,食前服。

【方歌】大防风疗寒邪伤,附骨疽肿色如常,参术黄芪牛膝
仲,四物羌甘附子姜。

万灵丹方见肿疡门
内托羌活汤方见臀部上马痈
隔蒜灸法方见首卷灸法
十全大补汤　八珍汤俱见溃疡门
五积散见内痈部肾痈

股阴疽

股阴疽发大股中,阴囊之侧坚肿疼,七情不和忧愤致,溃后
缠绵功难成。

【注】此证一名赤施,发生于股内合缝下近阴囊之侧,因偏
在厥阴经,故名大股也。坚硬漫肿木痛,由七情不和,忧思愤郁,
凝结而成。因在阴经,起长、溃脓,俱属迟缓,溃后尤见缠绵,收
敛成功者甚少。初起与附骨疽治法同,肿溃俱按痈疽肿疡、溃疡
门(图二九一)。

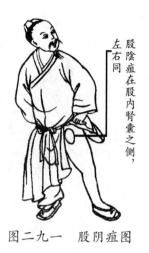

股阴疽在股内肾囊之侧，左右同

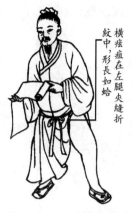

横痃疽在左腿夹缝折纹中，形长如蛤

图二九一　股阴疽图　　　　图二九二　横痃疽图

横痃疽　阴疽

横痃疽左阴疽右，股内合缝肿硬疼，痛牵睾丸长蛤样，三阴七情郁滞凝。

【注】此二证俱生股内合缝折纹间，左为横痃疽，右为阴疽，属三阴经，由七情郁滞凝结而成。漫肿坚硬时疼，甚则痛牵睾丸，上及少腹，形长如蛤。一两月方能溃破，其脓深可知，破后脓稠可愈，败浆最难敛口，久必成漏。初治同附骨疽，溃按痈疽溃疡门。若脓水淋沥，日久有生虫者，形类蛔虫，亦系脓深郁久之所化也，属逆(图二九二、二九三)。

伏兔疽

伏兔穴处忌生疽，肿硬针灸不相宜，疼痛彻心寒热作，胃火毒滞溃难医。

【注】经云：伏兔不宜生疮。盖伏兔乃胃经穴道，在膝盖之上六寸正中，用力大如掌，一堆高肉处，禁用针灸。始发，寒热交作，疼痛彻心，由胃火毒滞而成。溃后最难收敛。初治同附骨

疽,溃按溃疡门(图二九四)。

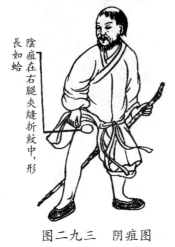

图二九三　阴疽图　　　图二九四　伏兔疽图

股阳疽　环跳疽

股阳疽生股外侧,肉搏于骨不变色,环跳疽肿腿难伸,俱由风湿寒凝结。

【注】股阳疽生于股外侧,胯尖之后,其毒内搏骨节,脓深至骨,故漫肿不变色也。环跳疽生胯骨节间之环跳穴,所以腰难屈伸,漫肿隐痛也。此二证皆由风、湿、寒凝结而成。属足少阳胆经。初起宜服黄狗下颏方,更刺委中穴出黑血,其腿即能转动。若漫肿大痛者,俱宜服内托黄芪汤;痛而筋挛者,万灵丹汗之;痛止换服神应养真丹。遍身走注作痛,两脚面胖肿者,亦服万灵丹汗之;痛止则宜服大防风汤倍加参、术、归、芪等药宣消之。若时时跳痛将溃,宜托里透脓汤服之;溃后脓清稀者,宜十全大补汤加牛膝,外以豆豉饼灸之。疮口紫陷者,十全大补汤加附子服之,外换附子饼灸之。食少者,胃弱也,诸虚皆禀于脾胃,宜香砂六君子汤减去砂仁加当归服之。俟胃口强盛,仍服十全大补汤。溃而反痛者,气血虚也,治宜峻补。始终外治法,俱按痈疽肿疡、

溃疡门。但环跳疽溃破,多成踵疾(图二九五、二九六)。

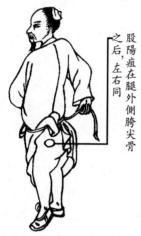

股阳疽在腿外侧胯尖骨之后,左右同

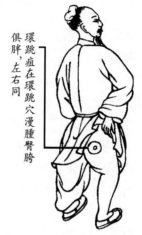

环跳疽在环跳穴漫肿臀胯俱胖,左右同

图二九五　股阳疽图　　　　图二九六　环跳疽图

黄狗下颏方

黄狗下颏连舌、皮毛劈下,入罐内盐泥封固,铁盏盖口,煅一炷香,觉烟清即止。务宜存性,取出色黑如炭为度。若带白色,其性已过,则无用矣。用时研极细末用下颏,宜于屠家已杀者制用,若生取特杀,恐反招不祥　豌豆粉　白敛末

三味各等分,共和匀。每服五钱,温黄酒空心调服,外以此药用香油调敷患处。服药之后,出臭汗及熟睡为准。

【方歌】黄狗下颏连舌皮,入罐泥封火煅宜,豌豆粉研加白敛,酒调臀腿疽尽医。

内托黄芪汤　大防风汤俱见附骨疽

万灵丹见肿疡门

神应养真丹见头部游风

托里透脓汤见头部侵脑疽

十全大补汤　香砂六君子汤俱见溃疡门

附子饼见首卷灸法

肚门痈　箕门痈

肚门痈在股肚生,股内近膝箕门痈,二证红肿焮热痛,膀胱脾经湿热成。

【注】此二证俱属湿热凝结而成。肚门痈生于大腿肚,属足太阳膀胱经;箕门痈生于股内近膝,属足太阴脾经。初起红肿焮痛者,宜服神授卫生汤;若焮肿便秘,烦躁饮冷,脉数者,热淫于内也,宜内疏黄连汤,或双解贵金丸下之;若肿痛寒热,脉沉而无力,胸腹胀满,饮食如常者,宜服槟苏散;如肿痛寒热已止,即换服逍遥散;若肿痛色不变,寒热,食少,体倦者,由肝虚湿痰下注也,宜补中益气汤加茯苓、半夏、芍药服之;若患此入房,肿硬,二便不通者,宜六味地黄丸加牛膝、车前;俟二便通利,仍服补中益气汤。余治按痈疽肿疡、溃疡门(图二九七、图二九八)。

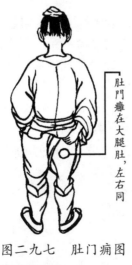

肚門癰在大腿肚,左右同

图二九七　肚门痈图

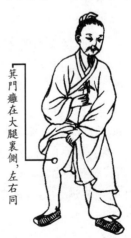

箕門癰在大腿裏側,左右同

图二九八　箕门痈图

槟苏散

槟榔　紫苏　香附　木瓜　陈皮　大腹皮各一钱　羌活五分　木香三分

生姜三片,葱白三寸,水二钟,煎一钟,空心服。

【方歌】槟苏腹胀气不舒,股内箕门痛可除,香附木瓜陈大腹,木香羌活槟榔苏。

神授卫生汤　内疏黄连汤　双解贵金丸俱见肿疡门

逍遥散见背部上搭手

补中益气汤见溃疡门

六味地黄丸见面部雀斑

腿游风

腿游风在绕腿生,赤肿如云焮热疼,荣卫风热相搏滞,宜砭出血双解清。

【注】此证两腿里外忽生赤肿,形如堆云,焮热疼痛,由荣卫风热相搏,结滞而成。凡遇此证,先施砭石,放出恶血,随服双解通圣散,次以当归拈痛汤清解治之;外贴牛肉片,以拔风毒甚效(图二九九)。

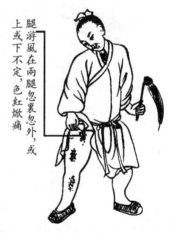

腿游风在两腿忽裏忽外,或上或下不定,色红焮痛

图二九九　腿游风图

当归拈痛汤

当归　羌活　茵陈蒿　苍术米泔水浸,炒　防风各一钱　苦参　白术土炒　升麻各七分　葛根　泽泻　人参　知母　黄芩　猪苓　甘草各五分　黄柏三分

水二钟,煎八分,食前服。

【方歌】当归拈痛腿游风,羌活人参二术升,茵陈葛草芩知柏,苦参风泻共猪苓。

双解通圣散见唇部唇风

青腿牙疳

青腿牙疳何故生,只缘上下不交通,阳火炎炽阴寒闭,凝结为毒此病成。青腿如云茄黑色,疲顽肿硬履难行,牙疳龈肿出臭血,穿破腮唇腐黑凶。

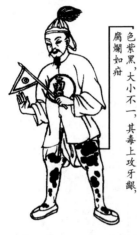

青腿牙疳先從兩腿起,形如雲片,色紫黑,大小不一,其毒上攻牙齦,腐爛如疳

图三〇〇　青腿牙疳图

【注】此证自古方书罕载其名,仅传雍正年间,北路随营医官陶起麟颇得其详。略云:军中凡病腿肿色青者,其上必发牙疳;凡病牙疳腐血者,其下必发青腿,二者相因而至。推其原,皆因上为阳火炎炽,下为阴寒闭郁,以至阴阳上下不交,各自为寒为热,各为凝结而生此证也。相近内地,间亦有之,边外虽亦有不甚多,惟内地人,初居边外,得此证者竟十居八九。盖中国之人,本不耐边外严寒,更不免坐卧湿地,故寒湿之痰生于下,致腿青肿,其病形如云片,色似茄黑,肉体顽硬,所以步履艰难也。又缘边外缺少五谷,多食牛、羊等肉,其热与湿合,蒸瘀于胃,毒火上熏,致生牙疳,牙龈腐肿出血,若穿腮破唇,腐烂色黑,即为危候。边外相传,仅有令服马乳之法。麟初到军营,诊视青腿牙疳之证,亦仅知投以马乳;阅历既久,因悟马脑之力,较马乳为效倍速,令患者服之,是夜即能发出大汗,而诸病减矣!盖脑为诸阳之首,其性温暖,且能流通故耳。兼服活络流气饮、加味二妙汤,宣其血气,通其经络,使毒不得凝结。外用砭法,令恶血流出,以杀毒势;更以牛肉片贴敷,以拔出积毒,不数日而愈。盖黑血出,则阴气外泄,阳气即随阴气而下降,两相交济,上下自安也。由是习为成法,其中活者颇多,因不敢自私,著之于书,以公于世,并将所著应验诸方,备详于后(图三〇〇)。

服马乳法　治青腿牙疳。

用青、白马乳，早、午、晚随挤随服，甚效。如无青、白马，杂色马亦可。

服马脑法　治青腿牙疳。

用马脑子一个，用竹刀挑去筋膜，放在碗内，先将马脑搅匀，再用滚黄酒冲服，或一斤或半斤俱可。倘一次不能服尽，分作二次冲服亦可。

活络流气饮一名和中既济汤

苍术　木瓜　羌活　附子生　山楂肉　独活　怀牛膝　麻黄各二钱　黄柏　乌药　干姜　槟榔　枳壳各一钱五分,麸炒
甘草八分

黑豆四十九粒,生姜三片,水四钟,煎一钟服,渣水三钟,煎八分。

如牙疳盛,减去干姜、附子,加胡黄连二钱,龙胆草二钱。如牙疳轻而腿疼重,加肉桂二钱。如寒热已退,减去羌活、麻黄,加威灵仙二钱,五加皮二钱。

【方歌】活络流气去风强,青腿牙疳初服良,除湿清胃通经络,加减临时莫执方。苍术木瓜羌附子,山楂独膝柏麻黄,乌药干姜榔枳草,引加黑豆与生姜。

加味二妙汤

黄柏生　苍术米泔浸,炒　牛膝各三钱　槟榔　泽泻　木瓜
乌药各二钱　当归尾一钱五分

黑豆四十九粒,生姜三片,水三钟,煎一钟;渣水二钟半,煎八分。

【方歌】加味二妙行步难,青腿牙疳龈肿宣,柏苍牛膝归榔泻,木瓜乌药豆姜煎。

砭刺出血法

此法用三棱扁针,形如锥挺者,向腿之青黑处,勿论穴道,量

黑之大小,针一分深,或十针、二十针俱可,务令黑血流出;外以牛肉割片,贴针眼并黑处。次日再看,如黑处微退,仍针仍贴。如无牛肉,当顶刺破,用罐拔法。

搽牙牛黄青黛散

牛黄　青黛各五分　硼砂二钱　朱砂　人中白煅　龙骨各一钱,煅　冰片三分

共研细末,先以甘草汤将口漱净,再上此药。

【方歌】牛黄青黛散硼砂,冰片朱砂中白加,龙骨共研为细末,牙疳肿腐此药搽。

一方用煮马肉汤烫洗。

一方用羊肝割片,贴黑处。

一方用芥菜子捣面,烧酒调敷黑肿处。

青腿牙疳不治证

一、形气衰败,饮食不思者不治。

一、牙齿俱落,紫黑流血,腐溃秽臭者不治。

一、腿大肿腐烂,或细干枯者不治。

膝　部

膝痈　疵疽

膝痈焮肿色红疼,疵疽如痈色不红,宣软为顺坚硬逆,脾肾肝经邪所乘。

【注】膝痈生于膝盖,色红、焮肿、疼痛,属气血实;疵疽亦生在膝盖,肿大如痈,其色不变,寒热往来,属气血虚。宣软为顺,坚硬如石者为逆。经云:肉之小会为溪。溪者,二肘、二膝、四腕也。凡脾病在溪;肾有邪,其气留于两膝;凡筋病皆属于节,筋乃肝之余,故又属肝,是以溪会有病,皆从脾、肾、肝三经邪气乘之

也。始终内、外治法,俱按痈疽肿疡、溃疡门。惟两膝俱生属败证,不可治也(图三〇一)。

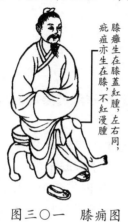

膝癣生在膝盖,红肿,左右同,疣疽亦生在膝,不红漫肿,

图三〇一　膝痈图

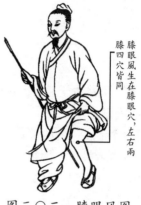

膝眼风生在膝眼穴,左右两膝四穴皆同

图三〇二　膝眼风图

膝眼风

膝眼风在鬼眼生,疼痛如锥胖肿形,下虚风湿寒侵袭,屈伸不遂温散灵。

【注】此证生于膝眼穴,又名鬼眼穴,在膝盖之下,左右两骨空陷中。由下焦素虚,外邪易于侵袭,先从膝眼隐隐作疼,如风胜,其痛则走注不定;寒胜,则痛如锥刺;湿胜,则外见胖肿。屈不能伸,其病在筋;伸不能屈,其病在骨;动移不遂,沉寒痼冷之候也,惟在临证宜详辨之。初服万灵丹温散之,其痛即止;次服独活寄生汤宣补之。效迟者,兼用火针针膝眼穴,此转重就轻之法也。单膝生者轻,双膝生者重。若左膝方愈,复病右膝,右膝方愈,复病左膝者,名过膝风,属险,治法同前(图三〇二)。

独活寄生汤

独活　桑寄生如无真者,以川续断代之　人参　茯苓　川芎酒洗　防风　桂心　杜仲姜汁炒,去丝　牛膝　秦艽　细辛各一钱五分　当归酒洗　白芍酒炒　熟地　甘草各一钱生姜五片,水二钟,煎七分,食前服。

【方歌】独活寄生肝肾虚,寒湿注膝肿痛居,参苓四物防风桂,杜膝秦艽甘细宜。

万灵丹见肿疡门

鹤膝风

鹤膝风肿生于膝,上下枯细三阴虚,风寒湿邪乘虚入,痛寒挛风筋缓湿。

【注】此证一名游膝风,一名鼓槌风,痢后得者为痢风。单生者轻,双生者最重。因循日久,膝肿粗大,上下股胫枯细。由足三阴经虚,风、寒、湿邪乘虚而入,为是病也。膝内隐痛寒胜也,筋急而挛风胜也,筋缓无力湿胜也。初肿如绵,皮色不变,亦无焮热,疼痛日增,无论单双,俱宜服五积散汗之;次服万灵丹温散之,外敷回阳玉龙膏;常服换骨丹或蚰蜒丸,以驱其邪。若日久不消,势欲溃者,宜服独活寄生汤,或大防风汤补而温之,痛甚加乳香。溃后时出白浆,浮皮虽腐,肿痛仍前,不可用蚀药,只宜芙蓉叶、菊花叶各五钱,研末,大麦米饭拌均贴之,亦可止疼。或用豆腐渣蒸热捏作饼,贴之亦可。此证系外证中之败证也,收功甚难(图三○三)。

换骨丹

苍术四两　枸杞二两五钱　茄根二两,洗　当归　牛膝　败龟板　防风　秦艽　独活　萆薢　羌活　蚕沙　松节　虎骨各一两,酥炙

共用酒浸,晒干,研为细末,酒糊为丸,如梧桐子大。每服三钱,食前白滚水送下。

【方歌】换骨丹归膝枸苍,龟板风艽独薢羌,蚕沙松节茄根虎,鹤膝风生服最良。

蚰蜒丸

蚰蜒一个,即全蝎生者　白芷　桂心　安息香　阿魏以上各

用童便、酒炒熟　威灵仙　白附子童便、酒炒　当归　羌活　桃
仁童便、酒炒　牛膝　北漏芦　地骨皮　白芍各一两,酒炒　乳
香　没药各七钱五分,二味用童便、酒炒

　　共研末,炼蜜为丸,桐子大。每服三钱,空心温酒送下。

　　【方歌】蚱蜢丸治鹤膝风,芷桂安息魏威灵,白附归羌桃乳
没,膝漏骨皮芍蜜成。

　　五积散见内痈部肾痈

　　大防风汤见股部附骨疽

　　万灵丹　回阳玉龙膏俱见肿疡门

　　独活寄生汤见本部膝眼风

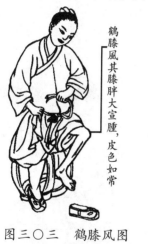

鹤膝风其膝胖大宣肿,皮色如常

图三〇三　鹤膝风图

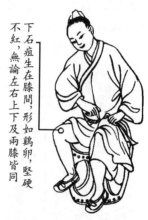

下石疽生在膝间,形如鹅卵,坚硬不红,无论左右上下及两膝皆同

图三〇四　下石疽图

下石疽

　　下石疽在膝上生,坚硬如石牵筋疼,皮色如常难溃敛,证由
血滞外寒凝。

　　【注】此证生于膝间,无论膝盖及左右,俱可以生。坚硬如
石,牵筋疼痛,肿如鸡卵,皮色不变,并无焮热,难消难溃,既溃难
敛,最属疲顽。由身虚,寒邪深袭,致令血瘀凝结,而成肿溃。内

外治法,俱与中石疽参考。但此证肿溃俱凉,若凉化为热,见诸善证者始吉;仍见恶证者,难痊(图三〇四)。

缓 疽

缓疽血滞外寒凝,肿硬如馒膝上生,紫黯溃迟多焮热,肿久渐腐烂皮疼。

【注】此证由外寒深袭,血瘀凝滞而成。生于两膝上,或生于膝两旁,肿硬如馒,木痛日增,其色紫黯,积日不溃,证之情形,与下石疽相似,惟多焮热,肿久则腐烂肌肉、皮肤。初服当归拈痛汤,以宣通湿热,次按中石疽治法,内宜温补,外宜灸法。虚甚者,十全大补汤相兼治之(图三〇五)。

当归拈痛汤见股部腿游风

十全大补汤见溃疡门

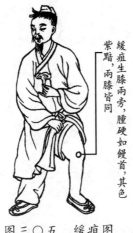

缓疽生膝两旁,腫硬如馒首,其色紫黯,兩膝皆同

图三〇五　缓疽图

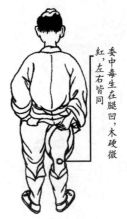

委中毒生在腿凹,木硬微红,左右皆同

图三〇六　委中毒图

委中毒

委中毒在腘纹生,屈伸木硬微肿红,胆热流入膀胱遏,速宜活血刺委中。

【注】此证生委中穴,穴在膝后腘中央约纹,动脉陷中即是。约纹者,折纹也,又名血郄,穴属膀胱经,俗名腿凹,经曰腘中。由胆经积热,流入膀胱,壅遏不行而成。木硬肿痛、微红、屈伸艰难。治宜速用活血散瘀汤,逐下恶血为效,缓则筋缩而成废疾!诸书皆云:兼刺委中穴出血自消。然刺穴必兼有腰痛不能转移者,方可刺之,即出血亦不可过多,多则令人身扑,面见脱色。其余内外治法,俱按痈疽肿疡、溃疡门亦有焮痛、色赤、溃速者,由湿热凝结所致,治法亦按肿疡、溃疡门(图三〇六)。

活血散瘀汤

当归尾　赤芍　桃仁去皮、尖　大黄各二钱,酒炒　川芎　苏木各一钱五分　丹皮　枳壳麸炒　瓜蒌仁各一钱　槟榔六分

水二钟,煎八分,空心服,渣再煎服。

【方歌】活血散瘀委中毒,皆因积热肿其处,归芍丹皮桃枳榔,瓜蒌大黄芎苏木。

上水鱼

上水鱼生委中旁,折纹两梢疼埂昂,长若鱼形瘀热结,外施砭血敷二黄。

【注】此证生委中折纹两梢,肿如高埂,长若鱼形,色紫作痛。由血热遇外寒稽留,则血瘀凝结而成。外用砭法,向肿埂上砭出恶血,兼用二黄散香油调敷,甚效(图三〇七)。

二黄散即颠倒散。见鼻部肺风粉刺

人面疮

膝肘疮生如人面,自古传来系孽因,流气苦参敷贝母,从善改恶自察心。

【注】此证自古传来,乃奇病也。多生两膝或生两肘,肿类人形,眉目口鼻皆具。《本事方》云:疮口能饮食,施治诸药,绝

无所苦,惟敷贝母,其疮皱眉闭口,自此,日用贝母末和水敷灌,数日疮消结痂而愈。又诸书皆以为素积冤谴,须自清心忏悔。初宜服流气饮,日久宜用大苦参丸。今据所用之药,俱系辛热疏散之品,其证或因风、寒、湿三气,凝合之所化,亦未必尽由冤谴所致也,依古施治,谅可奏效(图三〇八)。

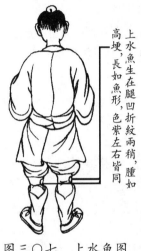

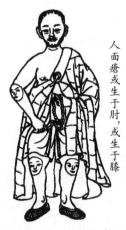

图三〇七　上水鱼图　　　　图三〇八　人面疮图

大苦参丸

苦参二两　蔓荆子　赤茯苓　山药　白芷　荆芥　防风白附子　川芎　山栀生　何首乌　白蒺藜　皂角　川乌炮　黄芪　赤芍　独活　羌活各五钱　草乌一钱五分,炮

右为细末,面糊和丸,如梧桐子大。每服五七十丸,空心黄酒送下,不饮酒者,以茶代之。

【方歌】大苦参丸人面疮,蔓苓山药芷荆防,白附芎栀何蒺皂,川草乌芪芍独羌。

流气饮方见背部痰注发

御纂医宗金鉴　卷七十一

腔　部

三里发

三里发肿牛眼形,膝眼之下冷痛凝,劳力伤筋兼胃热,肿色青黑紫血脓。

【注】此证生膝眼下三寸,外侧前廉两筋间。初肿形如牛眼,拘急冷疼,由劳力伤筋,胃热凝结而成。渐增肿痛,其色青黑,溃出紫血,次出稀脓。内外治法,俱按痈疽肿疡、溃疡门(图三〇九)。

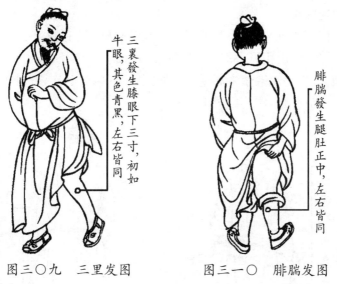

图三〇九　三里发图　　　　图三一〇　腓腨发图

腓腨发

腓腨发在小腿肚,憎寒烦躁积热成,焮肿痛溃脓血吉,漫肿平塌清水凶。

【注】此证发于腓腨,即小腿肚也。由肾水不足,膀胱积热凝结而成,古方云不治。若焮赤高肿疼痛,溃出正脓而兼血者吉,为顺;或漫肿平塌,紫暗臖痛,溃出清水者凶,为逆。初服仙方活命饮,溃服八珍汤。气血虚者,服十全大补汤;下虚者,以桂附地黄丸补之。外治法同痈疽溃疡门(图三一〇)。

仙方活命饮见肿疡门

八珍汤 十全大补汤俱见溃疡门

桂附地黄丸见面部颊疡

黄鳅痈

黄鳅痈生腿肚旁,疼痛硬肿若鳅长,肝脾湿热微红色,顺出稠脓逆败浆。

【注】此证生在小腿肚里侧,疼痛硬肿,长有数寸,形如泥鳅,其色微红,由肝、脾二经湿热凝结而成。应期溃破出稠脓者为顺;若出污水败浆者属逆。初服五香流气饮,其次内、外治法,俱按痈疽肿疡、溃疡门(图三一一)。

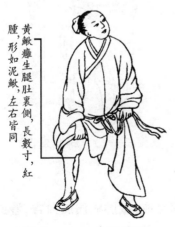

黄鳅癰生腿肚裏側,長數寸,紅腫,形如泥鳅,左右皆同

图三一一 黄鳅痈图

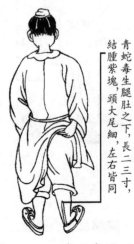

青蛇毒生腿肚之下,長二三寸,結腫紫塊,頭大尾細,左右皆同

图三一二 青蛇毒图

五香流气饮

金银花二两　小茴香　僵蚕炒　羌活　独活　连翘去心
瓜蒌仁各一两五钱　藿香五钱　丁香二钱　木香　沉香　甘草
各一钱

分为十剂,水煎,随病上下服。

【方歌】五香流气治黄鳅,流注结核也能瘳,丁木茴沉僵藿
草,银花羌独翘瓜蒌。

青蛇毒

**青蛇毒生腿肚下,形长三寸紫块僵,肾与膀胱湿热结,急针
蛇头血出良。**

【注】此证又名青蛇便,生于小腿肚之下,形长二三寸,结
肿、紫块、僵硬,憎寒壮热,大痛不食,由肾经素虚,膀胱湿热下注
而成。蛇头向下者,毒轻而浅,急刺蛇头一半寸,出紫黑血,随针
孔搽拔疔散;外敷离宫锭,内服仙方活命饮,加黄柏、牛膝、木瓜。
亦有蛇头向上者,毒深而恶,急刺蛇头一二寸,出紫黑血,针孔用
白降丹细条插入五六分,外贴巴膏。余肿敷太乙紫金锭,内服麦
灵丹;俟毒减退,次服仙方活命饮调和之。若毒入腹,呕吐腹胀,
神昏,脉躁,俱为逆证(图三一二)。

拔疔散见齿部牙疔
离宫锭　仙方活命饮　麦灵丹俱见肿疡门
白降丹　巴膏俱见溃疡门
太乙紫金锭见胸部脾发疽

接骨发

**接骨发如核桃形,腿肚之下硬胀疼,色红漫肿宜速溃,迟损
筋脉缺踵行。**

【注】此证生于腿肚之下,接骨之上,胫骨与足后跟骨相接

处,故名接骨发,属膀胱经湿热凝结而成。初如核桃,其硬如物打磕磞之状,急胀微疼,色红漫肿,脓宜速溃,迟则脓毒损筋,筋脉既伤,腿缺踵行。踵行者,不能全足践地,惟恃足指着力而行也。始终内、外治法,俱按痈疽肿疡、溃疡门(图三一三)。

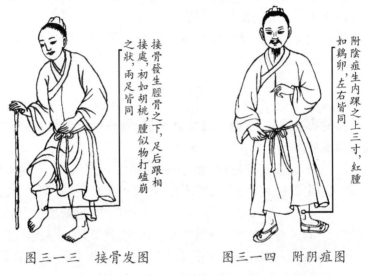

接骨發生脛骨之下,足後跟相接處,初如胡桃,腫似物打磕崩之狀,兩足皆同

附陰疽生內踝之上三寸,紅腫如雞卵,左右皆同

图三一三　接骨发图　　　图三一四　附阴疽图

附阴疽

附阴疽发内踝上,初如红粟日增疼,坚硬赤肿渐如卵,三阴交会湿热凝。

【注】此证生于内踝骨之上三寸,初如红粟,疼痛日增,坚硬赤肿,渐如鸡卵,系三阴交会湿热积聚而成。始终内、外治法,俱按痈疽肿疡、溃疡门。但三阴交系纯阴之穴,收敛迟缓,调养不可不慎(图三一四)。

内踝疽　外踝疽

内外踝疽湿寒成,血涩气滞阻于经,三阳外侧三阴里,初用宣通蒜灸灵。

【注】此二证生两足踝近腕之处,在内踝者名走缓,又名鞋带疽;在外踝者名脚拐毒。盖内踝骨,属三阴经脉络也;外踝骨,属三阳经脉络也。俱由湿寒下注,血涩气阻而成。其坚硬漫肿,皮色不变,时时隐痛,难于行立者,初服疮科流气饮加牛膝、木瓜、防己,以宣通之,外用蒜片灸法以消之。发三阴经者,服内托黄芪汤;发三阳经者,服内托羌活汤。若虚弱将欲作脓,跳痛无时者,俱服十全大补汤,外敷乌龙膏。其肿溃治法,俱按痈疽肿疡、溃疡门(图三一五)。

疮科流气饮见背部痰注发

内托黄芪汤见股部附骨疽

内托羌活汤见臀部上马痈

十全大补汤见溃疡门

乌龙膏见肿疡门

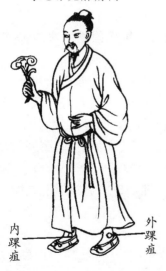

内踝疽　外踝疽

二疽坚硬,漫肿不红

图三一五　内踝疽外踝疽图

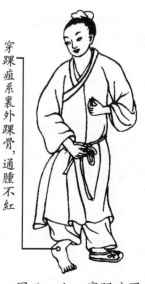

穿踝疽系裹外踝骨,通腫不紅

图三一六　穿踝疽图

穿踝疽

穿踝疽由脾湿寒,里发串外踝骨间,有头属阳阴闷肿,溃出清水废疾缠。

【注】此证由脾经湿寒下注,血涩气阻而成。先从里踝骨发起,串及外踝,致令里外通肿,以有头为阳,易破;若惟闷肿无头为阴,难溃。其证初起寒热往来,有红晕兼有热也,宜服荆防败毒散;皮色不变者,服万灵丹。其余肿溃治法,俱同内、外二踝疽。若溃出清水,或投方不应,缠绵日久者,必成废疾,难治(图三一六)。

荆防败毒散见项部脑疽

万灵丹见肿疡门

湿毒流注附:瓜藤缠

湿毒流注腿胫生,顶如牛眼漫肿形,紫轻黑重脓水渍,寒湿暑热在腠凝。

【注】此证生于腿胫,流行不定,或发一二处,疮顶形似牛眼,根脚漫肿,轻则色紫,重则色黑,溃破脓水浸渍,好肉破烂,日久不敛。由暴风疾雨,寒湿暑火,侵在腠理,而肌肉为病也。初觉急服防风通圣散,加木瓜、牛膝、防己、苍术消之;若腿胫至晚发热者,宜服当归拈痛汤,加牛膝。外治初搽三妙散,肿痛全消,换搽轻粉散敛之即效。若绕胫而发,即名瓜藤缠,结核数枚,日久肿痛,腐烂水已,亦属湿热下注而成,治法同前(图三一七)。

轻粉散

轻粉一钱五分 黄丹 黄柏 密陀僧 高末茶 乳香各三钱 麝香五分

共研末,先用葱熬汤洗患处,再搽此药。

【方歌】轻粉黄丹柏陀僧,末茶乳麝共研成,湿毒流注臁疮证,化腐除湿又止疼。

防风通圣散见头部秃疮

当归拈痛汤见股部腿游风

三妙散见腹部脐痈

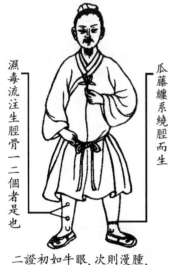

图三一七 湿毒流注图

二證初如牛眼,次則漫腫,色紫者輕,黑者重。左右同。

濕毒流注生脛骨一二個者是也

瓜藤纏系繞脛而生

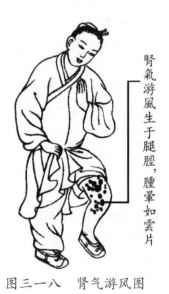

图三一八 肾气游风图

腎氣游風生于腿脛,腫暈如雲片

肾气游风

肾气游风腿肚生,红肿如云火烘疼,证由肾火蕴于内,膀胱气滞外受风。

【注】此证多生于肾虚之人。腿肚红肿,形如云片,游走不定,痛如火烘,由肾火内蕴,外受风邪,膀胱气滞而成也。初服紫苏流气饮,次服槟榔丸;外用豆腐研调黄柏末,贴敷之,甚效(图三一八)。

紫苏流气饮

紫苏　黄柏　木瓜　槟榔　香附　陈皮　川芎　厚朴姜炒

白芷　苍术米泔水浸,炒　乌药　荆芥　防风　甘草　独活　枳壳麸炒

等分,姜三片,枣一枚,水煎服。

【方歌】紫苏流气柏瓜榔,香附陈芎厚芷苍,乌药荆防甘独枳,肾气游风服最昌。

槟榔丸

槟榔　枳壳各二两,麸炒　木瓜一两五钱　木香一两　大黄四两

共研细末,炼蜜为丸,如梧桐子大。每服三十丸,空心白滚汤送下,黄酒送下亦可。

【方歌】槟榔枳壳木瓜研,木香大黄炼蜜丸,肾气游风红肿痛,空心水送自然痊。

臁　疮

臁疮当分内外廉,外廉易治内难痊。外属三阳湿热结,内属三阴虚热缠。法宜搜风除湿热,外贴三香夹纸饯。

【注】此证生在两胫内外廉骨,外廉属足三阳经湿热结聚,早治易于见效;内廉属三阴有湿,兼血分虚热而成,更兼廉骨皮肉浇薄,难得见效,极其绵缠。初发先痒后痛,红肿成片,破津紫水。新起宜贴三香膏;色紫贴夹纸膏;日久疮色紫黑,贴解毒紫金膏;又年久顽臁,疮皮乌黑下陷,臭秽不堪者,用蜈蚣饯法,去风毒、化瘀腐,盖贴黄蜡膏,渐效。初服黄芪丸,日久者服四生丸,下元虚冷者宜虎潜丸,常服甚效。但腿胫在至阴之下,生疮者当戒劳动、发物,其证可愈,否则难痊(图三一九)。

三香膏

轻粉　乳香　松香各等分

共为末,香油调稠,用夹纸一面,以针密刺细孔,将药夹搽纸内;先以葱汤洗净患处,将药纸有针孔一面,对疮贴之,三日一换。

【方歌】三香轻粉乳松香,研末油调纸内藏,葱汤洗患方贴药,初起臁疮用此良。

夹纸膏

黄丹炒　轻粉　儿茶　没药　雄黄　血竭　五倍子炒　银朱　枯矾各等分

共为末,量疮大小,剪油纸二张,夹药于内,纸周围用面糊粘住,纸上用针刺孔;先将疮口用葱、椒煎汤洗净拭干,然后贴上,以帛缚之,三日一洗,再换新药贴之。

【方歌】夹纸膏贴臁疮破,黄丹轻粉儿茶没,雄黄竭倍银朱矾,油纸夹贴腐可脱。

解毒紫金膏

明净松香　皂矾各一斤,煅赤

共研极细末,香油调稠;先用葱、艾、甘草煎汤洗净患处,再搽此药,油纸盖住,以软布扎紧,三日一换。此药又治杨梅结毒,腐烂作臭,脓水淋漓,用之甚效。

【方歌】解毒紫金臁疮烂,明净松香皂矾煅,二味研末香油调,葱艾草汤先洗患。

蜈蚣饯

蜈蚣　甘草　独活　白芷各一钱

桐油二两,将药煎滚;先以米泔水洗净臁疮,水和白面作圈,围在疮之四边,勿令泄气,将腿放平,以茶匙挑油,渐渐乘热加满,待油温取下。已后风毒自散,腐肉渐脱,其功甚速。

【方歌】蜈蚣饯治久臁疮,皮黑下陷臭难当,桐油煎草独活芷,白面圈疮油烫强。

黄蜡膏

血竭　赤石脂煅　龙骨各三钱,煅

共为细末,香油一两,入血余栗子大一团,炸枯去渣;再入黄蜡一两,白胶香三钱,熔化尽离火,下血竭等末,搅匀候冷,磁罐盛之。用时捏作薄片贴疮上,绢帛缚定,三日后,翻过贴之。

【方歌】黄蜡血余竭白胶,石脂龙骨入油调,蜈蚣钱后此膏盖,肌肉能生痛自消。

黄芪丸

黄芪　川乌头炮,去皮,弦　赤小豆　蒺藜炒,去刺　地龙去土,炒　川楝子盐水泡,去核　茴香炒　防风各一两　乌药五钱

右为细末,酒煮,面糊为丸,如梧桐子大。每服十五丸,空心温酒送下,盐汤亦可,妇人用醋煎滚,候温送下。

【方歌】黄芪丸治臁疮起,川乌赤豆共蒺藜,地龙川楝茴香炒,防风乌药酒糊宜。

四生丸

地龙去土,炒　白附子　僵蚕炒　草乌去皮、尖,炮　五灵脂各等分

右为细末,米糊为丸,如梧桐子大。每服三四十丸,食前茶、酒任下。

【方歌】四生臁疮久缠绵,骨节多疼举动难,地龙白附僵蚕炒,草乌灵脂米糊丸。

虎潜丸

败龟板四两,酥炙　知母　黄柏二味盐、酒炒　熟地各三两　牛膝酒蒸　白芍酒炒　陈皮各二两,盐水润　锁阳酒润　当归各一两五钱,酒洗　虎胫骨一两,酥炙

共研末,羯羊肉酒煮烂捣膏,和入药末内为丸,如梧桐子大。每服三钱,空心淡盐汤送下。冬月加干姜一两。

【方歌】虎潜丸疗筋骨痿,下元虚冷精血亏,龟板锁阳膝虎胫,知柏芍陈熟地归。

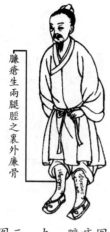

臁疮生两腿胫之裹外廉骨

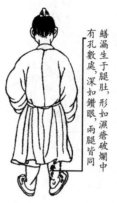

鳝漏生于腿肚,形如湿疮破烂中有孔数处,深如钻眼,两腿皆同

图三一九 臁疮图   图三二〇 鳝漏图

鳝 漏

鳝漏生在腿肚间,孔如钻眼津水绵,颇类湿疮湿热发,艾汤熏洗觉痒痊。

【注】此证由湿热而成。初起颇类湿疮,生于腿肚,痒痛相兼,破津黄水,绵绵不已,其孔深如钻眼,复受寒气侵入疮孔,以致口寒肌冷。法宜艾叶、老葱熬汤,每日先熏后洗。疮口发热觉痒时,即贴黄蜡膏,收敛而愈(图三二〇)。

黄蜡膏见臁疮

四弯风

四弯风生腿脚弯,每月一发最缠绵。形如风癣风邪袭,搔破成疮痒难堪。

【注】此证生在两腿弯、脚弯,每月一发,形如风癣,属风邪袭入腠理而成。其痒无度,搔破津水,形如湿癣。法宜大麦一升熬汤,先熏后洗;次搽三妙散,渗湿杀虫,其痒即止,缓缓取效(图三二一)。

三妙散见腹部脐痈

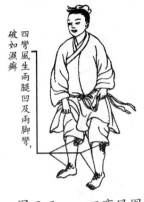

图三二一 四弯风图

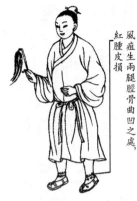

图三二二 风疽图

风 疽

风疽生胫曲凹中,痒搔皮损津汁浓,风邪留于血脉内,烦热昏冒肌肿痛。

【注】此证生胫骨及曲凹之处,痒搔皮损,津黄汁,极其粘浓。由风邪留于血脉相搏而成。因其根深,故有疽名。甚则身体烦热,昏冒,而肌肉透红,更增肿疼。宜服防风汤,外抹青竹大豆油,即效(图三二二)。

防风汤

防风 附子制 麻黄蜜炙 白芷 木通 柴胡 当归焙 桔梗 甘草炙 羌活各五分

共为粗末,水一钟半,煎八分,澄去滓,食后服,临睡再用一服。如欲出汗,俟空心,头煎落滓,并一服之;后食稀粥、生姜,食毕被覆卧取汗,避风。

【方歌】防风汤疗风热搏,留于血脉津汁破,附子麻黄芷木通,柴胡归桔甘羌活。

青竹大豆油

青竹筒截三尺长,径一寸半,筒内装黑豆一升,以谷糠、马粪二物烧火,当竹筒中炙之,以磁碗两头接取油汁。先以清米泔水和盐热洗患处,拭干,即涂豆油,不过三度极效。

【方歌】青竹筒截三尺长,径要寸半黑豆装,谷糠马粪烧炙筒,风疽搔痒油涂良。

足　部

足发背

足发背属胆胃经,七情六淫下注成,详别善恶分顺逆,细辨疽痈定死生。

【注】此证一名足跗发。凡足背虽行三阳,而偏在胆胃二经居多。证由七情内郁,或兼六淫外伤而成。经云:三背不宜生疮。惟足背多筋多骨,肉少皮薄,又在至阴之下,发疮疽者,升发迟慢,所以谓为险候也,宜别五善、七恶而分顺逆。发背者,大疮之通名也。须当细辨,或疽或痈,顺逆既分,则生死定焉。初宜服仙方活命饮,及隔蒜灸之,令疮速溃。余与肿疡、溃疡门治同(图三二三)。

仙方活命饮见肿疡门

隔蒜灸法见首卷灸法

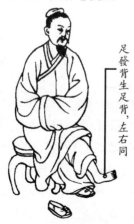

足發背生足背,左右同

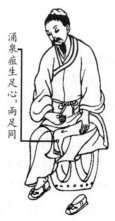

涌泉疽生足心,两足同

图三二三　足发背图　　　图三二四　涌泉疽图

涌泉疽

涌泉疽发在足心,肾虚湿滞多属阴,速破溃浅痛可治,黑陷为疽命难存。

【注】此证生在足心涌泉穴,一名足心发,又名穿窟天蚍,俗名病穿板,属足少阴,由肾经虚损,兼湿热下注而成。若十四日内即溃,脓浅为痛,犹可调治,初服仙方活命饮,外用神灯照法。虚甚脓生迟者,十全大补汤;溃后兼用桂附地黄丸服之。余治按痈疽肿疡、溃疡门。若黑陷不疼,二十一日之内不溃脓者为疽,属阴败之证难救(图三二四)。

仙方活命饮见肿疡门

神灯照法见首卷

十全大补汤见溃疡门

桂附地黄丸见面部颊疡

脱　疽

脱疽多生足指间,黄疱如粟黑烂延,肾竭血枯五败证,割切仍黑定归泉。

【注】此证多生足趾之间,手指生者间或有之。盖手足十指,乃脏腑枝干。未发疽之先,烦躁发热,颇类消渴,日久始发此患。初生如粟,黄疱一点,皮色紫暗,犹如煮熟红枣,黑气侵漫,腐烂延开,五趾相传,甚则攻于脚面,痛如汤泼火燃,其臭气虽异香难解。由膏粱药酒,及房术丹石热药,以致阳精煽惑,淫火猖狂,蕴蓄于脏腑,消烁阴液而成。斯时血死心败,皮死肺败,筋死肝败,肉死脾败,骨死肾败,此五败证,虽遇灵丹亦难获效。初起宜服解毒济生汤,外用大麦米煮饭,拌芙蓉叶、菊花叶各五钱,贴之止痛。消之不应者,必施割法,须患者情愿,将死生付于度外,遵古法毒在肉则割,毒在骨则切。然割切之法,须宜早施,乘其

未及延散时,用头发十余根,紧缠患趾本节尽处,绕扎十余转,毋令毒气攻延好肉,随用蟾酥饼放于初起黄疱顶上,加艾灸之,至肉枯疮死为度;次日病趾尽黑,方用利刀,寻至本节缝中,将患指徐顺取下。血流不止者,用如圣金刀散止之,余肿以离宫锭涂之。次日倘有黑气未尽,单用蟾酥饼研末撒之,用陀僧膏盖贴,黑气自退;患上生脓,兼贴生肌玉红膏及生肌等药,肌生护骨敛口,此为吉兆。内宜滋肾水、养气血、健脾、安神之剂,如阴阳二气丹、清神散、金液戊土丹俱可服之。若内、外始终无变证,十中可保三四;若割切之后,复生黑气过节,侵漫好肉,疼痛尤甚者,属逆。此证初起不痛者,宜雌雄霹雳火灸之,其余滋补、烫洗等法,俱按痈疽肿疡、溃疡门。

【按】诸书论脱疽单生于足大趾,而别趾生者,俱名敦疽,此非确论。然脱疽偏生于属阴经之趾者居多。屡经如此,后之学者,宜详审焉可也(图三二五)。

解毒济生汤

当归　远志去心　川芎　花粉　柴胡　黄芩　犀角镑　麦冬去心　知母　黄柏　茯神　金银花各一钱　红花　牛膝　甘草各五分,生

水二钟,煎八分,入童便一杯,食前服。如生手指间,去牛膝,加升麻。

【方歌】解毒济生归远芎,花粉柴芩犀麦冬,知柏茯银红膝草,脱疽初起烦热攻。

如圣金刀散

松香七两　生白矾　枯白矾各一两五钱

共研极细末,磁罐收贮,临用时,撒于患处。

【方歌】如圣金刀散刃伤,血流不止撒之良,白矾枯矾松香等,共研为末罐收藏。

阴阳二气丹

天门冬去心　麦门冬去心　元参汤泡去粗皮,以上三味各捣膏　五味子炒　人中白生　黄柏各一两　甘草生　泽泻　枯白矾　青黛各三钱　冰片一钱

各研细末,同天门冬等膏,加炼蜜少许,再捣千余下,软硬得中,丸如梧桐子大,朱砂为衣。每服六十丸,童便、人乳各一酒钟,空心送下,安睡一时。

【方歌】阴阳二气丹脱疽,肾水枯干燥热欺,天麦元参甘泻味,中白冰矾柏黛宜。

清神散

绿豆粉一两　牛黄三分　甘草节五钱　冰片五分　朱砂三钱

右共为极细末,每服一钱,淡竹叶、灯心煎汤调服。

【方歌】清神散治脱疽发,闷乱心烦调服佳,豆粉牛黄甘草节,研加冰片共朱砂。

金液戊土丹

茯神　胡黄连　乌梅肉　人中黄　五味子各一两　朱砂　雄黄　硝石　远志去心　石菖蒲各三钱　牛黄　冰片各一钱

各研细末,共和一处,再研千转。于端午、七夕或春、秋二分、冬、夏二至吉辰,在净室中,先将乌梅肉捣膏,和入药末内,加炼蜜少许,捣千余下,软硬得中,为丸,每丸重一钱,金铂为衣。每服一丸,人乳、童便各一酒钟,随病上下化服。修和之时,服药之际,忌妇人、僧尼、孝服、鸡犬等见之。此药用蜡封固收藏,不泄药味,愈久愈效。

【方歌】金液戊土茯牛黄,朱雄硝远片石菖,胡连梅肉中黄味,专治脱疽发背疮。

雌雄霹雳火

雌黄　雄黄　丁香各二钱　麝香一分

右为细末,用蕲艾茸二钱,将药末搓入艾内,作豌豆大丸,安患上灸之,毋论痒痛,以肉焦为度。如毒已经走散,就红晕尽处,排炷灸之,痛则至痒,痒则至痛,以疮红活为妙。

【方歌】霹雳火治阴疽方,脱疽不疼灸更强,雌黄丁麝雄黄末,蕲艾茸搓药末良。

蟾酥饼即蟾酥丸作饼。见疔疮门

离宫锭见肿疡门

陀僧膏 生肌玉红膏俱见溃疡门

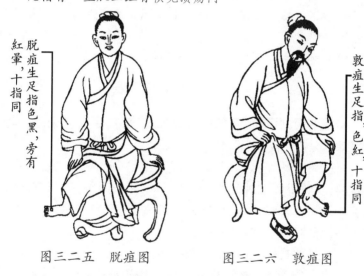

脱疽生足指色黑,旁有红晕,十指同

敦疽生足指,色红,十指同

图三二五 脱疽图   图三二六 敦疽图

敦　疽

敦疽多生足趾疼,肿色红活出血脓,血燥精竭无败色,膏粱房劳脾肾经。

【注】此证多生于足指,而手指亦间有生者。由膏粱太过则损脾,房劳太过则伤肾;脾既损则血生少,肾既伤则精必竭,更兼湿热壅盛而成。初起黄粟小疱,痛如汤泼火燃,其色红活,肿无黑晕,溃破有脓,腐无败色,此属血脉未死之候。然此证虽无败

色,亦由脏腑发出,未可视为小毒也。法宜急服滋阴救燥、补血理脾之药。初服解毒济生汤、六味地黄汤,溃服人参养荣汤、桂附地黄汤。外初宜蝌蚪拔毒散涂之,将溃贴蟾酥饼,兼贴巴膏,溃腐之后,换搽生肌玉红膏生肌敛口。初终禁用灸法。患者宜清心寡欲调理,庶免变证(图三二六)。

　　解毒济生汤见脱疽

　　六味地黄汤见面部雀斑

　　桂附地黄汤见面部颊疡

　　人参养荣汤　巴膏　生肌玉红膏俱见溃疡门

　　蝌蚪拔毒散见肿疡门

　　蟾酥饼即蟾酥丸作饼。见疔疮门

甲　疽

　　甲疽多因剔甲伤,甲长侵肉破成疮,努肉高突痛难忍,消瘀化努效非常。

　　【注】此证因割嵌指甲伤肉,或剔甲伤肉,或甲长侵肉,穿窄小靴鞋,以致甲旁焮肿破烂,时津黄水,努肉高突,疼痛难忍,不能着衣。原系好肉受伤,宜用盐汤烫洗,外敷华陀累效散,白膏药盖贴,努肉消尽即愈(图三二七)。

　　华陀累效散

　　乳香　硇砂各一钱　轻粉五分　橄榄核三枚,烧,存性　黄丹三分

　　共研细末,香油调敷。

　　【方歌】华陀累效敷嵌甲,黄丹轻粉乳硇砂,橄榄核烧同碾细,香油调浓患处搽。

　　白膏药见溃疡门

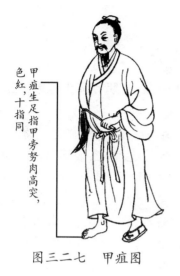

甲疽生足指甲旁努肉高突，色红，十指同

图三二七 甲疽图

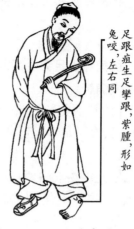

足跟疽生足挛跟，紫腫，形如兔咬，左右同

图三二八 足跟疽图

足跟疽

足跟疽生脚挛根，状如兔咬紫红焮，阳跷积热溃难敛，初宜隔蒜艾灸勤。

【注】此证生足跟，俗名脚挛根，由脏腑积热，汗出涉水，远行伤筋而成。初肿红紫疼痛，溃破脓水淋沥，状如兔咬。经云：兔啮状如赤豆，至骨急治，迟则害人。盖谓毒之深恶也。属足太阳膀胱经，穴名申脉，即阳跷脉发源之所，又系肾经所过之路。疮口久溃不合，阳跷脉气不能冲发，肾气由此漏泄，以致患者益虚。初起宜隔蒜片灸之，服仙方活命饮加肉桂、牛膝；溃后宜补中益气汤、人参养荣汤、桂附地黄丸随证滋补治之。余按痈疽溃疡门。海藏云：兔啮久不收敛，用盐汤洗之，白术研末撒之，两日一易，谨戒一切劳碌即效(图三二八)。

隔蒜灸法见首卷灸法

仙方活命饮见肿疡门

补中益气汤 人参养荣汤俱见溃疡门

桂附地黄丸见面部颏疡

厉痈　四淫

厉痈势小足旁生，四淫在足上下凝，三阴亏损为疽重，三阳湿热发痈轻。

【注】《灵枢》云：发于足上下，名曰四淫，其状大痈，急治之，百日死；发于足旁，名曰厉痈，其状不大，急治之，去其黑者，不消辄益，不治，百日死。此二证俱由足三阴经亏损，为疽者重；若兼足三阳经湿热下注，而成痈者轻。若红肿疼痛，溃破有脓，腐脱无黑气浸漫，属湿热偏盛，顺证易治；若微红微肿，溃出脓水，属阴气凝结，不能化脓，险证难治；若黑暗漫肿，痛不溃脓，烦热作渴，小水淋漓，为阴败，恶证属逆。四淫无边沿，厉痈类敦疽。初俱宜仙方活命饮，外宜隔蒜灸，以宣壅毒。将溃宜服人参养荣汤，兼六味地黄丸以滋补之。若色黯不痛，即用桑柴烘法，以行壅滞，助阳气，更宜十全大补汤兼桂附地黄丸，壮脾滋水治之，或可成功。若妄用苦寒克伐之药，多致不救。外治法同敦疽(图三二九、图三三〇)。

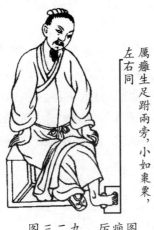

属癣生足跗两旁，小如枣栗，左右同

图三二九　厉痈图

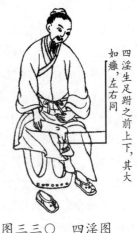

四淫生足跗之前上下，其大如癣，左右同

图三三〇　四淫图

仙方活命饮见肿疡门

隔蒜灸法见首卷灸法

人参养荣汤　十全大补汤俱见溃疡门

六味地黄丸见面部雀斑

桑柴烘法见首卷

桂附地黄丸见面部颊疡

臭田螺

臭田螺疮最缠绵,脚丫搔痒起白斑,搓破皮烂腥水臭,治宜清热渗湿痊。

【注】此证由胃经湿热下注而生。脚丫破烂,其患甚小,其痒搓之不能解,必搓至皮烂,津腥臭水觉疼时,其痒方止,次日仍痒,经年不愈,极其缠绵。法宜甘草薏苡仁煎汤洗之,嚼细茶叶涂之,干则黄连膏润之;破烂甚者,宜用鹅掌皮,煅存性,研末,香油调敷,甚效(图三三一)。

黄连膏见鼻部鼻疮

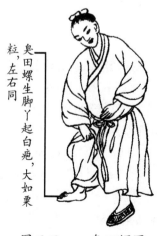

图三三一　臭田螺图

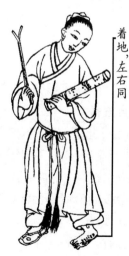

图三三二　牛程蹇图

牛程蹇

牛程蹇因奔走急,脚热着水寒风袭,气滞血凝起硬埂,法宜鸽粪滚汤渍。

【注】此证生于足跟,及足掌皮内,顽硬肿起,高埂色黄,疼痛不能行履。由脚热着冷水,或遇寒风袭于血脉,令气滞血凝而成。法宜用盆一个,内安新砖,砖上安鸽粪,粪上合罩篱,以脚踏罩篱上;次以滚水从旁冲入,蒸之、浸渍之,冷则易之。或用新砖烧红,韭菜汁泼之,将病足踏于其上烫之。早治或有消者,久则破裂,脓水津流。每日米泔水洗净,搽牛角散,四围顽皮浮起剪之,换搽生肌玉红膏、月白珍珠散,生肌敛口自愈(图三三二)。

牛角散

松香　轻粉　水龙骨即旧船底油石灰　牛角尖烧灰

共为末,牛骨髓调搽。

【方歌】牛角散治牛程蹇,久破脓水流不痊,松香轻粉水龙骨,牛角烧灰须用尖。

生肌玉红膏　月白珍珠散俱见溃疡门

土　栗

土栗生在足跟旁,肿若琉璃亮色黄,行路崎岖伤筋骨,急服仙方合五香。

【注】此证又名琉璃疽,生在足跟之旁,形如枣栗,亮而色黄,肿若琉璃,由行崎岖之路,劳伤筋骨血脉而成。急服五香汤及仙方活命饮,宣通壅滞;脓熟针之,脓少而多水者,以陀僧膏贴之。余按痈疽溃疡治法(图三三三)。

五香汤

乳香　藿香　丁香　沉香　青木香各三钱半

水二钟,煎八分,服之。

【方歌】五香汤善治土栗,行路劳伤血脉积,乳藿丁沉青木香,煎服舒壅功效极。

仙方活命饮见肿疡门

陀僧膏见溃疡门

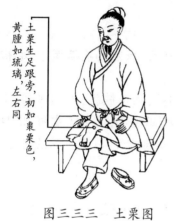

土栗生足跟旁,初如枣栗色,黄腥如琉璃,左右同

图三三三　土栗图

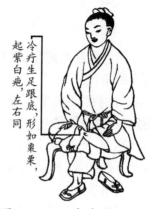

冷疔生足跟底,形如枣栗,起紫白疱,左右同

图三三四　冷疔图

冷　疔

冷疔湿寒足跟生,疼痛彻骨紫疱形,黑烂深孔流血水,气秽神灯照法灵。

【注】此证生在足跟,由湿寒凝结而成。形如枣栗,起紫白疱,疼痛彻骨,渐生黑气,腐烂孔深,时流血水。气秽经久不敛者,宜神灯照法照之,铁粉散敷之。初服内补十宣散,次按溃疡治同(图三三四)。

铁粉散

生铁粉即铁砂。如无,用黑铅四两,铁杓化开,倾水中冷定取出,再化再倾,以铅化尽为度。去水取末,三钱　黄丹飞　轻粉松香各一钱　麝香一分

各研细末,共和一处再研匀;将患处以葱汤洗去血水腐臭,香油调药搽于患上,油纸盖之,扎之。

【方歌】铁粉散医足冷疔,能蚀黑腐肌肉生,黄丹轻粉松香麝,香油调搽纸盖灵。

神灯照法见首卷

内补十宣散见胸部瘭疬痛

脚气疮

脚气疮在足膝生,湿热相搏风气乘,壮热肿痛津黄水,心神烦躁犀角灵。

【注】此证生于足膝,由湿热内搏,滞于肤腠,外为风乘,不得宣通,故令脚膝生疮,痒痛作肿,破津黄水,形类黄水疮,惟身体壮热,心神烦躁,经久难瘥。宜服犀角散,外以漏芦汤洗之,兼敷龙骨散甚效(图三三五)。

犀角散

犀角屑　天麻　黄芪　枳壳麸炒　白藓皮　黄芩　防风　羌活　白蒺藜各七钱五分　槟榔一两　乌梢蛇二两,酒浸　甘草五钱,炙

右研粗末,每服八钱,水一钟半,生姜五片,煎一钟,去渣,不拘时温服。

【方歌】犀角散医脚气疮,天麻芪枳白鲜榔,乌蛇芩草风羌活,蒺藜粗末引加姜。

漏芦汤

漏芦　甘草生　槐白皮　五加皮　白敛各一两五钱　白蒺藜四两

共为粗末,每用五两,水八碗,煎五碗,去渣,淋洗。

【方歌】漏芦汤甘槐白皮,五加白敛白蒺藜,脚气疮疼痒津水,熬汤洗患散湿急。

龙骨散

白龙骨研　轻粉各二钱五分　槟榔一钱,研　猬猪粪新瓦上

焙干,再入火中烧之存性,取出研末,五钱

共研匀,先以口含齑水或温盐汤,洗令疮净见肉;却用香油调药,随疮大小敷之。未愈再敷。

【方歌】龙骨散能去湿腐,脚气疮敷自然无,轻榔猪粪香油入,久远恶疮用亦除。

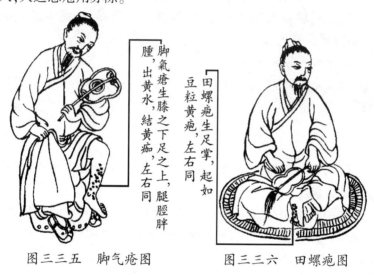

脚氣瘖瘡生膝之下足之上,腿脛胖腫,出黃水,結黃痂,左右同

田螺疱生足掌,起如豆粒黃疱,左右同

图三三五　脚气疮图　　　　图三三六　田螺疱图

田螺疱

田螺疱在足掌生,里湿外寒蒸郁成,豆粒黄疱闷胀硬,破津臭水肿烂疼。

【注】此证多生足掌,而手掌罕见。由脾经湿热下注,外寒闭塞,或因热体涉水,湿冷之气蒸郁而成。初生形如豆粒,黄疱闷胀,硬疼不能着地,连生数疱,皮厚难于自破,传度三五成片湿烂;甚则足跗俱肿,寒热往来。法宜苦参、菖蒲、野艾熬汤热洗,次用线针将疱挑破,放出臭水,加味太乙膏贴之。又将疱皮剪去,宜用石膏、轻粉等分研末撒之,仍以加味太乙膏盖贴,内服解毒泻脾汤。更有经年不愈者,系下部湿寒,以金匮肾气丸常服甚

效(图三三六)。

解毒泻脾汤

石膏煅　牛蒡子炒,研　防风　黄芩　苍术炒　甘草生
木通　山栀各一钱,生,研

水二钟,灯心二十根,煎八分,服之。

【方歌】解毒泻脾芩蒡子,风膏苍术草通栀,田螺疱起宜煎
服,清热疏风又去湿。

加味太乙膏见溃疡门

金匮肾气丸即桂附地黄丸加车前子、牛膝各一两。见面部
颊疡

肉　刺

肉刺证由缠脚生,或着窄鞋远路行,步履艰难疼痛甚,玉簪
根捣贴涂灵。

【注】此证生在脚指,形如鸡眼,故俗名鸡眼。根陷肉里,顶
起硬凸,疼痛步履不得。或因缠脚,或着窄鞋远行,皆可生之。
法宜贴加味太乙膏滋润之,或用紫玉簪花根,捣烂贴涂,以油纸
盖之。又地骨皮、红花等分研细,香油调敷俱效。

加味太乙膏见溃疡门

御纂医宗金鉴　卷七十二

发无定处上

疔　疮

五脏皆可发疔疮,现于形体细考详,若论阴阳分上下,欲知经脏辨何方。

疔名火焰发心经,往往生于唇指中,心作烦时神恍惚,痛兼麻痒疱黄红。

毒发肝经名紫燕,此患多于筋骨见,破流血水烂串筋,指青舌强神昏乱。

黄鼓由于脾发毒,多生口角与颧骨,疱黄光润红色缠,麻痒硬僵兼呕吐。

毒发肺经名白刃,白疱顶硬根突峻,易腐易陷多损腮,咳吐痰涎气急甚。

从来黑靥发肾经,黑斑紫疱硬如钉,为毒极甚疼牵骨,惊悸沉昏目露睛。

以上五疔应五脏,又有红丝疔一样,初如小疮渐发红,最忌红丝攻心上。

凡治疔证贵乎早,三阴三阳更宜晓,在下宜灸上宜针,速医即愈缓难保。

【注】此数证俱名曰疔。盖疔者,如丁钉之状,其形小,其根深,随处可生。由恣食厚味,或中蛇蛊之毒,或中疫死牛、马、猪、羊之毒,或受四时不正疫气,致生是证。夫疔疮者,乃火证也。迅速之病,有朝发夕死,随发随死,三、五日不死,一月半月亦必死,此系脏腑之乖逆,性情之激变,节候之寒温肃杀,且毒中有浅深也,若一时失治,立判存亡。有名为火焰疔者,多生于唇、口及

手掌指节间,初生一点红黄小疱,痛痒麻木;甚则寒热交作,烦躁舌强,言语疏忽,此属心经毒火而成也。有名为紫燕疔者,多生于手、足、腰、肋筋骨之间,初生便作紫疱,次日破流血水,三日后串筋烂骨,甚则目红甲青,邪视神昏、睡语惊惕,此属肝经毒火而成也。有名为黄鼓疔者,初生黄疱,光亮明润,四畔红色缠绕,多生口角、腮、颧、眼胞上下及太阳正面之处,发时便作麻痒,重则恶心呕吐,肢体木痛,寒热交作,烦渴干哕,此属脾经毒火而成也。有名为白刃疔者,初生白疱,顶硬根突,破流脂水,痒痛兼作,多生鼻孔、两手,易腐易陷,重则腮损咽焦,咳吐痰涎,鼻掀气急,此属肺经毒火而成也。有名为黑靥疔者,多生耳窍、牙缝、胸腹、腰肾偏僻之处,初生黑斑紫疱,毒串皮肤,渐攻肌肉,顽硬如丁,痛彻骨髓,重则手足青紫,惊悸沉困,软陷孔深,目睛透露,此属肾经毒火而成也。以上五疔,本于五脏而生。

又有红丝疔,发于手掌及骨节间,初起形似小疱,渐发红丝,上攻手膊,令人寒热往来,甚则恶心呕吐,治迟者,红丝攻心,常能坏人。又有暗疔,未发而腋下先坚肿无头,次肿阴囊睾丸,突兀如筋头,令人寒热拘急,燆热疼痛。又有内疔,先发寒热腹痛,数日间,忽然肿起一块如积者是也。又有羊毛疔,身发寒热,状类伤寒,但前心、后心有红点,又如疹形,视其斑点,色紫黑者为老,色淡红者为嫩。以上诸证,初起俱宜服蟾酥丸汗之;毒势不尽,憎寒壮热仍作者,宜服五味消毒饮汗之。如发热,口渴,便闭,脉沉实者,邪在里也,宜服黄连解毒汤加生大黄一钱五分,葱头五个清之。凡证轻者,宜服化疔内消散;若疔毒将欲走黄,急服疔毒复生汤;已走黄者,令人心烦昏愦,急用七星剑汤以救之。若手足冷,六脉暴绝者,系毒气闭塞,元气不能宣通,先宜蟾酥丸,随服木香流气饮行气,其脉自见。若疔毒误灸,烦躁谵语者,乃逼毒内攻也,宜服解毒大青汤。若溃后余毒未尽,五心烦热者,宜服人参清神汤。针后出脓之时,气虚惊悸者,宜服内托安神散。若攻利太过,以致发渴、六脉虚大者,宜服补中益气汤。若发汗之后,汗不止,热不退,疮不疼,便不利者,此属里虚,宜服八珍汤加黄芪、麦冬治之。凡疔溃后不宜补早,虽见真虚,只可平补,忌用温补之药(图三三七)。

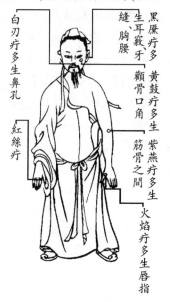

白刃疔多生鼻孔
红丝疔
黑靥疔多生耳窍牙
缝胸腰
黄鼓疔多生颠骨口角
紫燕疔多生筋骨之间
火焰疔多生唇指

图三三七　疔疮图

外治用药、针灸亦当循其次第。书云:疔疮先刺血,内毒宜汗泻,禁灸不禁针,怕绵不怕铁。初觉贵乎早治,十证十全;稍迟者,十全五六;失治者,十坏八九。初发项以上者,三阳受毒,必用铍针刺入疮心四五分,挑断疔根,令出恶血;随用立马回疔丹,或蟾酥条插入孔内,外以巴膏盖之。如项以下生者,三阴受毒,即当艾灸以杀其势,灸之不痛,亦须针刺出血,插蟾酥条,旁肿以离宫锭涂之。如旁肿顽硬,推之不动,用针乱刺顽硬之处,令多出恶血,否则必致走黄。挑法:先用针干将毒顶焦皮刮开,针入疔根,坚硬如针者为

顺;若针刺入绵软如瓜穰,而不知痛者为逆,百无一生。凡挑疔根,先出紫黑血,再挑刺至鲜血出,以知痛为止;随填拔疔散令满,以万应膏盖之,过三四时,拨去旧药,易以新药;若药干无水不痛者,此挑法未断疔根也,再深挑之,必以上药知痛,药入水流为率;三四日后,疮顶干燥,以琥珀膏贴之,令疔根托出,换九一丹撒之,黄连膏抹之,外盖白膏药生肌敛口。若初起失治,或房劳、梦遗损气,以致毒气内攻,走黄不住者,其疮必塌陷,急当随走黄处,按经找寻,有一芒刺直竖,即是疔苗,急当用铁针刺出恶血,即在刺处用艾壮灸三壮,以宣余毒。若身面漫肿,神昏闷乱,

干呕心烦作渴,遍身起疱抽搐者,俱为逆证。惟红丝疔于初起时,急用磁针于红丝尽处,砭断出血;寻至初起疮上挑破,即用蟾酥条插入,万应膏盖之,随服黄连解毒汤。

再暗、内二疔,不用挑法,先以蟾酥丸含化令尽,以冷水漱去毒涎,再用三丸嚼葱白三寸,裹药黄酒送下,盖卧出汗;少时无汗,再饮热酒催之;仍无汗,系毒热滞结,急用霹雳火法令汗出,毒热随之而解。次用双解贵金丸下之自效。若暗、内二疔初起,牙关紧急者,用蟾酥丸三五粒,葱头煎汤研化灌之;俟稍苏,治法如前。

至羊毛疔,先将紫黑斑点,用衣针挑出如羊毛状,前后心共挑数处,用黑豆、荞麦研粉涂之,即时汗出而愈。一法:用明雄黄末二钱,青布包扎,蘸热烧酒于前心擦之,自外圈入内,其毛即奔至后心,再于后心擦之,其羊毛俱拔出于布上,埋之,忌茶水一日。

再诸疔部位、形色,亦有急缓,生于头项、胸背者最急,生于手、足骨节之间者稍缓。一疔之外别生一小疮,名曰应候;四围赤肿而不散漫者,名曰护场;四旁多生小疮者,名曰满天星;有此者缓,无此者急。疔证初起,至四五日间,由白色而至青紫色,疔头溃脓,形似蜂窝,内无七恶等证者为顺;若初起似疔非疔,灰色顶陷,如鱼脐,如蚕斑,青紫黑疱,软陷无脓,内见七恶等证者逆。凡疔毒俱由火毒而生,忌服辛热之药,恐反助其邪也;忌敷寒凉之药,恐逼毒攻里也。再膏药不宜早贴,惟在将溃已溃时贴之,呼脓长肉,以避风寒。初溃时,忌用生肌药,恐毒未除,反增溃烂。生项以上者,属三阳经,不宜灸。若火日生疔,亦禁灸,犯之或为倒陷,或至走黄。俱忌椒、酒、鸡、鱼、海味、鹅肉、猪首、辛辣、生冷等物,气怒、房劳、诸香并孝服、经妇、僧道、鸡犬等项,犯之必致反复,慎之。

蟾酥丸

蟾酥二钱,酒化　轻粉　铜绿　枯矾　寒水石煅　胆矾　乳香　没药　麝香各一钱　朱砂三钱　雄黄二钱　蜗牛二十一个

　　以上各为末，称准，于端午日午时，在净室中先将蜗牛研烂，同蟾酥和研稠粘，方入各药，共捣极匀，丸如绿豆大。每服三丸，用葱白五寸，令患者嚼烂，吐于手心内，男用左手，女用右手，将药丸裹入葱泥内，用无灰热酒一茶钟送下；被盖约人行五六里路，病者出汗为度；甚者，再用一服。如外用之法，搓条作饼，随证用之。修合时，忌妇人、鸡、犬等见之。

　　【方歌】蟾酥丸治诸疗毒，初起恶疮皆可逐，外用化腐又消坚，内服驱毒发汗速。朱砂轻粉麝雄黄，铜绿枯矾寒水入，胆矾乳没共蜗牛，丸如绿豆葱酒服。

　　五味消毒饮

　　金银花三钱　野菊花　蒲公英　紫花地丁　紫背天葵子各一钱二分

　　水二钟，煎八分，加无灰酒半钟，再滚二三沸时，热服。渣，如法再煎服，被盖出汗为度。

　　【方歌】五味消毒疗诸疗，银花野菊蒲公英，紫花地丁天葵子，煎加酒服发汗灵。

　　化疗内消散

　　知母　贝母去心，研　穿山甲炙，研　蚤休　白及　乳香　天花粉　皂刺　金银花　当归　赤芍　甘草各一钱，生

　　酒、水各一钟，煎一钟，去渣，量病上、下服之。

　　【方歌】化疗内消知贝甲，蚤休及乳草天花，皂刺银花归芍酒，疗证毒轻服更嘉。

　　疗毒复生汤

　　金银花　栀子生，研　地骨皮　牛蒡子炒，研　连翘去心　木通　牡蛎煅　生军　皂刺　天花粉　没药　乳香各八分

　　酒、水各一钟，煎一钟，食远服。不能饮酒者，只用水煎，临服入酒一杯，和服亦效。脉实便秘者，加朴硝。

　　【方歌】疗毒复生欲走黄，头面肿浮毒内伤，银栀骨蒡翘通

蛎,军刺天花没乳香。

七星剑

苍耳头　野菊花　豨莶草　地丁香　半枝莲各三钱　蚤休二钱　麻黄一钱

用好酒一斤,煎至一碗,澄去渣热服,被盖出汗为度。

【方歌】七星剑呕热兼寒,疗毒走黄昏愦添,麻黄苍耳菊豨莶,地丁香蚤半枝莲。

木香流气饮

当归　白芍酒炒　川芎　紫苏　桔梗　枳实麸炒　乌药陈皮　半夏制　白茯苓　黄芪　防风　青皮各一钱　大腹皮槟榔　枳壳麸炒　泽泻　甘草节　木香各五分,末

生姜三片,红枣肉二枚,水煎服。下部加牛膝。

【方歌】木香流气宣气滞,归芍芎苏桔枳实,乌药二陈芪大腹,风槟青枳泻煎之。

解毒大青汤

大青叶　木通　麦门冬去心　人中黄　栀子生,研　桔梗元参　知母　升麻　淡竹叶　石膏各一钱,煅

水二钟,灯心二十根,煎八分,食远服。

大便秘加大黄,闷乱加烧人粪。

【方歌】解毒大青通麦门,中黄栀子桔元参,知升竹叶石膏煅,疗疮误灸毒内侵。

人参清神汤

人参　陈皮　白茯苓　地骨皮　麦门冬去心　当归　白术土炒　黄芪　远志各一钱,去心　柴胡　黄连　甘草各五分,炙

水二钟,粳米一撮,煎八分,食远服。

【方歌】人参清神疗毒溃,陈苓地骨麦冬归,术芪柴远黄连草,益气除烦热可推。

内托安神散

人参　麦门冬去心　茯神　黄芪　白术土炒　元参　陈皮各一钱　石菖蒲　甘草炙　酸枣仁炒,研　远志去心　五味子各五分,研

水二钟,煎八分,临服入朱砂末三分和匀,食远服。

【方歌】内托安神多惊悸,疗疮针后元气虚,参麦茯菖芪术草,元参枣远味陈皮。

立马回疗丹

轻粉　蟾酥酒化　白丁香　硇砂各一钱　乳香六分　雄黄　朱砂　麝香各三分　蜈蚣一条,炙　金顶砒五分,注末卷

共为细末,面糊搓如麦子大。凡遇疗疮,以针挑破,用一粒插入孔内,外以膏盖,追出脓血疗根为效。

【方歌】立马回疗轻蟾酥,白丁香乳麝雄朱,硇蜈金顶砒研末,疗疮用此根自除。

九一丹

石膏九钱,煅　黄灵药一钱

共研极细,撒于患处。

【方歌】九一丹医疗破后,根除用此把脓搜,煅石膏对黄灵药,清热生肌患自瘳。

霹雳火

鹅卵石烧红,安铁杓内,杓安桶内,以醋淬石,令患者将患处覆桶上,厚衣密盖,勿令泄气,热气微再添红石,加醋淬之,疮头及肿处,使热气熏蒸至汗出,其毒减半。

黄连解毒汤见耳部黑疗

补中益气汤　八珍汤　巴膏　万应膏　白膏药　黄灵药俱见溃疡门

离宫锭　双解贵金丸俱见肿疡门

拔疗散见牙齿部牙疗

琥珀膏见头部发际疮

黄连膏见鼻部鼻疮

流 注

流注原有证数般,湿痰瘀风汗后寒。发无定处连肿漫,溃近骨节治难痊。此证本由脾胃弱,留结肌肉骨筋间。

【注】此证名虽无殊,其原各异。盖人之血气,每日周身流行,自无停息,或因湿痰,或因瘀血,或因风湿,或因伤寒汗后余毒,或因欲后受寒,稽留于肌肉之中,致令气血不行,故名流注。

诸家书云:流者流行,注者住也,发无定处,随在可生。初发漫肿无头,皮色不变,凝结日久,微热渐痛,透红一点,方是脓熟,即宜用针开破。若湿痰化成者,脓色粘白;瘀血化成者,脓色金黄;粘水风湿化成者,脓色稀白如豆汁;汗后余邪化成者,脓色或黄、或黑,稀脓臭秽;以上四证,发在肉厚处可愈,发在骨节及骨空处难痊。淫欲受寒化成者,脓色稀白而腥,其水中有猪脂水油之状,此为败浆脓也。诸书虽有治法,终成败证。初起湿痰所中者,木香流气饮导之;产后瘀血所中者,通经导滞汤通

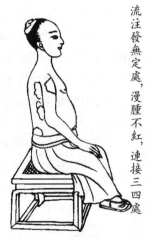

流注发无定处,漫肿不红,连接三四处

图三三八　流注图

活之;跌扑伤损瘀血所中者,宜散瘀葛根汤逐之;风湿所中者,万灵丹、五积散加附子温散之;汗后余邪发肿者,人参败毒散散之;房欲后外寒侵袭者,初宜服五积散加附子,次服附子八物汤温之;又有室女、孀妇,郁怒伤肝,思虑伤脾而成者,宜服归脾汤加香附青皮散之。此皆流注初起将成之法,一服至三四服皆可。外俱用乌龙膏或冲和膏敷贴,皮肉不热者,雷火神针针之,轻者

即消,重者其势必溃;将溃时俱宜服托里透脓汤;已溃俱服人参养荣汤;久溃脓水清稀,饮食减少,不能生肌收敛者,俱宜服调中大成汤;久溃脓水清稀,精神怯少,渐成漏证者,俱宜服先天大造丸。溃后其余治法,俱按痈疽溃疡门参考(图三三八)。

通经导滞汤

当归　熟地　赤芍　川芎　枳壳麸炒　紫苏　香附　陈皮　丹皮　红花　牛膝各一钱　独活　甘草各五分,节

水二钟,煎八分,入酒一杯,食前服。

【方歌】通经导滞产后疾,败血流瘀肿痛积,四物枳苏香附陈,丹皮独草红花膝。

散瘀葛根汤

葛根　川芎　半夏制　桔梗　防风　羌活　升麻各八分　细辛　甘草生　香附　红花　苏叶　白芷各六分

水二钟,葱三根,姜三片,煎八分,不拘时服。

【方歌】散瘀葛根瘀血凝,皆因跌扑流注成,芎半桔风羌细草,香附红花苏芷升。

附子八物汤

附子制　人参　白术土炒　白茯苓　当归　熟地　川芎　白芍各一钱,酒炒　木香　肉桂　甘草各五分,炙

水二钟,姜三片,红枣肉一枚,煎八分,食远服。

【方歌】附子八物医流注,房欲伤阴外寒入,木香肉桂八珍汤,姜枣水煎食远服。

调中大成汤

人参二钱　白术土炒　白茯苓　黄芪　山药炒　丹皮　当归身　白芍酒炒　陈皮各一钱　肉桂　附子各八分,制　远志去心　藿香　缩砂仁　甘草各五分,炙

水二钟,煨姜三片,红枣肉二枚,煎八分,食远服。

【方歌】调中大成四君芪,山药丹皮归芍宜,远藿缩砂陈桂

附,能医流注溃脓稀。

　　木香流气饮见疔疮门

　　万灵丹　乌龙膏　冲和膏俱见肿疡门

　　五积散见内痈部肾痈

　　人参败毒散即荆防败毒散减去荆防,见项部脑疽

　　归脾汤见乳部乳中结核

　　雷火神针见股部附骨疽

　　托里透脓汤见头部侵脑疽

　　人参养荣汤见溃疡门

　　先天大造丸见臀部鹳口疽

瘿　瘤

　　五瘿属阳六瘤阴,瘿别血气肉石筋,瘤气血肉脂筋骨,惟脂开溃不伤身。瘿蒂细小红不紧,瘤根漫大亮白新,证由内外岚水气,疗治须当戒怒嗔。

　　【注】瘿瘤二证,发于皮肤血肉筋骨之处。瘿者,如缨络之状;瘤者,随气留住,故有是名也。多外因六邪,荣卫气血凝郁;内因七情,忧恚怒气,湿痰瘀滞,山岚水气而成,皆不痛痒。瘿证属阳,色红而高突,皮宽不急,蒂小而下垂;瘤证属阴,色白而漫肿,皮嫩而光亮,顶小而根大。瘿有五种:肉色不变者,为肉瘿;其筋脉现露者,名为筋瘿;若赤脉交络者,名血瘿;随喜怒消长者,名气瘿;坚硬推之不移者,名石瘿。五瘿皆不可破,破则脓血崩溃,多致伤生。瘤有六种:坚硬紫色,累累青筋,盘曲若蚯蚓状者,名筋瘤,又名石瘤;微紫微红,软硬间杂,皮肤中隐隐若红丝纠缠,时时牵痛,误有触破,而血流不止者,名血瘤;或软如绵,或硬如馒,皮色如常,不紧不宽,始终只似覆肝,名肉瘤;软而不坚,皮色如常,随喜怒消长,无寒无热者,名气瘤;日久化脓流出,又名脓瘤也;形色紫黑,坚硬如石,疙瘩叠起,推之不移,昂昂坚贴

于骨者，名骨瘤；软而不硬，皮色淡红者，名脂瘤，即粉瘤也，六瘤之形色如此。

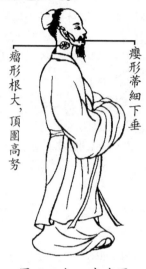

瘤形根大，顶圈高努

瘤形蒂细下垂

图三三九　瘿瘤图

凡瘿多生于肩项两颐，瘤则随处有之。夫肝统筋，怒气动肝，则火盛血燥，致生筋瘿、筋瘤，宜清肝解郁，养血舒筋，清肝芦荟丸主之。心主血，暴戾太甚，则火旺逼血沸腾，复被外邪所搏，致生血瘿、血瘤，宜养血、凉血、抑火、滋阴、安敛心神、调和血脉，芩连二母丸主之。脾主肌肉，郁结伤脾，肌肉浇薄，土气不行，逆于肉里，致生肉瘿、肉瘤，宜理脾宽中、疏通戊土、开郁行痰、调理饮食，加味归脾丸主之。肺主气，劳伤元气，腠里不密，外寒搏之，致生气瘿、气瘤，宜清肺气、调经脉、理劳伤、和荣卫，通气散坚丸主之。肾主骨，恣欲伤肾，肾火郁遏，骨无荣养，致生石瘿、骨瘤。石瘿海藻玉壶汤主之，骨瘤尤宜补肾散坚、行瘀利窍，调元肾气丸主之。瘿瘤诸证，用药缓缓消磨，自然缩小；若久而脓血崩溃，渗漏不已者，皆为逆证，不可轻用刀针决破，以致出血不止，立见危殆。惟粉瘤可破，其色粉红，多生耳项前后，亦有生于下体者，全系痰凝气结而成，治宜铍针破去脂粉，以白降丹捻子插入，数次将内膜化净，用生肌玉红膏贴之自愈（图三三九）。

又有一种黑砂瘤，多生臀腿，肿突大小不一，以手摄起，内有黑色即是，亦用针刺出黑砂有声，软硬不一。又有发瘤，多生耳后发下寸许，软小高突，按之不痛，亦用针刺之，粉发齐出。又有虱瘤，发后其痒彻骨，开破出虱无数，内有极大一虱出，其虱方尽。黑砂、发、虱三瘤，外治皆同粉瘤之法，其口方收。又有虫瘤,每生胁下,治法当按痈疽肿疡、溃疡门。但本忧思化成,每难获效。诸证形状各异,皆五脏湿热邪火浊瘀,各有所感而成,总非正气之所化也。

清肝芦荟丸

当归　生地酒浸,捣膏　白芍酒炒　川芎各二两　黄连　青皮　海粉　牙皂　甘草节　昆布酒洗　芦荟各五钱

右为细末,神曲糊丸,如梧桐子大。每服八十丸,白滚水量病上下,食前后服之。

【方歌】清肝芦荟怒伤肝,筋结瘿瘤血燥原,四物黄连青海粉,牙皂甘昆曲糊丸。

芩连二母丸

黄芩　黄连　知母　贝母去心　当归　白芍酒炒　羚羊角镑　生地　熟地　蒲黄　地骨皮　川芎各一两　甘草生,五钱

右为末,侧柏叶煎汤,打寒食面糊为丸,如梧桐子大。每服七十丸,灯心煎汤送下。

【方歌】芩连二母血瘤瘿,血沸寒凝微紫红,归芍羚羊生熟地,蒲黄地骨草川芎。

加味归脾丸

香附　人参　酸枣仁炒　远志去心　当归　黄芪　乌药　陈皮　茯神　白术土炒　贝母各一两,去心　木香　甘草各三钱,炙

右为细末,合欢树根皮四两煎汤,煮老米糊为丸,如梧桐子大。每服六十丸,食远,白滚水送下。

【方歌】加味归脾香附参,枣远归芪乌药陈,茯神术草木香贝,消瘿除瘤脾郁伸。

通气散坚丸

人参　桔梗　川芎　当归　花粉　黄芩酒炒　枳实麸炒　陈皮　半夏制　白茯苓　胆星　贝母去心　海藻洗　香附　石

菖蒲　甘草各一两,生

　　右为细末,荷叶煎汤为丸,如豌豆大。每服一钱,食远,灯心、生姜煎汤送下。

　　【方歌】通气散坚气瘿瘤,参桔芎归花粉投,芩枳二陈星贝藻,香附石菖患渐瘳。

　　海藻玉壶汤

　　海藻洗　陈皮　贝母去心　连翘去心　昆布　半夏制　青皮　独活　川芎　当归　甘草各一钱,节　海带五分,洗

　　水二钟,煎八分,量病上、下,食前后服之。

　　【方歌】海藻玉壶汤石瘿,陈贝连翘昆半青,独活芎归甘海带,化硬消坚最有灵。

　　调元肾气丸

　　生地四两,酒煮,捣膏　山萸肉　山药炒　丹皮　白茯苓各二两　泽泻　麦冬去心,捣膏　人参　当归身　龙骨煅　地骨皮各一两　知母童便炒　黄柏各五钱,盐水炒　缩砂仁炒　木香各三钱

　　共研细末,鹿角胶四两,老酒化稠,加蜂蜜四两同煎,滴水成珠,和药为丸,如梧桐子大。每服八十丸,空心温酒送下。忌萝卜、火酒、房事。

　　【方歌】调元肾气缩砂仁,六味地黄知麦参,归柏木香龙地骨,骨瘤服此又滋阴。

　　白降丹　生肌玉龙膏俱见溃疡门

多骨疽

　　多骨疽由肾虚源,疮久肿溃复受寒。落草患此胎元结,名为骨胀治一般。

　　【注】此证一名剩骨,一名朽骨。无论老少,皆有生者,多在腮腭、牙床、眼胞、颏下、手足、腿膊等处。有因肾虚之人,生疮久

溃,肿硬不退,口不收敛,外被寒邪袭入,与脓毒凝结,借人之气
血化成多骨者;又有初生落草,身肉之中,按之有如脆骨,由胎元
受之精血交错而致,迨其人长大后,必于脆骨所生之处,突然发
肿生疽,及溃破后,多骨脱出,其口方收。有多骨出之不休者,名
曰骨胀,难愈。以上二因,治法皆同,俱宜隔附子饼艾灸,以宣寒
凝,令骨速脱。盖骨属肾,遇寒则凝,故从热治也。若朽骨内含,
或出臭脓,或出涎泡,宜撒黄灵药,陀僧膏盖贴,令朽骨出尽,其
口始易敛也。肾虚微寒者,服六味地黄丸;虚而寒甚者,桂附地
黄丸常服可愈。由胎元结成者,禀赋身虚,不可强取多骨,候自
破则取之(图三四〇)。

附子饼灸法见首卷灸法

黄灵药　陀僧膏俱见溃疡门

六味地黄丸见面部雀斑

桂附地黄丸见面部颊疡

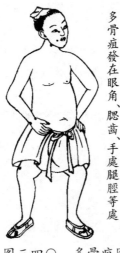

多骨疽發在眼角、腮齒、手處腿脛等處

图三四〇　多骨疽图

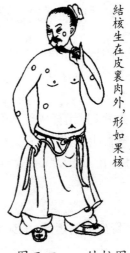

結核生在皮裏肉外,形如果核

图三四一　结核图

结　核

结核即同果核形,皮里膜外结凝成,或由风火气郁致,或因怒火湿痰生。

【注】此证生于皮里膜外,结如果核,坚而不痛,由风火气郁,结聚而生。初发令人寒热往来,有表证者,荆防败毒散解之;表既解,即服连翘消毒饮。若湿痰气郁凝结者,宜行气化痰,以五香流气饮、千金指迷丸辛凉之药治之,其核自消;若误投苦寒之剂,必至溃破。或服之而反甚者,其势将溃,不可强消,以耗其气,宜用透脓散。溃而不愈者,属气虚,宜用补中益气汤平补之。外治按痈疽肿疡、溃疡门(图三四一)。

千金指迷丸

半夏四两,制　白茯苓　枳壳各三两,麸炒　风化硝三钱

共研为末,河水煮糊为丸,如梧桐子大。每服二钱,白滚水送下。

【方歌】千金指迷丸半夏,茯苓枳壳硝同研,河水煮糊作成丸,消坚去核结痰化。

荆防败毒散见项部脑疽

连翘消毒饮见背部酒毒发

五香流气饮见胫部黄鳅痈

透脓散见肿疡门

补中益气汤见溃疡门

痝　发

痝发皆由外感生,伸缩动处每成形,漫肿无头寒热作,四肢沉重渴烦增。

【注】此证体虚之人,感受天地不正之厉气而生,非由内作也。多生于手、足掌心,或腰、腿、臀下伸缩动处,疼如痛风,而兼

漫肿无头,其色淡红,憎寒发热,四肢沉重。烦渴初起,宜服万灵丹发汗解表;肿仍不消,必欲作脓者,宜托里消毒散,兼琥珀蜡矾丸间服;已溃者,按痈疽溃疡门治法(图三四二)。

　　万灵丹　托里消毒散　琥珀蜡矾丸俱见肿疡门

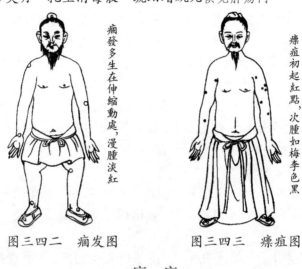

图三四二　痼发图　　　　图三四三　瘰疽图

痼發多生在伸縮動處,漫腫淡紅

瘰疽初起紅點,次腫如梅李色黑

瘰　疽

　　瘰疽本由烟瘴起,小如粟豆大梅李,初发红点次变黑,腐烂筋骨疼无已。

　　【注】此证一名蛇瘴,川、广烟瘴地面有之。初起红点,次变黑色,其形小者如粟豆,大者如梅李,随处可生,疼痛应心不止,腐烂筋骨,溃破脓如豆汁,今日拭净,次日脓汁复满,愈而复发。初起宜贴蟾酥饼,寒热交作,宜服黍米寸金丹,或夺命丹亦可。红肿游走不定者,离宫锭涂之,兼神灯照熏照之。破后脾虚,食少作呕者,补中益气汤加黄连、麦冬;补而不应,或出稀水秽汁者逆(图三四三)。

　　蟾酥饼见疔疮

　　黍米寸金丹　离宫锭俱见肿疡门

夺命丹见背部阴阳二气疽

补中益气汤见溃疡门

神灯照法见首卷

乌白癫

乌白癫由中恶风，犯触忌害亦能成，麻痒彻骨刺不痛，除风养血即收功。

【注】此二证，俱由恶风侵袭皮肤血分之间，火郁耗血，及犯触忌害而成。有乌、白二种：乌者初觉皮毛变黑，发若瘾疹，痒若虫行，手足顽麻，针刺不痛，目视物若垂丝，心常惊而妄语，凡饮食言语之时，开口出气而鸣，宜服猬皮丸，外擦大黑神膏；白癫皮色渐变白斑，语声嘶嗄，目视不明，四肢顽疼，身体大热，心常懊恼，手脚缓纵，背脊拘急，肉如针刺，鼻生息肉，瞳生白沫，宜服白花蛇散，外擦斑蝥膏。二证俱常饮苦参酒。白癫便秘者，先宜服醉仙散，次服通天再造散，利下恶物即效（图三四四）。

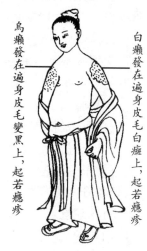

乌癫發在遍身皮毛變黑上，起若瘾疹

白癫發在遍身皮毛白瘢上，起若瘾疹

图三四四　乌白癫图

猬皮丸

猬皮烧，存性　蚺蛇头烧，存性　魁蛤各一枚　红娘子去头、足、翅　蛴螬焙干　虻虫去头、足、翅　水蛭糯米炒熟　蜘蛛焙　斑蝥各三个，去头、足、翅　桂心　大黄　黄连　龙骨煅研　麝香研　汞即水银　川椒各五钱，炒　芒硝　石膏各一两，煅　穿山甲三片，炙　枯白矾　滑石研、水飞　甘遂各二钱五分，与胡麻同炒，以胡麻熟为度，去麻用甘遂　蜈蚣一条半，炙　附子二枚，泡，

去皮、脐　巴豆去皮、膜、心、油　雷丸各五十粒

右为细末,炼蜜为丸,如小豆大。每服一丸,滚白水送下,空心临卧各一服。如未觉,每服加一丸;如茎中痛,即有虫下,细观形状皆死矣。痛多减一丸,痛少服二丸,以瘥为度。此药乃攻毒取虫之峻剂,非灼知脏腑有虫毒及精神可胜攻下者,不可轻服。

【方歌】猬皮肤黑成乌癞,心惊视物若垂毫,痒似虫行手足痹,红娘魁蛤汞矾蟾,蚓桂硝黄虻蛭甲,黄连龙骨麝蜘膏,川椒滑附蜈巴豆,雷丸甘遂共斑蝥。

大黑神膏

头发鸡子大一团　川芎　黄连　黄柏　防己去皮　川乌升麻　藜芦各五钱　巴豆　杏仁各十四粒

用猪脂油二斤,将药炸至头发化尽为度,捞去渣;再用雌黄、雄黄、白矾、铅粉各五钱,松脂一块如鸡子大,同研末,入油内搅匀。先以热盐汤洗净患处,次擦药,日三次,勿令入口。

【方歌】大黑神膏乌癞涂,发芎连柏己川乌,雌雄巴豆矾松脂,铅粉升麻杏藜芦。

白花蛇散

白花蛇酒浸,炙　槐子　天麻　枳壳麸炒　蔓荆子　防风羌活　威灵仙　白鲜皮　晚蚕蛾各一两,去头、足、翅　甘草五钱,炙

共研细末,每服二钱,温酒调下。不拘时,日用二服。

【方歌】白花蛇散体多热,刺痛声嘶白癞疴,槐子天麻鲜枳蔓,风羌威草晚蚕蛾。

斑蝥膏

斑蝥十四枚　大蝮蛇一条,头尾全者,晒干

黄酒七碗,同药入瓶内,用糠火煨酒至一碗,滤去渣收贮。每用薄薄涂于患上。

【方歌】斑蝥膏搽白癞风,蝮蛇黄酒入瓶中,糠火煨酒取涂

患,以毒攻恶癞自平。

苦参酒

苦参五斤　露蜂房五两　刺猬皮一具,酥炙

共研粗末,用水三斗,煎汤至一斗,去渣,浸细曲五斤、炊黍米三斗,拌如常酝法,酒熟,压去糟,每于食前,温饮一小盏。

【方歌】苦参酒治乌白癞,露蜂房与刺猬皮,煎汤浸曲炊黍米,酿酒饮之恶疾离。

醉仙散　通天再造散俱见大麻风

御纂医宗金鉴　卷七十三

发无定处中

大麻风

麻风总属毒疠成,其因有三五损风,五死证见真恶候,初病能守或可生。

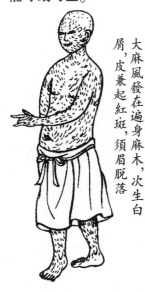

大麻風發在遍身麻木,次生白屑,皮兼起紅斑,須眉脫落

图三四五　大麻风图

【注】此证古名疠风,疠风者有毒之风也。经云:脉风成为疠。又云:疠者有营气热腐,其气不清。故使其鼻柱坏而色败,皮肤疡溃,毒风客于脉而不去,名曰疠风,今人呼为大麻风。一因风土所生,中国少有此证,惟烟瘴地面多有之;一因传染,或遇生麻风之人,或父母、夫妻、家人递相传染,或在外不谨,或粪坑、房室、床铺、衣被不洁;一因自不调摄,洗浴乘凉,希图快意,或露卧当风,睡眠湿地,毒风袭入血脉。其因名虽有三,总属天地疠气,感受不觉,未经发泄,积久而发。遍身麻木,次起白屑红斑,蔓延如癣,形若蛇皮,脱落成片。始发之时,自上而下者顺,自下而上者逆;渐来可治,顿发难医。风毒入里,化生为虫,虫蚀五脏,则形有五损:肺受病,先落眉毛;肝受病,面起紫疱;肾受病,脚底先穿;脾受病,遍身如癣;心受病,先损其目,此为险证。又有五死:证如麻木不仁者,为皮死;割切不痛者,为肉死;溃烂无脓者,为血死;手足脱落者,为筋死;鼻梁崩塌,眼弦断裂,唇翻声哑者,

为骨死。若五死见一,即为败恶不治之候也。此证初觉,即服万灵丹汗之,次宜神应消风散、追风散、磨风丸,次第服之。牙龈出血,用黄连、贯众等分煎汤漱之。外搽类聚祛风散,兼用地骨皮、荆芥、苦参、细辛各二两,河水煎汤,浸浴熏洗。若遇损败之证,在上部则服醉仙散,在下部则服通天再造散;若鼻梁塌坏,用换肌散服之。患者稍露虚象,即以补气泻荣汤服之,兼用何首乌酒饮之。若能清心寡欲,戒口早治,或有可生;若口味不能清淡,色欲不能断绝,即愈后仍不免再发,终于不救(图三四五)。

神应消风散

全蝎　白芷　人参各一两

右研细末,每用二钱,勿食晚饭,次日空心温酒调服,觉身微躁为效。

【方歌】神应消风散疠风,身麻白屑起斑红,蝎芷人参各一两,空心酒服麻木平。

追风散

锦纹大黄六两　川郁金一两八钱,炒　皂角刺一两五钱

共研细末,每用五钱,加大风子油一钱五分,朴硝一钱,五更空心温酒调服,直待辰时,又如前调药,加熟蜜少许服之,以蜜解口。切不可卧,良久痛泻数次不妨,以稀粥补之。如第一日服消风散,第二日即服此药,第三日服磨风丸,周而复始,又如此服之。瘦弱者,十日内追风散只用一服,老弱者勿服。

【方歌】追风散用川郁金,皂刺大黄研末匀,初服消风次用此,风油硝酒调服神。

磨风丸

豨莶草　牛蒡子炒　麻黄　苍耳草　细辛　川芎　当归荆芥　蔓荆子　防风　车前子　威灵仙　天麻　何首乌　羌活独活各一两

共为细末,酒打面糊为丸,如梧桐子大。每服六七十丸,温

酒送下,日用二服。

【方歌】磨风丸荟莶麻黄,苍细芎归荆蔓防,车威天麻何羌独,追风服后用此方。

类聚祛风散

硫黄　寒水石　枯白矾　贯众各二两　蛇床子一两　朴硝五钱

共研细末,腊月猪脂捣烂调敷。

【方歌】类聚祛风散硫黄,寒水枯矾硝蛇床,贯众细研猪脂捣,专搽遍体疠风疮。

醉仙散

牛蒡子炒　胡麻　枸杞子　蔓荆子各一两　苦参　白蒺藜　防风　花粉各五钱

共研细末,每服一钱,加轻粉一分二厘,研匀,茶清调服,晨、午、晚各一服。五七日后,先于牙缝内出臭黄涎,浑身疼闷如醉,然后利下脓血、恶物、臭气,病根乃去矣!

【方歌】醉仙上部疠风重,牛蒡胡麻枸蔓荆,苦参蒺藜防花粉,服加轻粉用茶清。

通天再造散

大黄一两,煨　皂角刺一两五钱　郁金五钱　白牵牛六钱,头末,半生、半炒

共研细末,每服二钱或三钱,早晨面东,醇酒调下,当日利下恶物或脓或虫,为效。

【方歌】通天再造治疠风,败证先从下部攻,郁金大黄牵牛刺,晨服酒调面向东。

换肌散

乌梢蛇　白花蛇　蚯蚓各一两,去土　细辛　木鳖子　白芷　天麻连茎者　赤芍　蔓荆子　当归　威灵仙　荆芥穗　甘菊花　不灰木　紫参　苦参　沙参　何首乌　石菖蒲　木贼

天门冬去心　川芎　白蒺藜　甘草炙　胡麻仁　苍术米泔水浸,炒　草乌各三钱五分,汤泡去皮

共研细末,每服五钱,温酒调下,酒多更妙。紫参、不灰木虽无亦可。

【方歌】换肌散治大风疮,毒攻眉脱坏鼻梁,乌梢白花蛇蚓细,鳖芷天麻芎蔓当,威灵荆菊不灰木,紫苦沙参何首菖,木贼天冬芎蒺草,胡麻苍术草乌强。

补气泻荣汤

连翘去心　升麻各六分　桔梗五分　黄芩　生地各四分黄连　蚯蚓酒炒,去土　当归　黄芪　苏木　全蝎各三分　人参　白豆蔻各二分　甘草一分,生

水二钟,酒一钟,煎至一钟,去渣;又用胡桐泪一分,水蛭、虻虫各三个炒,麝香五厘,桃仁三个研泥,共为细末,入药汤内,煎至七分,饭后服之。

【方歌】补气泻荣疬虚宜,芩连参桔蚓归芪,苏地升蝎翘蔻草,桐泪蛭虻麝桃泥。

何首乌酒

何首乌四两　当归身　当归尾　穿山甲炙　生地黄　熟地黄　蛤蟆各一两　侧柏叶　松针　五加皮　川乌汤泡,去皮草马各四钱,汤泡,去皮

将药入夏布袋内,扎口;用黄酒二十斤,同药袋入罈内封固,重汤煮三炷香,埋窖七日。开罈口取酒,时时饮之,令醺醺然,作汗,避风。

【方歌】何首乌酒大风疾,归甲松针生熟地,侧蟆五加川草乌,酒煮滋荣毒自息。

万灵丹见肿疡门

杨梅疮

杨梅疮生有二般,精化气化是其源。精化淫欲气传染,气宜发汗精下痊。

【注】此证一名广疮,因其毒出自岭南;一名时疮,以时气乖变,邪气凑袭之故;一名棉花疮,因其缠绵不已也;一名翻花杨梅,因窠粒破烂,肉反突于外,如黄蜡色;一名天泡疮,因其夹湿而生白疱也。有形如赤豆嵌于肉内,坚硬如铁,名杨梅痘;有形如风疹作痒,名杨梅疹;先起红晕,后发斑点者,名杨梅斑;色红作痒,其圈大小不一,二三相套,因食秽毒之物入大肠而发,名杨梅圈。其名形虽异,总不出气化、精化二因。但气化传染者轻,精化欲染者重。气化者,或遇生此疮之人,

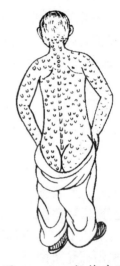

图三四六　杨梅疮图

鼻闻其气,或误食不洁之物,或登圊受梅毒不洁之气,脾、肺受毒,故先从上部见之,皮肤作痒,筋骨微疼,其形小而且干也。精化者,由交媾不洁,精泄时,毒气乘肝、肾之虚而入于里,此为欲染,先从下部见之,筋骨多痛、或小水涩淋、疮形大而且坚。气化者毒在表,未经入里,稍有萌动,宜急服透骨搜风散;元气实者,杨梅一剂散汗之。精化者毒在里,深伏骨髓,未透肌肤,宜服九龙丹,通利大、小二便,以泻骨中之毒,甚者二服,降下毒物,以土深压之。行泻之后,体实者,升麻解毒汤;体虚者,归灵内托散,服至筋骨不疼,疮色淡白,内毒已解,再用金蟾脱壳酒一料扫余毒,以绝其源。

如梅毒初发,服表药时,恐上攻头面,宜豫服护面散;或疮势

已发于面,愈后斑痕不退,宜翠云散点之,以灭痕迹。若梅疮溃烂时,脓秽浸淫成片而痛者,以鹅黄散撒之。又翻花杨梅,亦以本方加雄黄末,香油调敷之。外有护从丸,于发疮时,令侍从人服之可免传染。梅疮初起,头不痛、筋骨不疼,小水通利,疮形碎小色鲜,头面稀少,口角无疮,胸背稠密,谷道清楚者为顺;若先发下疳,次生便毒、鱼口,便觉筋骨疼痛,而梅疮随发,色紫坚硬,手足多生,形如汤泼起疱者为险。总之始终调治得法,轻者半年,重者一载,始得全愈。若患者不遵正法医治,欲求速效,强服轻粉、水银、白粉霜劫药等类,妄用熏、擦、哈、吸等法,以致余毒含藏骨髓,复为倒发结毒,轻则累及妻子,甚则腐烂损形,不可不慎(图三四六)!

透骨搜风散

透骨草白花者,阴干　生脂麻　羌活　独活　小黑豆　紫葡萄　槐子　白糖　六安茶　核桃肉各一钱五分

生姜三片,红枣肉三枚,水三钟,煎一钟;露一宿,空心热服,被盖出汗,避风。

【方歌】透骨搜风散梅毒筋骨微疼痒皮肤;脂麻羌独豆葡萄,槐子糖茶核桃肉。

杨梅一剂散

麻黄一两,蜜炙　威灵仙八钱　大黄七钱　羌活　白芷　皂刺　金银花　穿山甲炙,研　蝉蜕各五钱　防风三钱

山羊肉一斤,河水煮熟,取清汤二碗;用黄酒一碗,将药煎至一碗;令患者空心将羊肉淡食令饱,随后服药,盖被出汗,避风。

【方歌】杨梅一剂元气壮,上部生毒气化疮,麻黄羌芷威灵刺,银花风甲蝉大黄。

升麻解毒汤

升麻　皂刺各四钱　土茯苓一斤

水八碗,煎四碗,作四次,一日服尽。每次炖热,加香油三茶

匙和匀,量病上、下,食前后服之。

如疮生项上,加白芷。咽内,加桔梗。胸腹,加白芍。肩背,加羌活。下部,加牛膝。

【方歌】升麻解毒筋骨疼,梅毒缠绵壮服灵,土苓皂刺香油服,按部须加药引经。

归灵内托散

人参　木瓜　白术土炒　金银花　防己　天花粉　白鲜皮　薏苡仁各一钱　当归　熟地　白芍酒炒　川芎各一钱　土茯苓二两　威灵仙六分　甘草五分

水三钟,煎二钟,作二次,随病上、下服之,渣再煎服。

下部,加牛膝五分。元气虚者,倍加参、归。毒气盛者,倍金银花、加蒲公英。

外以麦冬五钱去心、薏苡仁五钱,土茯苓一两,煎汤常服以代茶。

【方歌】归苓内托参木瓜,术银四物己天花,土苓鲜薏威灵草,梅疮体弱服堪夸。

金蝉脱壳酒

醇酒五斤,大蛤蟆一个,土茯苓五两浸酒内,瓶口封严,重汤煮二炷香时取出。待次日饮之,以醉为度。无论冬夏,盖暖出汗为效。余存之酒,次日随量饮之,酒尽疮愈。又治结毒筋骨疼痛诸药不效者,更妙。服酒七日后,禁见风为效,忌口及房欲。

护面散

女人头发煅、存性　明雄黄各三分

共研细,香油半酒钟调匀,滚黄酒冲服,一日三服。

【方歌】护面散医梅疮现,预服毒不攻头面,香油调药黄酒冲,只用雄黄头发煅。

翠云散

轻粉一两　石膏一两,煅　胆矾　铜绿各五钱共研极细末,湿疮干撒,干疮以公猪胆汁调浓点之,每日三次,斑痕自退。

【方歌】翠云散去疮后斑,轻粉石膏共胆矾,铜绿共研湿干撒,猪胆汁调能润干。

鹅黄散

轻粉　石膏煅　黄柏各等分,炒

共为末,干撒患处,即可生痂;再烂再撒,毒尽即愈。

【方歌】鹅黄散治梅疮烂,脓秽多疼浸成片,轻粉石膏黄柏研,干撒止疼解毒验。

护从丸

雄黄　川椒各五钱　杏仁一百粒,炒,去皮、尖

共研末,烧酒打飞罗面糊为丸,如梧桐子大。每服十五丸,白滚水送下。

【方歌】护从丸避梅疮患,雄黄川椒各五钱,杏仁百粒酒糊入,从人服之毒不传。

九龙丹见下部悬痈

杨梅结毒

结毒杨梅毒结生,原于误服劫药成,日久逢虚始倒发,脑鼻喉目任蚀攻。

【注】此证因生杨梅方炽,误服水银升炼悍燥劫药,希图速效,疮痂尽落,一时侥倖而愈,不知遗害久远,引毒潜藏骨髓关窍之中,其毒积久,因经虚外攻,故名结毒倒发。其始先从筋骨疼痛,随处结肿,皮色如常;将烂时,色方紫红,腐臭不堪,以致脑顶塌陷,腮唇鼻梁损坏,穿喉蚀目,手足拘挛等患,终成痼疾。初起结肿,筋骨疼痛时,宜服搜风解毒汤。若遍身破烂臭秽,而兼筋骨疼痛,气实毒盛者,宜服化毒散;气衰者,猪胰子汤主之。若结毒肿块,经年难愈,诸法罔效者,宜西圣复煎丸主之;若结毒攻于

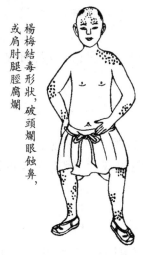

或肩肘腿胫腐烂

杨梅结毒形状,破头烂眼蚀鼻,

图三四七　杨梅结毒图

口鼻者,宜五宝散主之。年久臭烂,鼻破损坏者,宜服结毒紫金丹。若入巅顶,头痛如破者,内服天麻饼子,鼻吸碧云散;若鼻塞不通,宜吹通鼻散,甚效。毒攻咽喉,腐烂臭蚀者,宜服硫黄不二散,兼吹结毒灵药,兑人中白。若结毒筋骨疼痛,朝轻夜重,喜热手按揉者,系犯寒凉,宜铅回散主之。结毒臭烂不敛,宜贴解毒紫金膏,兼撒结毒灵药。壮实者,以解毒为主;虚弱者,以兼补为法。以上之证,各随次第,如法调治,重者一年,轻者半年,自然可痊,永无后患,慎勿妄求速效,以自贻误也(图三四七)。

搜风解毒汤

土茯苓一两　白鲜皮　金银花　薏苡仁　防风　木通　木瓜各五分　皂角子四分

水二钟,煎一钟服之,一日三服。

气虚,加人参七分。血虚,加当归七分。

忌清茶、牛、羊、鸡、鹅、鱼、肉、烧酒、房欲等件。

【方歌】搜风解毒汤倒发,初肿拘急骨痛加,土苓白鲜银花薏,皂角防风通木瓜。

化毒散

生大黄一两　穿山甲炙　当归尾各五钱　白僵蚕三钱,炒蜈蚣一条,炙黄

共研末,每服二钱,温酒调下,一日二服。

【方歌】化毒散医结毒盛,破秽气实筋骨疼,大黄山甲僵归尾,蜈蚣研末酒调成。

猪胰子汤

猪胰子一两,切碎　黄芪盐水炒　金银花各三钱　当归　白芍各一钱五分,酒炒　天花粉　贝母去心研　穿山甲炙,研　白鲜皮　青风藤　白芷　木瓜　皂刺　甘草节各一钱　黄瓜蒌一个,连仁研烂　防己七分　鳖虱胡麻二钱,炒,研

白色土茯苓四两,河水四大碗,煎汤三碗,去滓,将群药入汤内,煎一大碗,通口服;胃弱者分为二服。日三服。

【方歌】猪胰汤治结毒虚,归芍天花蒌贝芪,胡麻银甲鲜藤芷,木瓜己刺草苓宜。

西圣复煎丸

乳香　没药　孩儿茶　丁香各一两　血竭　阿魏　白花蛇各四钱　飞罗面一斤,炒焦黄色

共研细,炼蜜六两,煎滚香油四两,大枣肉二十枚,捣膏共和为丸,如弹子大,每服一丸;土茯苓二两,水二钟,煎至一钟;将药丸入内,再煎至半钟,澄去渣温服。

【方歌】西圣复煎丸结毒,肿块经年服自无,乳没儿茶丁血竭,阿魏白蛇面炒胡。

结毒紫金丹

龟板放炭火上炙焦,用白酒浆涂之再炙,以焦黄为度,研末,二两　朱砂六钱　石决明六钱,用九孔大者,煅红童便淬一次

各研极细末,共和匀,烂米饭为丸,麻子大。每服一钱,量病上、下,食前后服之。筋骨疼痛酒下;腐烂者土茯苓汤下。

【方歌】结毒紫金丹龟板,石决朱砂米饭丸,年久毒攻鼻损破,土苓汤服臭烂痊。

天麻饼子

天麻　薄荷　甘松　白附子去皮　白芷　苍术米泔水浸,炒　川芎　川乌汤泡,去皮　草乌汤泡,去皮　防风　细辛　甘草各一钱,生　雄黄　全蝎各三钱

右为细末,寒食面打糊为丸,如豌豆大,捻作饼子。每服二三十饼,葱白煎汤送下。

【方歌】天麻饼子薄甘松,雄黄白附芷苍芎,川草乌蝎防细草,结毒攻巅头痛平。

通鼻散

葫芦壳烧灰　石钟乳　胆矾　冰片各等分

共为末,吹入鼻内,出黄水,日吹二三次,三二日即通。

【方歌】通鼻散吹结毒证,毒塞鼻中息不通,石钟乳与葫芦壳,胆矾冰片等分同。

硫黄不二散

硫黄一钱　靛花一分　共研细,用凉水一酒钟调服。

【方歌】硫黄不二毒攻喉,腐臭烂蚀痛不休,凉水调服疼立止,靛花少兑不须忧。

结毒灵药

水银一两　朱砂　硫黄　雄黄各三钱

共研细,入阳城罐内,泥固,铁盏梁兜固紧封口,其火候俱按红升丹之炼法,火毕,次日取出盏底灵药约有一两五六钱。治寻常腐烂之证,灵药五钱、轻粉五钱,同研细,小罐盛收,以纱封之;临用时,甘草汤洗净患处,将罐倒悬,纱眼内筛药患上,油纸盖之。男妇咽喉烂者,灵药一钱,加人中白二分,研细吹之,日用三次。

【方歌】结毒灵药化腐方,水银朱砂硫雄黄,共研入罐用泥固,兜紧火升三炷香。

铅回散

黑铅半斤,铜杓化开,倾入水中,取起再化再倾,以铅化尽为度,澄去水,将铅灰倾在三重纸上,下用灰收干水气,铅灰日中晒干

硫黄

各等分,共研细,每服一钱,温酒调服。至重者,不过三次即效。

【方歌】铅回散疗筋骨痛,寒触结毒夜间重,铅化成灰兑硫黄,每服五钱酒调送。

五宝散方见下部疳疮

碧云散方见头部头风伤目

结毒紫金膏方见胫部臁疮

赤白游风

赤白游风如粟形,浮肿焮热痒兼疼,表虚风袭怫郁久,血赤气白热化成。

【注】此证发于肌肤,游走无定,起如云片,浮肿焮热,痛痒相兼,高累如粟。由脾肺燥热,而兼表虚腠理不密,风邪袭入,怫郁日久,与热相搏,则化热益盛而成。滞于血分者,则发赤色;滞在气分者,则发白色,故名赤白游风也。初俱宜荆防败毒散疏解之。赤者次服四物消风饮;白者次服补中益气汤,加防风、蝉蜕、僵蚕、生何首乌治之。初俱用牛肉片贴之猪羊俱可。游走太速者,砭之;定停者,以真君妙贴散鸡子清调敷。其看顺逆之法,与丹毒门参考。忌鱼腥、鸡、鹅、动风燥血之物,犯则难愈(图三四八)。

四物消风饮

生地三钱　当归二钱　荆芥　防风各一钱五分　　赤芍　川芎　白鲜皮　蝉蜕　薄荷各一钱　独活　柴胡各七分

红枣肉二枚,水二钟,煎八分,去渣服。

【方歌】四物消风饮调荣,血滋风减赤色平,荆防鲜蝉兼独活,柴薄红枣水煎浓。

荆防败毒散见项部脑疽

补中益气汤见溃疡门

真君妙贴散见肿疡门

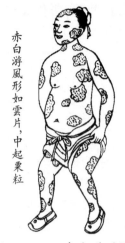

赤白游风形如云片，中起粟粒

图三四八　赤白游风图

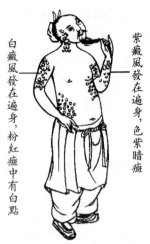

白癜风发在遍身，粉红癜中有白点

紫癜风发在遍身，色紫暗癜

图三四九　紫白癜风图

紫白癜风

　　紫白癜风无痒痛，白因气滞紫血凝，热体风侵湿相搏，毛窍闭塞发斑形。

　　【注】此证俗名汗斑，有紫、白二种。紫因血滞，白因气滞。总由热体风邪、湿气，侵入毛孔，与气血凝滞，毛窍闭塞而成。多生面项，癜点游走，延蔓成片，初无痛痒，久之微痒。初起宜万灵丹汗之，次以胡麻丸常服；外用蜜陀僧散擦患处，令汗出，风湿自解。古今治法虽多，取效甚少。得此证者，当忌鱼腥、煎炒、火酒、动风、发物(图三四九)。

　　胡麻丸

　　大胡麻四两　苦参　防风　石菖蒲　威灵仙各二两　白附子　独活各一两　甘草五钱，生

　　右为细末，白酒浆和丸，如绿豆大。每服二钱，形瘦者一钱五分，食后临卧白滚水送下。

　　【方歌】胡麻丸治紫白癜，除去风湿不致延，苦参白附防风

草,菖蒲独活威灵仙。

密陀僧散

雄黄　硫黄　蛇床子各二钱　密陀僧　石黄各一钱　轻粉五分

共研末,醋调搽患上。

【方歌】密陀僧散风湿患,入腠成癜紫白斑,雄硫轻粉蛇床子,石黄共末醋搽痊。

万灵丹见肿疡门

白驳风

白驳风生面颈间,风邪相搏白点癜,甚延遍身无痛痒,治宜消风涂脂痊。

【注】此证自面及颈项,肉色忽然变白,状类癜点,并不痒痛,由风邪相搏于皮肤,致令气血失和。施治宜早,若因循日久,甚者延及遍身。初服浮萍丸,次服苍耳膏;外以穿山甲片先刮患处,至燥痛,取鳗鲡鱼脂,日三涂之。一方取树孔中水温洗之,洗后捣桂心、牡蛎等分为末,面油调涂,日三、夜一俱效(图三五〇)。

浮萍丸

紫背浮萍取大者洗净,晒干

研细末,炼蜜为丸,如弹子大。每服一丸,豆淋酒送下。

豆淋酒法

黑豆半升,炒烟起,冲入醇酒三斤,浸一日夜,去豆,用酒送药。

【方歌】浮萍丸治白驳应,晒干紫背大浮萍,蜜丸弹状豆酒服,专能发表散邪风。

苍耳膏

苍耳鲜者,连根带叶取五、七十斤,洗净

切碎,入大锅内煮烂,取汁,绢滤过,再熬成膏,磁罐盛之。

用时以桑木匙挑一匙,噙口内,用黄酒送下。服后有风处,必出小疮如豆粒大,此风毒出也,刺破出汁尽即愈。忌猪肉。

【方歌】苍耳风邪侵皮肤,气血失和白驳生,连根带叶鲜苍耳,洗净熬膏酒服灵。

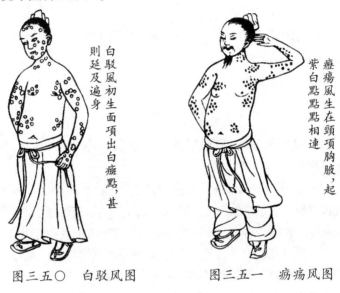

白驳风初生面项出白癜点,甚则延及遍身

瘢瘍风生在颈项胸腋,起紫白点点相连

图三五〇　白驳风图　　　　图三五一　瘢瘍风图

瘢瘍风

瘢瘍风从皮肤生,颈项胸腋无痒疼,紫白点点不开大,皮肤风邪热结成。

【注】此证发于皮肤,多生颈项胸腋,其色紫白,点点相连,亦无痒疼,较白驳形圆,不延蔓开大。由风邪郁热皮肤,居久不散而成斯疾。宜服乌蛇散,外用羊蹄草根,共硫黄蘸醋于锈铁片上研浓汁,日涂二三次效(图三五一)。

乌蛇散

乌蛇三两,酒浸　羌活　防风　黄芩　苦参各二两　人参
沙参　丹参　元参　栀子仁生　桂心　秦艽　木通　犀角屑

白蒺藜　升麻　枳壳麸炒　白鲜皮　川芎各一两

共研细末,每服二钱,食远温酒调服。忌鸡、猪、鱼、蒜、面食、热物之类。

【方歌】乌蛇疬疡风热淫,羌活防风芎五参,栀桂秦艽通犀角,蒺藜升枳白鲜芩。

丹　毒

丹毒名多云片形,风火湿寒肉分凝,胸腹四肢分顺逆,清火消风砭敷灵。

【注】孙真人云:丹毒一名天火,肉中忽有赤色,如丹涂之状,其大如掌,甚者遍身,有痒有痛,而无定处。丹名虽多,其理则一也。形如鸡冠,名鸡冠丹;若皮涩起如麻豆粒者,名茱萸丹。亦有水丹,遍身起疱,遇水湿搏之,透露黄色,恍如有水在皮中,此虽小疾,能令人死,须当速治,不可忽也。色赤者,诸书谓之赤游丹;色白者,为水丹,小儿多生之。但有干、湿、痒、痛之殊,有夹湿、夹风、夹寒之别。诸丹总属心火、三焦风邪而成。如色赤而干,发热作痒,形如云片者,

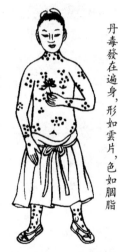

丹毒發在遍身,形如雲片,色如胭脂

图三五二　丹毒图

即名赤游丹,属血分有火而受风也。毒盛者,服蓝叶散;毒轻者,宜导赤汤加薄荷叶、独活服之。如初起白瘰,渐透黄色,光亮胀坠,破流黄水,湿烂多痛者,名水丹,又名风丹。多生腿膝,属脾肺有热而夹湿也,宜防己散主之。亦有起白瘰,无热无痛,游走不定者,由火毒未发,肌肤外受寒郁,名为冷瘼,宜服乌药顺气散,外用姜擦。凡丹形初见,即用牛、羊精肉片贴之,甚则用砭

法,令出紫血;色重不散者,以柏叶散敷之。又方:芸苔叶研末,靛青调敷甚效。诸丹本于火邪,其势暴速,自胸腹走于四肢者顺;从四肢攻于胸腹者逆(图三五二)。

蓝叶散

蓝叶晒干　川芎　赤芍　知母　生地　白芷　川升麻　柴胡　葛根　杏仁炒,去皮、尖　甘草各一钱,生　石膏煅　栀子仁各五分

共捣粗末,每用八钱,新汲水二钟,煎八分,去渣服。热甚,加黄芩、元参。

【方歌】蓝叶散却赤游丹,皆因血热风邪缠,芎芍知膏生地芷,升麻柴葛杏栀甘。

防己散

防己三两　朴硝一两　犀角镑　川芎　黄芩　黄芪　川升麻各一钱

共捣粗末,每用五钱,加竹叶三十片,新汲水二钟,煎八分服。

【方歌】防己丹毒始白癜,渐黄亮痛湿热原,朴硝犀角芎芩共,芪与升麻竹叶煎。

乌药顺气散

乌药　橘红各二钱　枳壳麸炒　白芷　桔梗　防风　僵蚕炒　独活　川芎各一钱　甘草五分,生

水二钟,生姜三片,煎八分服。

【方歌】乌药顺气枳橘红,芷桔风僵独草芎,冷瘰游行无热痛,因毒未发受寒风。

导赤汤见口部口糜

柏叶散见腰部缠腰火丹

粟疮作痒

粟疮痒证属火生，风邪乘皮起粟形，风为火化能作痒，通圣苦参及消风。

【注】凡诸疮作痒，皆属心火。火邪内郁，表虚之人，感受风邪，袭入皮肤，风遇火化作痒，致起疮疡形如粟粒，其色红，搔之愈痒，久而不瘥，亦能消耗血液，肤如蛇皮。初服防风通圣散加枳壳、蝉蜕。血燥遇晚痒甚，夜不寐者，宜服消风散，外敷二味拔毒散。若年深日久，肤如蛇皮者，宜常服皂角苦参丸，外用猪脂油二两、苦杏仁一两捣泥，抹之自效(图三五三)。

皂角苦参丸

苦参一斤　荆芥十二两　白芷　大风子肉　防风各六两　大皂角　川芎　当归　何首乌生　大胡麻　枸杞子　牛蒡子炒　威灵仙　全蝎　白附子　蒺藜炒，去刺　独活　川牛膝各五两　草乌汤泡，去皮　苍术米泔水浸，炒　连翘去心　天麻　蔓荆子　羌活　青风藤　甘草　杜仲各三两，酥炙　白花蛇切片，酥油炙黄　缩砂仁各二两，炒　人参一两

共研细末，醋打老米糊为丸，如梧桐子大。每服三四十丸，温酒食前后任下。避风忌口为要。

【方歌】皂角苦参粟疮痒，久似蛇皮肤难当，芎归何首胡麻芷，大风枸杞草乌苍，翘蒡威灵蝎白附，蒺藜天麻独蔓羌，白蛇风藤甘杜仲，人参牛膝缩荆防。

防风通圣散见头部秃疮

消风散见项部钮扣风

二味拔毒散见肿疡门

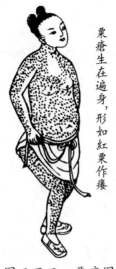

粟疮生在遍身，形如红粟作痒

图三五三　粟疮图

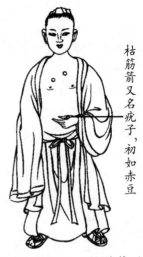

枯筋箭又名疣子，初如赤豆

图三五四　枯筋箭图

枯筋箭

枯筋箭由肝失荣，筋气外发赤豆形，破突筋头如花蕊，或系或灸便成功。

【注】此证一名疣子，由肝失血养，以致筋气外发。初起如赤豆，枯则微槁，日久破裂，钻出筋头，蓬松枯槁，如花之蕊，多生于手、足、胸乳之间。根蒂细小者，宜用药线齐根系紧，七日后其患自落，以月白珍珠散掺之，其疮收敛。根大顶小者，用铜钱一文套疣子上，以草纸穰代艾连灸三壮，其患枯落，疣形若大，用草纸蘸湿，套在疣上灸之（图三五四）。

药线见臀部痔疮

月白珍珠散见溃疡门

御纂医宗金鉴 卷七十四

发无定处下

疥 疮

疥疮干湿虫砂脓，各经蕴毒风化成，治论上下分肥瘦，清风利湿兼杀虫。

【注】此证有干、湿、虫、砂、脓之分，其形虽有五种，总由各经蕴毒，日久生火，兼受风湿，化生斯疾，或传染而生。凡疥先从手丫生起，绕遍周身，瘙痒无度。如肺经燥盛，则生干疥，瘙痒皮枯，而起白屑；如脾经湿盛，则生湿疥，臖肿作痛，破津黄水，甚流黑汁；如肝经风盛，则生虫疥，瘙痒彻骨，挠不知疼；如心血凝滞，则生砂疥，形如细砂，燃赤痒痛，抓之有水；如肾经湿热，则生脓窠疥，形如豆粒，便利作痒，脓清淡白；或脾经湿盛，亦生脓窠疥，但顶含稠脓，痒疼相兼为异。疥虽有余之证，而体虚之人亦生，以便秘为实，便利为虚。亦有虚而便燥者，如风秘则便燥，血分枯燥则便涩。又在疮形色重色淡，及脉息之有力、无力辨之。初起有余之人，俱宜防风通圣散服之；虚者服荆防败毒散透发之。及形势已定，则无论虚实，干疥服消风散，湿疥服苍术膏，虫疥服芦荟丸，砂疥服犀角饮子，脓窠疥服秦艽丸，经久不愈血燥者，服当归饮子。外治：干疥者，擦绣毯丸；湿者，擦臭灵丹，润燥杀虫俱效。疥生上体多者，偏风热盛；下体多者，偏风湿盛。肥人多风湿，瘦人多血热，详辨治之(图三五五)。

苍术膏

南苍术十斤，切片，入砂锅内水煮减半，取汁再加水煮如前，以术无味为度，并汁一处，用小砂锅再煎，如干一寸加汁一寸，煎成膏，加蜂蜜四两和匀每服二羹匙,空心,白滚水调服。

【方歌】苍术膏医湿疥疮,切片入锅煮取汤,熬膏加蜜空心服,湿除热散胜群方。

犀角饮子

犀角镑　赤芍　甘菊花　元参　木通　赤小豆炒　石菖蒲各一钱五分　甘草一钱,生

生姜三片,水二钟,煎八分服。

【方歌】犀角饮子砂疥生,痒疼色赤出心经,芍菊元参通赤豆,菖蒲姜草水煎成。

秦艽丸

秦艽　苦参　大黄酒蒸　黄芪各二两　防风　漏芦　黄连各一两五钱　乌蛇肉五钱,酒浸,焙干

共为细末,炼蜜为丸,如梧桐子大。每服三十丸,食后温酒送下。

【方歌】秦艽丸服脓疥愈,清热痒除疮自去,苦参大黄风漏芦,乌蛇黄连芪蜜聚。

当归饮子

当归　生地　白芍酒炒　川芎　何首乌　荆芥　防风　白蒺藜各一钱　黄芪　甘草各五分,生

水二钟,煎八分,食远服。

【方歌】当归饮子脓疥久,痒添血燥不能除,四物黄芪何首草,荆防蒺入风自疏。

绣球丸

川椒　轻粉　樟脑　雄黄　枯白矾　水银各二钱　大风子肉一百枚,另研

共研细末,同大风子肉再碾匀,加柏油一两,化开和药,搅匀作丸,以二掌合搓,如圆眼大。先以鼻闻,次擦患处。

【方歌】绣球丸用椒轻粉,樟脑雄黄矾水银,大风子研柏油

兑,干疥搓擦效如神。

臭灵丹

硫黄末　油核桃　生猪脂油各一两　水银一钱

捣膏,用擦患处。

【方歌】臭灵丹擦脓湿疥,硫黄末共油核桃,生猪脂油各一两,水银一钱同捣膏。

防风通圣散见头部秃疮

荆防败毒散见项部脑疽

消风散见项部钮扣风

芦荟丸见牙齿部牙蚰

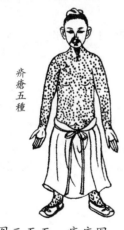

图三五五　疥疮图

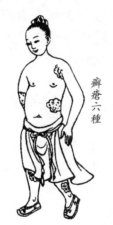

图三五六　癣疮图

癣

癣证情形有六般,风热湿虫是根原,干湿风牛松刀癣,春生桃花面上旋。

【注】此证总由风热湿邪,侵袭皮肤,郁久风盛,则化为虫,是以搔痒之无休也。其名有六:一曰干癣,搔痒则起白屑,索然雕枯;二曰湿癣,搔痒则出粘汁,浸淫如虫形;三曰风癣,即年久不愈

之顽癣也,搔则痹顽,不知痛痒;四曰牛皮癣,状如牛领之皮,厚而且坚;五曰松皮癣,状如苍松之皮,红白斑点相连,时时作痒;六曰刀癣,轮廓全无,纵横不定。总以杀虫渗湿,消毒之药敷之。轻者羊蹄根散,久顽者必效散搽之。亦有脾、肺风湿过盛而肿痛者,宜服散风苦参丸,解散风湿,其肿痛即消。又有面上风癣,初如痦瘟,或渐成细疮,时作痛痒,发于春月,又名吹花癣,即俗所谓桃花癣也,妇女多有之。此由肺、胃风热,随阳气上升而成,宜服疏风清热饮,外用消风玉容散,每日洗之自效(图三五六)。

羊蹄根散

羊蹄根八钱,末　枯白矾二钱

共研匀,米醋调擦癣处。

【方歌】羊蹄根散敷诸癣,羊蹄根共枯白矾,二味研末加米醋,搽患渗湿痒可痊。

必效散

川槿皮四两　海桐皮　大黄各二两　百药煎一两四钱　巴豆一钱五分,去油　斑蝥一个,全用　雄黄　轻粉各四钱

共研极细末,用阴阳水调药,将癣抓损,薄敷。药干必待自落。

【方歌】必效大黄百药煎,川槿海桐巴豆斑,雄黄轻粉阴阳水,调搽诸癣久年顽。

散风苦参丸

苦参四两　大黄炒香　独活　防风　枳壳麸炒　元参　黄连各二两　黄芩　栀子生　菊花各一两

共研细末,炼蜜为丸,如梧桐子大。每服三十丸,食后白滚水送下,日用三服,茶酒任下。

【方歌】散风苦参风湿盛,癣疮多痒肿痛兼,大黄芩独防风枳,元参栀子菊黄连。

疏风清热饮

苦参二钱,酒浸,蒸晒九次,炒黄　全蝎土炒　皂刺　猪牙皂

角　防风　荆芥穗　金银花　蝉蜕各一钱,炒

酒、水各一钟,加葱白三寸,煎一钟,去渣;热服,忌发物。

【方歌】疏风清热风癣患,时作痛痒极缠绵,苦参蝎刺猪牙皂,防风荆芥银花蝉。

消风玉容散

绿豆面三两　白菊花　白附子　白芷各一两　熬白食盐五钱

共研细末,加冰片五分,再研匀收贮。每日洗面以代肥皂。

【方歌】消风玉容绿豆面,菊花白附芷食盐,研加冰片代肥皂,风除癣去最为先。

黄水疮

黄水疮如粟米形,起时作痒破时疼,外因风邪内湿热,黄水浸淫更复生。

【注】此证初如粟米,而痒兼痛,破流黄水,浸淫成片,随处可生。由脾胃湿热,外受风邪,相搏而成。宜服升麻消毒饮,热甚外用青蛤散敷之,湿盛碧玉散敷之即效,痂厚用香油润之,忌见水洗(图三五七)。

升麻消毒饮

当归尾　赤芍　金银花　连翘去心　牛蒡子炒　栀子生
羌活　白芷　红花　防风　甘草生　升麻　桔梗

每味用二钱为大剂,一钱五分为中剂,一钱为小剂。水二钟,煎八分,食远热服。

如疮生头面,减去归尾、红花。

【方歌】升麻消毒却风湿,归芍银花翘蒡栀,羌芷红花防草桔,黄水浸淫服渐失。

青蛤散见鼻部鼻䕌疮

碧玉散见面部燕窝疮

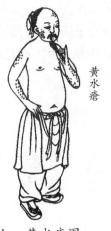

黄水疮

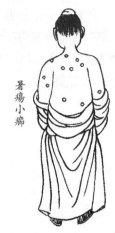

暑疡小疖

图三五七　黄水疮图　　　　图三五八　暑令疡毒小疖图

暑令疡毒小疖

暑令疡疖焮肿疼,头晕口苦背肌红,较之痈疽发热异,不分日夜似火攻。

【注】此证系暑令所生疡毒小疖。初发背心肌肤红晕,次生肿痛,发热无时,日夜不止,兼头目晕眩,口苦舌干,心烦背热,肢体倦怠。初宜荆防败毒散加藿香、黄连、石膏服之,外治按痈疽肿疡、溃疡门(图三五八)。

荆防败毒散见项部脑疽

瘴　疽

瘴疽因受山瘴毒,伏藏久痛附筋骨,初黑次青如拳打,急砭恶血后脓熟。

【注】此证因受山岚瘴气,伏藏筋骨之间,年月久远,令人痛附筋骨,始发黑色,顽痹如木石。其毒附着于筋骨,重按方知微痛,五七日后,毒势涌出浮肿,次变青色,如拳打之状,寒战似疟,头颤口偏,手足厥逆,黑睛紧小。始见黑色时,急用砭法,令出恶

血;随服不换金正气散加羚羊角以泄邪毒,次按痈疽肿疡、溃疡治法。脓熟溃黄白脓为顺,出黑汁者险(图三五九)。

不换金正气散

苍术米泔水浸,炒 厚朴姜制 陈皮 藿香 半夏曲各二钱,炒 甘草一钱,炙

水二钟,生姜五片,红枣肉二枚,煎一钟,去渣;稍热服,忌生冷、油腻。

【方歌】正气散因山瘴感,伏久生疳身战寒,平胃散加半夏曲,藿香姜枣服平安。

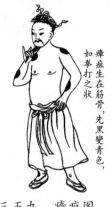

瘴疽生在筋骨,先黑变青色,如拳打之状。

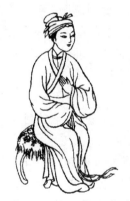

图三五九　瘴疽图　　　　图三六〇　产后痈疽图

产后痈疽

产后痈疽最属险,七情之伤六淫感,瘀血稽留成痈疽,势溃托里不宜缓。

【注】此证因产后气血经络俱虚,或因七情所伤,或因六淫所感,与瘀血相稽而成,最属险候。法宜大补,扶助根本,兼活瘀生新为要,其客病以末治之。初服生化汤,随证加减,以消毒;有表邪服清魂散,有里热服回生丹。势欲溃脓时,急宜托里,迟则恐毒内陷,药味宜和平纯善,最忌汗下峻剂。其余肿溃治法,俱

按痈疽肿疡、溃疡门(图三六〇)。

生化汤

当归八钱　川芎四钱　姜炭　甘草各四分,炙　桃仁十粒,去皮、尖,研泥

水一钟半,煎六分,加无灰酒一小杯和服。

【方歌】生化汤宜产后疸,通滞和荣又补虚,归芎姜炭炙甘草,桃仁酒服善消瘀。

清魂散

荆芥一钱　川芎五分　人参　甘草炙　泽兰叶各三分

为末,黄酒调服。

【方歌】清魂产后风邪侵,荆芥川芎与人参,炙甘泽兰同作剂,能疏表证效通神。

回生丹

黑豆三升,煮熟,取汁三碗,去豆　红花三两,炒黄色,入醇酒,大壶同煮三五滚,去红花用汁　生大黄一斤,研末　苏木二两,剉,用河水五碗煎汁三碗,去渣

先将大黄末,以好米醋三四碗搅匀,文武火熬成膏,如此二遍;次下红花酒、苏木汤、黑豆汁共熬成膏,离火,再入后药:

当归　熟地　川芎　白茯苓　延胡索　乌药　香附　蒲黄　牛膝　桃仁另研　苍术各二两,米泔水浸,炒　白芍酒炒　甘草炙　羌活　山萸肉酒浸　三棱　陈皮　地榆　木香　五灵脂各五钱　人参　白术土炒　青皮　木瓜各三钱　良姜四钱　乳香　没药各一钱

共研细末,用大黄膏为丸,如弹子大。每服一丸,黄酒炖化,通口服。

【方歌】回生产后存恶露,致发痈疸服可逐,除热活瘀荣卫和,红花大黄豆苏木,八珍羌萸棱延胡,乌药青陈榆香附,乳没蒲黄良膝瓜,木香灵脂桃苍术。

翻花疮_{无图}

翻花疮因溃后生，头大蒂小努菌形，虽无痛痒触流血，血燥肝虚怒气成。

【注】此证因生疮溃后，努肉自疮口突出，其状如菌，头大蒂小，愈努愈翻，虽不大痛、大痒，误有触损，流血不住，久则亏虚。总由肝虚、怒气血燥而成。宜服逍遥散，外用乌梅煅灰、轻粉各等分，研末撒之；或马齿苋煅灰，猪脂调敷，俱效。

逍遥散见背部上搭手

血风疮

血风疮证生遍身，粟形搔痒脂水淫，肝肺脾经风湿热，久郁燥痒抓血津。

【注】此证由肝、脾二经湿热，外受风邪，袭于皮肤，郁于肺经，致遍身生疮。形如粟米，搔痒无度，抓破时，津脂水浸淫成片，令人烦躁、口渴、搔痒，日轻夜甚。宜服消风散，外敷雄黄解毒散。若日久风邪郁在肌肤，则耗血生火，搔痒倍增，夜不得寐，挠破津血，心烦，大便燥秘，咽干不渴，此属火燥血短。宜服地黄饮，外擦黄连膏、润肌膏，合而用之悉效。兼忌椒、酒、鸡、鹅、动风等物（图三六一）。

雄黄解毒散

雄黄　寒水石各一两，煅　白矾四两，生

共研细末，滚水调敷。

【方歌】雄黄解毒寒水石，白矾四两共研之，血风疮生粟米痒，滚水调敷渗毒湿。

地黄饮

生地　熟地　何首乌各三钱，生　当归二钱　丹皮　黑参
白蒺藜炒，去刺　僵蚕各一钱五分，炒　红花　甘草各五分，生

水煎,早、晚服。

【方歌】地黄饮治血风疮,痒盛不眠血燥伤,首乌丹皮生熟地,黑参归蒺草红僵。

消风散见项部钮扣风

黄连膏见鼻部鼻疮

润肌膏见头部白屑风

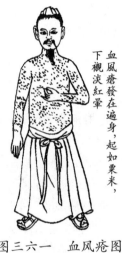

血風瘡發在遍身,起如粟米,下襯淡紅暈

图三六一　血风疮图

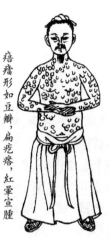

痦癗形如豆瓣,扁疙瘩,紅暈宣腫

图三六二　痦癗图

痦　癗

痦癗汗出中邪风,状类豆瓣扁癗形,日痒秦艽汤宜服,夜重当归饮服宁。

【注】此证俗名鬼饭疙瘩。由汗出受风,或露卧乘凉,风邪多中表虚之人。初起皮肤作痒,次发扁疙瘩,形如豆瓣,堆累成片。日痒甚者,宜服秦艽牛蒡汤;夜痒重者,宜当归饮子服之。外用烧酒浸百部,以蓝布蘸酒擦之,谨避风凉自效(图三六二)。

秦艽牛蒡汤

秦艽一钱五分　牛蒡子炒,研　枳壳麸炒　麻黄蜜炙　犀角

镑　黄芩　防风　甘草生　黑参　升麻各一钱

水二钟,煎八分服。

【方歌】秦艽牛蒡风留肤,瘩瘤生如麻豆形,枳壳麻黄犀角镑,黄芩风草黑参升。

当归饮子见疥疮

浸淫疮

浸淫疮发火湿风,黄水浸淫似疥形,蔓延成片痒不止,治宜清热并消风。

【注】此证初生如疥,搔痒无时,蔓延不止,抓津黄水,浸淫成片,由心火、脾湿受风而成。经云:岁火太过,甚则身热,肌肤浸淫。仲景云:从口流向四肢者顺,四肢流入口者逆。初服升麻消毒饮加苍术、川黄连。抓破津血者,宜服消风散;外搽青蛤散即愈。若脉迟不食,黄水不止,此属脾败,不治之证也(图三六三)。

升麻消毒饮见黄水疮

消风散见项部钮扣风

青蛤散见鼻部鼻䘌疮

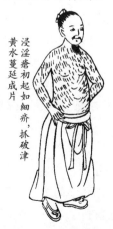

图三六三　浸淫疮图

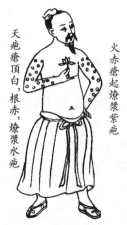

图三六四　火赤疮图

火赤疮

火赤疮由时气生,燎浆水疱遍身成,治分上下风湿热,泻心清脾自可宁。

【注】此证由心火妄动,或感酷暑时临,火邪入肺,伏结而成。初起小如芡实,大如棋子,燎浆水疱,色赤者为火赤疮;若顶白根赤,名天疱疮。俱延及遍身,焮热疼痛,未破不坚,疱破毒水津烂不臭,上体多生者,属风热盛,宜服解毒泻心汤;下体多生者,属湿热盛,宜服清脾除湿饮。未破者,俱宜蝌蚪拔毒散敷之;已破者,俱宜石珍散撒之,清其湿热,破烂自干,甚效(图三六四)。

解毒泻心汤

黄芩　黄连　牛蒡子炒研　知母　石膏煅　栀子生　防风　元参　荆芥　滑石各一钱　木通　甘草各五分,生

水二钟,灯心二十根,煎八分,食远服。

【方歌】解毒泻心汤火赤,芩连牛蒡木通知,石膏栀子防风草,元参荆芥与滑石。

清脾除湿饮

赤茯苓　白术土炒　苍术米泔浸,炒　黄芩　生地黄　麦冬去心　栀子生,研　泽泻　甘草生　连翘去心　茵陈蒿　枳壳麸炒　元明粉各一钱

水二钟,竹叶二十片,灯心二十根,煎八分,食前服。

【注】清脾除湿天疱疾,赤苓二术芩生地,麦冬栀泻草连翘,茵陈元明同作剂。

石珍散

轻粉　石膏各一两,煅　黄柏末　青黛各三钱

共研匀,先以甘草汤洗净疮处,再用此药撒之。

【方歌】石珍散去火邪害,天疱破撒自康泰,一两轻粉煅石膏,三钱黄柏加青黛。

蝌蚪拔毒散见肿疡门

猫眼疮

猫眼疮名取象形,痛痒不常无血脓,光芒闪烁如猫眼,脾经湿热外寒凝。

【注】此证一名寒疮,每生于面及遍身,由脾经久郁湿热,复被外寒凝结而成。初起形如猫眼,光彩闪烁,无脓无血,但痛痒不常,久则近胫。宜服清肌渗湿汤,外敷真君妙贴散,兼多食鸡、鱼、蒜、韭,忌食鲇鱼、蟹、鰕而愈(图三六五)。

清肌渗湿汤

苍术米泔水浸,炒　厚朴姜汁炒　陈皮　甘草生　柴胡　木通　泽泻　白芷　升麻　白术土炒　栀子生　黄连各一钱

水二钟,生姜三片,灯心二十根,煎至八分,温服。

【方歌】清肌渗湿疮猫眼,脾湿热郁外寒缠,平胃柴胡通泻芷,升麻白术栀黄连。

真君妙贴散见肿疡门

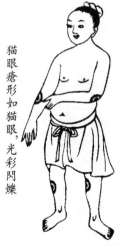

猫眼瘡形如猫眼,光彩闪爍

图三六五　猫眼疮图

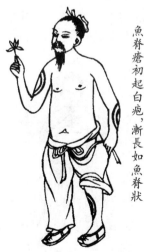

魚脊瘡初起白疮,渐長如魚脊狀

图三六六　鱼脊疮图

鱼脊疮

鱼脊疮由虚人成,感受湿热皮间凝,虚寒发缓疮津水,灸变稠脓阳气生。

【注】此证形如鱼脊,由阳气虚寒之人,复感湿热结滞而成。多生筋骨之间,以阳气虚寒,故发长缓慢,只在皮肤,坚凝臀痛。初起白疱,渐长状如鱼脊,破津黄水。正脓生迟。初治无论已破未破,宜蒜片艾灸,以通阳气;外用真君妙贴散,香油调敷,宜服内补十宣散。得稠脓色鲜者为顺,若灸之不应,色暗腐烂,出臭水者逆。其次内、外治法,俱按痈疽溃疡门(图三六六)。

真君妙贴散见肿疡门

内补十宣散见胸部瘭疬痈

骨瘘疮

骨瘘疮形粟豆红,渐如梅李火毒成,脓血不出痛不止,治同疗法即成功。

【注】此证初生,形如粟豆,色红渐大,如梅如李,由火毒而成。血不出,脓不生,痛亦不止,久则延及遍身,内外治法与疗门参考(图三六七)。

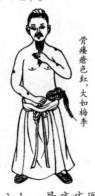

图三六七　骨瘘疮图

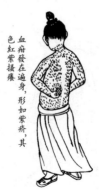

图三六八　血疳图

风　疳无图

风疳证如风癣形,破流黄水痒微疼,由于风湿客谷道,如圣膏搽功即成。

【注】此证由风湿客于谷道而成。形如风癣作痒,破流黄水,浸淫遍体,微疼,宜用如圣膏搽之即愈。

如圣膏

当归五钱　巴豆三钱,去壳

香油八两,将二药炸枯,去渣;入黄蜡三两,化尽离火,绢滤净,将凝,入轻粉二钱,搅匀搽之。

【方歌】如圣膏用归巴豆,二味一同入香油,炸枯加蜡添轻粉,凝搽风疳功即收。

血　疳

血疳形如紫疥疮,痛痒时作血多伤,证因风热闭腠理,消风散服功最强。

【注】此证由风热闭塞腠理而成。形如紫疥,痛痒时作,血燥多热,宜服消风散(图三六八)。

消风散见项部钮扣风

白　疕

白疕之形如疹疥,色白而痒多不快,固由风邪客皮肤,亦由血燥难荣外。

【注】此证俗名蛇虱。生于皮肤,形如疹疥,色白而痒,搔起白皮。由风邪客于皮肤,血燥不能荣养所致。初服防风通圣散,次服搜风顺气丸,以猪脂、苦杏仁等分共捣,绢包擦之俱效(图三六九)。

搜风顺气丸

大黄五两,酒浸,蒸晒九次　车前子酒炒　山萸肉　山药炒

牛膝酒浸　菟丝子酒煮　独活　火麻仁微火焙,去壳　槟榔

枳壳麸炒　郁李仁各二两,滚水浸,去皮　羌活一两

右为末,炼蜜和丸,如梧桐子。每服三十丸,茶、酒任下,早晚各一服。

【方歌】搜风顺气车前子,萸药大黄膝菟丝,羌独火麻榔枳郁,服去风邪血燥滋。

防风通圣散见头部秃疮

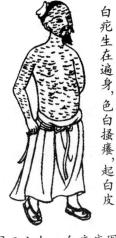

白疕生在遍身,色白搔痒,起白皮

图三六九　白疕疮图

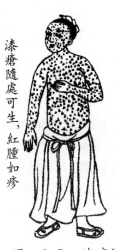

漆瘡随处可生,红腫如疹

图三七〇　漆疮图

漆　疮

漆疮感受漆毒生,腠理不密肿焮红,初发觉痒后如疹,皮破流水更兼疼。

【注】此证由人之腠理不密,感漆辛热之毒而生。初发面痒而肿,抓之渐似瘾疹,色红,遍传肢体焮痛,皮破烂斑流水,甚者寒热交作。宜韭菜汁调三白散涂之,内服化斑解毒汤。忌浴热

水,戒油腻厚味发物。或用神曲研为末,生蟹黄调涂患处尤效(图三七〇)。

三白散

铅粉一两　轻粉五钱　石膏三钱,煅

共研匀,韭菜汁调敷,纸盖。如无韭菜汁,凉水调亦可。

【方歌】三白散敷漆疮消,轻粉铅粉煅石膏,去热解毒功效速,研匀须用韭汁调。

化斑解毒汤见肋部内发丹毒

血　箭

血箭毛孔射出血,心火炽迫血乱行,桃花散用凉水敷,再涂金墨即能停。

【注】此证一名肌衄,由心肺火盛,逼血从毛孔中射出如箭。宜服凉血地黄汤,外用桃花散,以凉水调敷;或用金墨研末,醋调凉涂,其血即止(图三七一)。

凉血地黄汤

生地三钱　黄连　当归各一钱五分　甘草　栀子生,研　元参各一钱　黄芩二钱

水二钟,煎八分,量病上下服之。

【方歌】凉血地黄心火盛,毛孔血溢不归经,黄连归草芩栀子,元参煎服效通灵。

桃花散

白石灰半升,用水泼成末,与大黄片一两五钱同炒,以灰变红色为度;去大黄,将石灰筛细,用凉水调敷。

【方歌】桃花止血最为良,一两五钱生大黄,半斤石灰相并炒,去军研筛水调强。

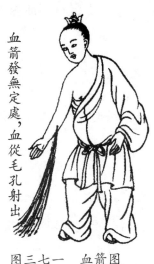

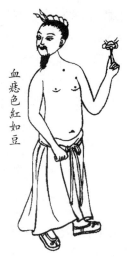

图三七一　血箭图　　　　　图三七二　血痣图

血　痣

血痣初起似痣形,渐大如豆其色红,揩破外皮流鲜血,肝经怒火郁血成。

【注】此证由肝经怒火、郁血而成。初起如痣色红,渐大如豆,触破时流鲜血,用花蕊石散撒之。血已止,宜冰蛳散枯去本痣,以月白珍珠散搽,太乙膏盖贴,生皮即愈。血出甚者,服凉血地黄汤,兼戒厚味发物(图三七二)。

花蕊石散

花蕊石五钱,火煅,入童便淬之七次　草乌　南星　白芷　厚朴　紫苏　羌活　没药　轻粉　龙骨煅　细辛　檀香　苏木　乳香　蛇含石火煅,童便淬三次　当归　降真香各二钱　麝香三分

共为细末,罐收;临用时,撒于患处。

【方歌】花蕊石散止血强,草乌星芷厚苏羌,没轻龙骨细檀

麝,苏木乳归含降香。

　　冰螂散即冰螺捻研末。见乳部乳岩

　　月白珍珠散见溃疡门

　　凉血地黄汤见血箭

　　太乙膏见溃疡门

酸　痛无图

　　酸痛本于寒气侵,郁在肌肤痛连心,衣触手捺无皮状,法宜椒酒绵渭温。

　　【注】此证系暴寒侵袭肌肤之中,寒郁不行,偶犯衣触或以手捺,疼痛连心,似乎如无皮之状。法宜胡椒四钱,烧酒四两,共入磁碗内,重汤炖煮,以软绵蘸酒,温渭熨痛处即效。

疮口误入毒水无图

　　疮溃误入污水毒,或伤诸刺痛至骨,金蝉散煅敷疮内,毒水流尽刺亦出。

　　【注】疮溃误入皂角、驴马尿粪,一切污秽毒水入疮,或木刺伤着于疮内,焮肿疼痛至骨者,先以温水洗疮拭干,再用金蝉散煅炼妥协,撒于疮内,外以加味太乙膏盖之,良久毒水流尽,有刺亦自出矣。

　　金蝉散

　　大干蛤蟆一个　胡椒十五粒　皂角子七粒

　　右用干锅,入药在内,瓦盖锅口,慢火煅至烟尽,取出存性,研为细末取用。

　　【方歌】金蝉溃疮受毒水,肿痛或因木刺伤,蛤蟆胡椒皂角子,火煅烟尽研撒良。

　　加味太乙膏见溃疡门

诸疮生蝇蛆无图

夏月诸疮臭腐烂,蝇众生蛆治勿慢,蝉花散服可除之,蛆化为水蝇畏散。

【注】夏月诸疮溃烂腐臭,或孤单及懒惰之人,失于洗浴,积脓污秽,苍蝇闻秽丛聚,以致生蛆。宜急服蝉花散,蛆尽化水而出,蝇亦不敢近疮。婴儿痘烂生疽者,亦服前药,外用寒水石细末掺之,又治疮脓忽臭。有冬月溃疮生蛆者,系阴湿之所化也。宜海参为末撒之,或皂矾飞过为末撒之,其蛆亦化为水。

蝉花散

蛇蜕一两,火烧存性,研末 蝉蜕 青黛各五钱 细辛二钱五分

右为末,每服用三钱,黄酒调服,日用二服。

【方歌】蝉花散疗诸疮秽,夏月生蛆蝇近围,蛇蜕细辛蝉蜕黛,酒调蛆化蝇畏飞。

御纂医宗金鉴 卷七十五

杂证部

跌 扑

跌扑之证属寻常,复元活血汤最良,已破亡血八珍服,未破血瘀大成汤。

【注】此证有已破、未破之分,亡血、瘀血之别。如寻常跌扑,微伤皮肉,疼痛未破者,以复元活血汤散瘀活血;若损伤筋骨,血流过多不止者,即为亡血,急用花蕊石散干撒止血,内服八珍汤,加酒炙骨碎补、续断、红花;若从高跌坠,未曾损破皮肉者,必有瘀血流注脏腑,人必昏沉不醒,二便秘结,当以大成汤通利二便,其人自醒。若便利不醒者,灌独参汤救之。

大成汤

大黄三钱　朴硝　枳壳各二钱,麸炒　厚朴姜炒　当归　红花　木通　苏木　陈皮　甘草各一钱,生

水二钟,煎八分,不拘时服。服后二时不行,渣再煎,加蜜三匙冲服。

【方歌】大成活瘀便立通,硝黄枳壳厚归红,木通苏木陈皮草,煎服不行加蜜冲。

复元活血汤

当归尾二钱　柴胡一钱五分　穿山甲炙,研　红花　瓜蒌仁各七分　甘草五分　桃仁十七个　大黄三钱

水二钟,酒二钟,煎一钟。食远服,以利为度。

【方歌】复元活血跌扑证,恶血流瘀积滞疼,山甲柴红瓜蒌草,桃仁归尾大黄行。

花蕊石散见发无定处血痣

八珍汤　独参汤俱见溃疡门

金　疮

金疮须宜验伤痕,轻伤皮肉重伤筋,外撒如圣桃花散,血多八珍汤独参。

【注】此证有金刃伤、箭镞伤、磁锋伤。须看伤痕深浅,轻者皮肉破损,血流不住,以桃花散撒之;重者筋断血飞,系大脉已伤,用如圣金刀散撒上,以绢帛扎住,止而复流,再撒。若药痂过厚拘痛者,以生肌玉红膏涂伤处;外贴陀僧膏,长筋止痛生肌治之。无论轻重伤破出血,初服三黄宝蜡丸;伤破微出血者,服黎洞丸;若出血过多,其人面黄眼黑,不可专攻瘀血,宜用八珍汤;甚者独参汤,先同根本,二方俱加苏木、红花,兼调瘀血。

此证虽系好肉暴伤,然验脉法形证,亦可以定生死。如伤血过多,脉见虚、细、沉、小、和缓者生,若脉见浮、洪、数、大、实、虚促者死。被伤入肺者二七死,左胁下伤内者,肠全断者,少腹下伤内者,伤处繁多者,之人左股压碎者,伤破阴子者,肩内耳后伤透于内者,死。凡伤天窗穴与眉角,脑后臂里跳脉,髀内阴股,两乳上下,心下鸠尾及五脏六腑之输者,皆死。脑后出髓而不能语,目睛直视,喉中沸声,口急唾出,两手妄举者,亦死。又有腹皮损破肠出者,看肠若仅伤一半者,可治,先以大麦煮粥,取浓汁,温洗其肠,以桑皮尖茸为线,蘸花蕊石散,缝肠伤口,急于缝处涂活鸡冠血,随以清油涂肠令润,将肠轻轻纳入腹内;外用生人长发密缝腹伤口之里肉,留外皮撒月白珍珠散,以待生肌敛口。若伤口大者,不能外缝,以陀僧膏护贴,候自溃脓,即按溃疡门治法。缝后勿惊笑,以米饮少少饮之,渐增,待二十日后,再吃浓粥,调理而愈。

三黄宝蜡丸

藤黄四两,制法见黎洞丸内　　天竹黄无真者,九转南星代之

红芽大戟　刘寄奴　血竭各三两　孩儿茶　雄黄各三两　朴硝一两　当归尾一两五钱　铅粉　汞即水银　乳香　麝香各三钱　琥珀二钱

各研极细末，称准和一处，将水银同铅粉，在铁锅内，火上热研成末，入前药内，共研匀；用炼净黄蜡二十四两，放磁器内，坐滚水中化开，将药入内搅匀。病重者每丸一钱，病轻者每丸五分，热黄酒调服；倘受伤至重，连服数次，服药后，饮酒出汗更妙。又治一切恶疮，以香油化开，敷之甚效。

【方歌】三黄宝蜡琥天竹，大戟儿茶硝寄奴，雄竭藤黄铅粉汞，乳归麝碾去其粗。蜡丸黄酒热调服，外治恶疮油化敷，能疗金疮伤损证，续筋瘀散痛全无。

黎洞丸

三七　生大黄　阿魏　孩儿茶　天竹黄　血竭　乳香　没药各二两　雄黄一两　山羊血五钱，无真者，以小子羊鲜心血代之

冰片　麝香　牛黄各二钱五分，以上各研细末　藤黄二两，以秋荷叶露泡之，隔汤煮十余次，去浮沉，取中，将山羊血拌入，晒干

取秋露水化藤黄，拌药捣千余下，如干，加炼蜜少许，为丸，重一钱，黄蜡封固。每用一丸，黄酒化服；外敷亦用黄酒磨涂此药。如在夏天修和，取天落水拌之为丸。

【方歌】黎洞金疮跌扑伤，发背痈疽诸恶疮，瘰疬刑伤疯犬咬，蜂蛇蝎毒服敷良。三七大黄冰麝魏，儿茶天竹竭藤黄，羊血牛雄黄乳没，秋露和丸酒化强。

桃花散见发无定处血箭

如圣金刀散见足部脱疽

生肌玉红膏　陀僧膏　八珍汤　独参汤　月白珍珠散俱见溃疡门

花蕊石散见发无定处血痣

箭头入肉附:毒箭

箭头入肉钳不出,解骨丸纳羊脂敷,燋铜毒箭金汁解,射菵中人蓝汁涂。

【注】箭头嵌入肉内,钳不出者,宜解骨丸纳伤口内,外用羊肾脂细嚼贴之。觉痒忍之,极痒箭头渐冒,撼动拔出,即以人尿洗之,贴陀僧膏,日换,伤口自敛。又有毒箭二种,交广蛮夷用燋铜作箭镞甚毒,人若中之,才伤皮肉,便闷脓沸烂而死,急饮金汁,外亦用金汁抹之。若金汁一时不得,即灌人粪汁并外敷之,非此不能解毒也。又一种以毒药喂箭,名为射菵,人若中之甚毒,急用葛氏方用蓝锭汁一碗灌之,外亦用涂抹伤处;一法用大豆、猪、羊血,内服外敷,解毒亦效。又箭镞不出者,捣鼠肝涂之,或鼠脑捣涂即出。

解骨丸

蜣螂研　雄黄研　象牙末各等分

共和匀,炼蜜为丸,如黍米大,纳伤口处。

【方歌】解骨丸能拔箭镞,蜣螂雄黄功效速,象牙末加蜜炼丸,大如黍米纳伤处。

陀僧膏见溃疡门

铁针入肉

铁针入肉随气游,走向心胸险可愁;乌鸦翎灰酒调服,膏贴针出始免忧。

【注】凡铁针误入肉中,无眼者不动,有眼者随气游走,若走向心窝胸膛者险。急用乌鸦翎数根,炙焦黄色,研细末,酒调服一钱或二钱俱可;外用神圣膏贴三五次,其针自出。前法用在一二日间效。

神圣膏

用车脂輂油,不拘多少,研如膏,调磁石末,摊纸上,如钱许,贴之,每日二换。

铁针误入咽喉

误吞铁针入咽喉,急饮蛤蟆血数头,针不即吐笆篱散,或食饴糖出不留。

【注】铁针误入咽喉,无药可施,宜用癞虾蟆数个,将头剁去,倒垂流血,以碗接之,得一杯许,灌入喉中,移时连针吐出,针自软曲。一方用旧笆篱煅存性,研末,每服三钱,黄酒调服,亦能化针。或用饴糖一斤,食尽便出。

误吞铜钱

误吞铜钱虽无疼,久留腹中病必成,荸荠能化坚为软,多食无伤可化铜。

【注】误吞铜钱,多食荸荠,即能化坚为软。若误吞铁、骨等物,肠中不能转送觉坠者,多食青菜、猪脂,自然送入大肠,与粪同出甚效。

骨鲠咽喉

骨鲠咽喉最可忧,吐咽刺痛碍咽喉;鱼骨须用鸭涎灌,兽骨狗涎灌即瘳。

【注】此证由咽物急迫,骨鲠于咽喉,妨碍饮食,吐咽刺痛,宜急治之。然有鱼骨、兽骨之分,误吞鱼骨者,用河中养蓄活鸭,倒挂垂涎,以磁碗接下,令患人仰卧频灌,其骨尽化;误吞兽骨者,用狗一只,倒挂接涎,如前法频灌,其骨尽化,俱效。若失治,咽喉肿痛溃脓,宜用冰硼散吹之,不可妄服凉药。若骨势大者,与饮食难下,饿倒胃气者,俱属难救。

冰硼散见口部鹅口疮

杖　疮

杖疮须宜看其形，已破未破要分明。清凉拈痛膏破用，敷之消肿并止疼。未破瘀血须当砭，汤剂急宜用大成。玉红膏贴瘀腐痛，搽之新肉自然生。

【注】此疮有已破、未破之分。已破者，随杖后用清凉拈痛膏敷之，疼肿即消；未破瘀血内攻者，急宜砭去瘀血，内服大成汤，便通自愈。如伤处瘀腐作疼者，生肌玉红膏搽之，自然腐化新生，其效甚捷。

清凉拈痛膏

如意金黄散一两，加樟脑末三钱和匀，又用生白石灰块三四斤许，以水泡开，水高石灰二三指，露一宿，将石灰面上浮起油水结如云片者，轻轻带水起入碗内。有水一钟，对香油一钟，竹箸搅百转，自成稠膏，调前药稀稠得所。不用汤洗，遍敷伤处，纸盖布扎，夏月一日，冬月二日，方用葱汤淋洗干净，仍再敷之，以肿消痛止为度。

【方歌】清凉拈痛金黄散，加入樟脑末三钱，杖疮破后多疼痛，石灰水油调敷痊。

大成汤见跌扑

生肌玉红膏见溃疡门

如意金黄散见肿疡门

夹　伤

夹伤禁用药贴敷，朱砂烧酒可调涂。琼液散服随饮醉，肿势必消痛自除。复受重刑溃破者，代杖汤药速宜图。气血弱者当大补，六真膏贴痛即无。

【注】夹伤即挤伤也。禁用敷药、膏药及泥涂等法，恐后必作肿成脓。受刑初，宜服代杖丹以护心，随用银朱或朱砂末，烧

酒调敷伤处;再着一人,以手十指尖轻啄患者脚心,先觉痒,次觉疼为止;次着一二人,以笔管于患者脚面上,轻轻赶之,助通血脉,候伤处凹者突起,四围肿大为度。即服琼液散,随饮至醉,次日揩去所敷银朱,只用洗枝伤汤,日烫二三次;次日再服琼液散,其肿自消,痛即止矣。如复受重刑,以致破溃者,外贴琼液膏,内服代杖汤,继宜大补气血,易于收功。生肌时,换贴六真膏,其效甚捷。

代杖丹

丁香 苏木 蚯蚓去土 无名异 丹皮 肉桂 木鳖子乳香 没药 自然铜各一两,火煅,醋淬七次

右为末,炼蜜和丸,二钱重。用一丸,黄酒化下。

【方歌】代杖护心血不攻,丁香苏木蚓无名,丹皮肉桂木鳖子,乳香没药自然铜。

琼液散

闹羊花择去梗、蒂、蕊、叶,洗去灰沙,晒干,砂锅微焙

为末,每服五分,壮者七分。先饮醇酒至半酣,次用调药服下,再饮至大醉为度,静卧勿语,语则发麻。至次日其麻方解,消肿止疼,其功甚捷。连服三五次,弱者间一日再服。

【方歌】琼液散消瘀血滞,预酌酒至半酣时,闹羊花末调服下,琼浆复饮醉如痴。

洗杖汤

陈皮 透骨草 南星 天门冬 地骨皮 天灵盖各五钱象皮一两,切碎

水煎浸洗,日三二次。

【方歌】洗杖汤陈透骨星,天冬地骨共天灵,象皮水煎日勤洗,夹伤消肿又除疼。

琼液膏

当归尾 闹羊花 红花 白芷 蒲黄各二两

香油一斤,浸药七日,炸枯去渣;入白蜡、黄蜡各一两,溶化尽,绢滤净;稍温再入冰片六分,没药、乳香末各六钱,搅匀摊贴。

【方歌】琼液膏贴夹伤破,归闹红花芷蒲黄,油炸又下白黄蜡,再加冰片没乳香。

代杖汤

乳香　没药　苏木各二钱　蒲黄　木通　枳壳麸炒　甘草生　当归尾　丹皮　木耳　穿山甲各一钱,炙,研　土木鳖五个,焙

酒、水煎服。

【方歌】代杖汤医夹伤验,乳没蒲黄通枳甘,归尾丹皮鳖木耳,酒煎苏木炙穿山。

六真膏

樟脑三两　孩儿茶　滴乳香　血竭　没药　三七各三钱

共为末,用猪脂油十二两,碗盛水煮化,将药入油内,和匀摊贴。

【方歌】六真膏贴夹杖伤,樟脑儿茶滴乳香,竭没三七脂油化,和敷诸疮也相当。

竹木刺入肉

诸刺入肉系外伤,蝼蛄捣涂最为良。如刺已出仍作痛,再涂蝼蛄即无妨。

【注】诸刺入肉,外伤之证也。软浅者,以针拨出;硬深者,捣蝼蛄涂之,少时即出。如刺已出,而仍作痛者,再以蝼蛄涂之即愈。

破伤风

皮肉损破外伤风,初觉牙关噤不松,甚则角弓反张状,吐涎抽搐不时宁。四因动静惊溃审,陷缩神昏不语凶。在表宜汗里宜下,半表半里以和平。

【注】此证由破伤皮肉，风邪袭入经络。初起先发寒热，牙关噤急，甚则身如角弓反张之状，口吐涎沫，四肢抽搐，无有宁时，不省人事，伤口锈涩。然伤风有四：因动受、静受、惊受、疮溃后受，皆可伤风。动而受者，怒则气上，其人跳跃，皮肉触破，虽被风伤，风入在表，因气血鼓旺，不致深入，属轻。静受者，起作和平之时，气不充鼓，偶被破伤，风邪易于入里，属重。惊受者，惊则气陷，偶被伤破，风邪随气直陷入阴，多致不救属逆。若风邪传入阴经者，则身凉自汗，伤处反觉平塌陷缩，甚则神昏不语，喝口舌短，其证贵乎早治，当分风邪在表、在里，或半表半里，以施汗、下、和三法。如邪在表者，寒热拘急，口噤咬牙，宜服千里奔散，或雄鼠散汗之；次以蜈蚣星风散频服，追尽臭汗。如邪在里者，则惊而抽搐，脏腑秘涩，宜江鳔丸下之。如邪在半表半里无汗者，宜羌麻汤主之。若头汗多出，而身无汗者，不可发汗，宜榆丁散和之；若自汗不止，二便秘赤者，宜大芎黄汤主之。又有发表太过，脏腑虽和，自汗不止者，宜防风当归散服之。发表之后，表热不止者，宜小芎黄汤服之。攻里之后，里热不止，宜瓜石汤服之。若伤时血出过多，不可再汗，宜当归地黄汤主之。

至于生疮溃后受风者，因生疮，溃而未合，失于调护，风邪乘虚侵入疮口，先从疮围起粟作痒，重则牙紧，项软，下视，不宜发汗，误汗令人成痉，当以参归养荣汤加僵蚕主之，先固根本，风邪自定。若手足战掉不已者，宜朱砂指甲散主之；若痰盛抽搐身凉者，宜黑花蛇散主之。外治之法，遇初破之时，一二日间，当用灸法，令汗出其风邪方解。若日数已多，即禁用灸法，宜羊尾油煮微熟，绢包乘热熨破处，数换，拔尽风邪，未尽者，次日再熨，兼用漱口水洗之，日敷玉真散，至破口不锈生脓时，换贴生肌玉红膏，缓缓收敛。

【按】刘完素只论三阳汗、下、和三法，而不论三阴者，盖风邪传入阴经，其证已危。如腹满自利，口燥咽干，舌卷囊缩等类，皆无可生之证,故置而不论也。

千里奔散

用行远路骒蹄心,阴阳瓦煅存性,研细。每服三钱,热黄酒冲服。

【方歌】千里奔散破伤风,口噤拘急寒热攻,骒蹄火煅存性研,每服三钱黄酒冲。

雄鼠散

活雄鼠一枚,用铁线缚绕,阴阳瓦煅存性,研为细末。作一服,热黄酒调下。

【方歌】雄鼠破伤风居表,活鼠一枚铁线绕,阴阳瓦煅存性研,酒调尽服风邪了。

蜈蚣星风散

蜈蚣二条　江鳔三钱　南星　防风各二钱五分

共研细末,每用二钱,黄酒调服,一日二服。

【方歌】蜈蚣星风邪未散,搜风发汗去风源,南星江鳔防风末,酒服经络自通宣。

江鳔丸

天麻　雄黄各一钱　蜈蚣二条　江鳔　僵蚕炒　野鸽粪各五分,炒

共研细末,作两分,一分饭丸如梧桐子,朱砂为衣;一分加巴豆霜二分五厘,饭丸如梧桐子大。每用朱砂药二十丸,加巴豆药一丸,二服加二丸,白滚水送下,至便利为度;再服朱砂药,病愈即止。

【方歌】江鳔破伤风入里,惊兼抽搐下之宜,天麻蜈蚣僵鸽粪,雄黄巴霜丸朱衣。

羌麻汤

羌活　麻黄　川芎　防风　枳壳麸炒　白茯苓　石膏煅　黄芩　细辛　甘菊花　蔓荆子　前胡　甘草各七分,生　白芷

薄荷各五分

生姜三片,水二钟,煎八分服。

【方歌】羌麻汤芎风枳壳,苓芷石膏芩薄荷,细辛菊蔓前甘草,发汗破伤风即瘥。

榆丁散

防风　地榆　紫花地丁　马齿苋各五钱

共研细末,每服三钱,温米汤调下。

【方歌】榆丁破伤风为患,头汗身无不宜散,此药米汤服解和,防榆地丁马齿苋。

大芎黄汤

黄芩　羌活　大黄各二钱　川芎一钱

水煎服,以微利为度。

【方歌】大芎黄治破伤风,汗多便秘小水红,水煎黄芩与羌活,大黄切片共川芎。

防风当归散

防风　当归　川芎　生地各二钱五分

水煎服。

【方歌】防风当归表太过,脏腑虽调汗出多,只将四味水煎服,川芎生地共相和。

小芎黄汤

川芎三钱　黄芩二钱　甘草五分,生

水煎温服。

【方歌】小芎黄汤发散后,表热犹存用此医,芎芩甘草煎温服,退热除根神效奇。

瓜石汤

瓜蒌仁九钱　滑石一钱五分　苍术米泔水浸,炒　南星　赤芍　陈皮各一钱　白芷　黄柏　黄芩　黄连各五分　甘草二分,生生姜三片,水三钟,煎一钟服之。

【方歌】瓜石芍芷柏芩连,苍术南星陈草煎,医治破伤风下后,热犹不解服之痊。

当归地黄汤

当归　熟地　川芎　藁本　白芍酒炒　防风　白芷各一钱

细辛五分

水煎服。

【方歌】当归地黄芎藁本,白芍防风芷细辛,破伤之时血出甚,服此滋荣风不侵。

参归养荣汤

人参　当归　川芎　白芍酒炒　熟地　白术土炒　白茯苓

陈皮各一钱　甘草五分,炙

生姜三片,红枣肉二枚,水煎服。

【方歌】参归养荣荣卫虚,溃疮失护风邪居,生姜三片一枚枣,八珍汤内入陈皮。

朱砂指甲散

人手足指甲烧存性,用六钱　朱砂　南星　独活各二钱

共研细末,每用四钱,热黄酒调下。

【方歌】朱砂指甲散神效,破伤风侵手足摇,每用四钱热酒服,南星独活指甲烧。

黑花蛇散

麻黄一两,炙　黑花蛇六钱,即乌蛇,酒浸　天麻　白附子

干姜　川芎　附子制　草乌各五钱,泡,去皮　蝎梢二钱五分

共研细末,每服一钱,热黄酒调下,日二服。

【方歌】黑花蛇散蝎麻黄,天麻白附子干姜,川芎附子草乌泡,善却风痰医破伤。

玉真散

白芷　南星　白附子　天麻　羌活　防风各一两

共研细末,唾津调浓,敷伤处。如破伤风初起,角弓反张,牙关紧急,每用三钱,热童便调服亦妙。

【方歌】玉真散芷共南星,白附天麻羌活风,破伤风袭传经络,热酒调服立奏功。

生肌玉红膏见溃疡门

发 痉

溃疡发痉类破伤,有汗为柔无汗刚,脓血出多成此证,补正驱邪要审详。

【注】此证势类破伤风,牙紧体强,肢搐背反,有汗曰柔痉,无汗曰刚痉,由溃痉亡血过多所致。治宜大补气血,以十全大补汤加钩藤钩、栀子、天麻。服之不应者,服独参汤;手足逆冷加桂、附,误作风痉,汗之则危。

十全大补汤　独参汤俱见溃疡门

汤火伤

汤烫火烧皮烂疼,疱起挑破使毒轻,烦躁作呕防毒陷,便秘神昏气喘凶。

【注】此证系好肉暴伤,汤烫火烧,皮肤疼痛,外起燎疱。即将疱挑破,放出毒水,使毒轻也。其证虽属外因,然形势必分轻重。轻者施治应手而愈,重者防火毒热气攻里,令人烦躁、作呕、便秘,甚则神昏闷绝。初伤用冷烧酒一钟,于无意中望患者胸前一泼,被吃一惊,其气必一吸一呵,则内之热毒,随呵而出矣。仍作烦闷者,以新童便灌之。外初用清凉膏涂之,解毒止痛,不致臭烂;次以罂粟膏涂之。痛止生脓时,换黄连膏贴之收敛。火毒攻里者,宜四顺清凉饮服之,务令二便通利,则毒热必解。初终禁用冷水、井泥浸溻伤处,恐热毒伏于内,寒滞束于外,致令皮肉臭烂,神昏便秘,端肩气喘,多致不救。外花炮火药烘燎者,治法同前。

罂粟膏

罂粟花十五朵,无花以壳代之

香油四两,将罂粟炸枯,滤净,入白蜡三钱溶化尽,倾入碗内,待将凝之时,下轻粉二钱,搅匀炖水中,令冷取出。临用时,抿脚挑膏,手心中捺化,搽于伤处,绵纸盖之,日换二次,其痛自止。次日用软帛挹净腐皮,再搽之。

【方歌】罂粟膏医汤火烧,香油罂粟共煎熬,白蜡更兼真轻粉,患上搽涂痛即消。

清凉膏

水泼开石灰末一升,加水四碗,搅浑澄清;取清汁一碗,加香油一碗,以筯顺搅数百转,其稠粘如糊,用鸡翎蘸扫伤处。

黄连膏见鼻部鼻疮　　四顺清凉饮见面部痄腮

冻 疮

冻疮触犯严寒伤,气血肌肉硬肿僵,凉水揉渐觉热散,大忌烘火立成疮。

【注】此证由触犯严寒之气,伤及皮肉着冻,以致气血凝结,肌肉硬肿,僵木不知痛痒。即在着冻之处,垫衣揉搓,令气血活动;次用凉水频洗觉热,僵木处通活如故则已。若日久冻僵,疙瘩不散,用冰一块,绢包渐之,以僵疙瘩化尽为度,此从治之法也。若暴冻即着热,或进暖屋,或用火烘汤泡,必致肉死损形,轻则溃烂,重则骨脱筋连,急剪去筋,否则浸淫好肉。初治宜人参养荣汤,加醇酒服之;溃烂者,外按痈疽溃疡治法。亦有经年不愈者,用独胜膏敷之甚效。

独胜膏

于六月初六、十六、二十六日,用独头蒜杵烂,日中晒热,涂于冻发之处,即于日中晒干。忌患处著水。

人参养荣汤见溃疡门

人咬伤

人咬系受牙毒伤,肿痛臭烂异寻常。始终惟宜童便洗,蟾酥条饼功最良。

【注】此伤由人牙齿食用炙煿之物,渐渍有毒,故一受其伤,则肿痛臭烂,异于寻常。初咬时,用热童便浸伤处,洗去牙黄污血,贴蟾酥饼,以万应膏盖之,出微脓即愈。若失治,则烂痛发肿,仍用童便浸洗;次用油纸捻点火,于患处熏之良久,插蟾酥条如伤口大,作饼罨上,万应膏盖之。俟肿消时,用葱白二两,甘草五钱,水煎,日洗一次,换生肌玉红膏,盖贴万应膏收口。一法:随于咬后,即用童便洗之,大粪涂之;肿溃时,人中黄熬汤时洗。较诸治法尤觉神效。

蟾酥饼 蟾酥条俱见疔疮门

万应膏 生肌玉红膏俱见溃疡门

马咬伤

马咬伤时损肌肉,栗子嚼烂敷患处。若逢毒气入里者,马齿苋汤速宜服。

【注】此伤用栗子嚼烂敷之。毒气入里,心烦呕闷者,马齿苋煎汤,饮之即效;外用马鞭子挽手及鞭穗,煅灰存性,研末,猪脂捣合贴之,俱效。

熊虎狼伤人

熊虎狼伤致成疮,内外服洗葛根汤,青布燃熏铁汤洗,独窠栗子嚼涂伤。

【注】熊、虎、狼牙爪,伤人皮肉成疮者,初宜葛根浓煎,内服一二钟,外洗日十度;或煮生铁有味者洗之。又用青布急卷为绳,燃着纳竹筒中,注疮口熏之出毒水;次宜独窠栗子,生嚼涂伤口效。

疯犬咬伤

疯犬咬伤毒最深,刺吮粪灸尿洗淋,顶心红发当拔去,三年禁忌保终身。

【注】犬因五脏受毒而成疯犬,故经其咬,必致伤人,九死一生之证也。初被咬时,急就咬处刺令出毒血,以口含浆水吮洗伤处。或以拔法拔之,或以人尿淋洗,拭干,即用核桃壳半边,以人粪填满,罨在咬处,上着艾灸之,壳焦粪干再易;灸至百壮,以玉真散唾津调敷,次日再灸,渐灸至三五百壮为度。于初灸时,即服扶危散,逐恶物血片,从小水中出;若毒物血片堵塞茎中,致小水涩滞若淋者,即服琥珀碧玉散,以通利之。被咬之人,顶心有红发一根,速当拔去。一法:用豆豉研末,香油调稠,丸如弹子大,常揩拭所咬处;掐开看豉丸内,若有狗毛茸茸然,此系毒气已出,易丸再揩,至无茸毛方止,甚效。始终禁忌,必当慎重,终身忌食狗肉及蚕蛹、赤豆;百日内忌见麻物,忌饮酒;三年内忌食一切毒物及房事,可常食杏仁,以防其毒。若治迟,犬毒入心,烦乱腹胀,口吐白沫者,用虎头骨、虎牙、虎胫骨为末,酒调二钱服之;若发狂叫唤,人声似犬声,眼神露白者逆。终始犯禁忌者不救。

扶危散

斑蝥按日数用之。如犬咬已竟七日用七个,十日用十个,去翅、足,加糯米同炒,去米　滑石一两,水飞　雄黄一钱　麝香二分

共研细末,每服一钱,温酒调下,不饮酒者米汤调下。

【方歌】扶危散治疯犬咬,斑蝥糯米一同炒,滑石雄黄与麝香,研加酒服毒即扫。

琥珀碧玉散

滑石六两　甘草一两　琥珀五钱　青黛八分

共研细末,每服三钱,灯心煎汤调下。

【方歌】琥珀碧玉用六一,黛珀同加研极细,灯心汤调服三

钱,滑涩能医小水利。

疯犬咬伤拔法

用砂烧酒壶两个,盛多半壶烧酒,先以一壶上火令滚无声,倾去酒,即按在破伤疮口,拔出污黑血水,满则自落;再以次壶仍按疮口,轮流提拔,以尽为度,其证立愈。

玉真散见破伤风

蛇咬伤

蛇咬伤时即饮醋,仍宜用绳扎患处,再服五灵共雄黄,肿消口合自如故。

【注】凡被蛇咬伤者,即时饮好醋一二碗,使气不随血走,以绳扎伤处两头。若昏困,宜用五灵脂五钱,雄黄二钱五分,共为末,酒调二钱灌之。少时咬处出黄水,水尽则肿消,以雄黄末掺之,口合而愈。

马汗驴涎入疮

溃疮误犯马汗伤,焮痛紫肿疮四旁。急砭肿处出紫血,乌梅嚼烂涂敷良。患者烦热毒攻腹,强弱量服马苋汤。更有驴涎入疮者,冬瓜青皮末敷疮。

【注】此证系溃疮未合,误入马汗之毒,以致疮口四旁,忽复焮痛紫肿。宜急砭肿处,令出紫血,乌梅嚼烂涂于疮上。若患者烦闷发热,恐毒入腹,以致不救,急用醇酒浓煎马齿苋饮之,尽醉为效。但马齿苋其性寒滑,凡疮溃未合,气血未复,而又受此汗毒,必量人壮弱,用一两或五钱。更有驴涎入疮者,形证与马汗毒同,宜用冬瓜片下青皮,晒干研末敷之,熬汤洗之亦可;毒甚者,亦用马齿苋酒饮之立效。

蜈蚣咬伤

蜈蚣咬伤用雄鸡,倒控鸡涎手蘸之,抹搽伤处痛立止,甚饮鸡血最相宜。

【注】此伤取雄鸡倒控少时,以手蘸鸡口内涎抹搽伤处,其痛立止;甚者,生鸡血乘热饮之,立效。

蝎螫蚕咬

蝎螫急取大蜗牛,捣烂涂之痛立休;蚕咬须将苎根捣,取汁搽涂患即瘳。

【注】凡蝎螫,取大蜗牛一个,捣烂涂之,其痛立止。一时不得蜗牛,即将螫处挤去毒水,急用膏药烤热贴之,亦能止痛。蚕咬者,用苎根捣汁涂之即愈。

射工伤

射工伤人必痒痛,甚则骨肉烂成疡。豆豉捣敷白芷洗,已烂海螵蛸末良。

【注】射工,即树间杂毛虫也,又名瓦刺虫。人触着,则能放毛射人,初痒次痛,势如火燎,久则外痒内痛,骨肉皆烂,诸药罔效。用豆豉清油捣敷痛痒之处,少时则毛出可见,去豆豉用白芷煎汤洗之。如肉已烂,用海螵蛸末掺之,即愈。

天蛇疮

天蛇疮发肌肤中,似癞非癞是其形,证因草内蜘蛛毒,复被露水侵始生。

【注】此证生于肌肤,似癞非癞,是草中花蜘蛛螫伤,复被露水所侵而致。法宜秦艽一味煎汤,徐徐饮之;外敷二味拔毒散甚效。

二味拔毒散见肿疡门

蚯蚓伤

蚯蚓咬伤受毒气,眉髯脱落全无迹。法用盐汤频频洗,久则其毒自然去。

【注】蚯蚓咬伤,即受蚯蚓之毒。令人眉髯皆落,状如大麻风,但夜则蚓鸣于体中为异耳。宜用盐汤频频洗之,其毒自去。

蠼螋伤

蠼螋隐壁尿射人,误着皮肤水疱淫,痛如火烙如豆大,盐汤二味拔毒侵。

【注】此虫一名多脚虫,藏于壁间,以尿射人。若误中其毒,令人皮肤起燎浆水疱,痛如火烙,初如饭糁,次如豆大。宜盐汤绵溻疮上,数换即消;甚则毒延遍身,搔痒不休,宜二味拔毒散敷之甚效。

二味拔毒散见肿疡门

百虫入耳

虫偶入耳勿惊慌,烧肉香气近耳旁,独坐夜灯引虫出,麻油滴耳使虫殃。

【注】百虫偶然误入耳中(如蝇、蚊小虫),以麻油数点滴入耳窍,虫即死取出。如蚰蜒等物入者,以肉炙香,置于耳旁,虫闻香自出。夜间暗入者,切勿惊慌响叫,逼虫内攻,宜端坐点灯光向耳窍,其虫见光自出。若对面有人,其虫不出,人皆旁避方效。

御纂医宗金鉴　卷七十六

婴儿部

赤游丹毒

胎毒初患赤游丹,腹肢先后内外参。内服外贴兼砭血,红轻紫重黑难痊。

【注】小儿赤游丹之证,皆由胎毒所致。欲发之时,先身热,啼叫、惊搐不宁,次生红晕,由小渐大,其色如丹,游走无定。起于背腹,流散四肢者顺;起于四肢,流入胸腹者逆。或初生之后,外用热水洗浴,兼以火烘衣物,触动内毒,遂成此证。治之者,先宜砭出恶血,看血色红者轻,紫者重,黑者死。次宜牛、羊肉片,遍贴红晕处,微干再易,俟肉片不干,换如意金黄散,用蓝靛清汁调敷。内初服大连翘饮,次服消毒犀角饮。大便秘结,加生大黄三五分;若烦躁、唇焦、面赤者,宜服五福化毒丹;若失治,毒气入里,腹胀坚硬,声音雌哑,吮乳不下咽者,宜服紫雪散下之。一二日间,身轻腹软,热退身凉,砭处肉活,乳哺如常者生,反此者不治。

　大连翘饮

　连翘去心　当归　赤芍　防风　木通　滑石水飞　牛蒡子炒,研　蝉蜕去足,翅　瞿麦　石膏煅　荆芥　甘草生　柴胡黄芩　栀子生,研　车前子各五分

　水二钟,灯心二十根,煎八分,子与乳母同服。

【方歌】大连翘饮赤游丹,归芍防通滑蒡蝉,瞿麦石膏荆芥草,柴芩栀子共车前。

　消毒犀角饮

　犀角镑　防风各一钱　甘草五分,生　黄连三分,生

水二钟,灯心二十根,煎四分,徐徐服之。

【方歌】消毒犀角饮黄连,防风甘草共和煎,赤游丹毒啼惊搐,气粗身热服之安。

五福化毒丹

黑参 赤茯苓 桔梗各二两 牙硝 青黛 黄连 龙胆草各一两 甘草五钱,生 人参 朱砂各三钱 冰片五分

共研细末,炼蜜为丸,如芡实大,金铂为衣。每服一丸,薄荷、灯心煎汤化服。

【方歌】五福化毒清热速,疮瘤丹毒服即除,参苓桔草硝冰黛,黄连胆草黑参朱。

如意金黄散见肿疡门

紫雪散见舌部重舌

胎 瘤

婴儿初产患胎瘤,胎热瘀血是根由,色紫渐大熟透刺,放出脓汁自可瘳。

【注】此证由胎前孕母积热,以致胞热,更兼血瘀滞结而成。多生头上及胸乳间,初如李核,渐大如馒,色紫微硬,漫肿不甚疼痛。婴儿初生即有者,候过满月熟透,方可针之,放出赤豆汁或脓水汁,其肿即消。初服五福化毒丹,兼贴黄连膏;溃贴生肌玉红膏,生肌敛口。若满月后生者,必待脓鼓熟透针之。若瘤皮含血丝者,详注于红丝瘤。

五福化毒丹见赤游丹毒

黄连膏见鼻部鼻疮

生肌玉红膏见溃疡门

红丝瘤

婴儿初生红丝瘤,皮含血丝先天由,精中红丝肾伏火,相传患此终难瘳。

【注】此证一名胎瘤,发无定处,由小渐大。婴儿落草,或一二岁之间患之。瘤皮色红,中含血丝,亦有自破者。治法虽同胎瘤,但此患由先天肾中伏火,精有血丝,以气相传,生子故有此疾,终变火证,溃处亦难收敛。

胎癥疮

癥疮始发头眉间,胎中血热受风缠。干痒白屑湿淫水,热极红晕类火丹。

【注】此证生婴儿头顶,或生眉端,又名奶癣。痒起白屑,形如癣疥,由胎中血热,落草受风缠绵,此系干癥;有误用烫洗,皮肤起粟,搔痒无度,黄水浸淫,延及遍身,即成湿癥。俱服消风导赤汤,干者抹润肌膏;湿者用嫩黄柏头末,与滑石等分撒之。脓痂过厚,再以润肌膏润之。又有热极皮肤火热,红晕成片,游走状如火丹,治法不宜收敛,只宜外发,宜服五福化毒丹,亦以润肌膏抹之;痒甚者,俱用乌云膏搽之。乳母俱忌河海鱼腥、鸡、鹅、辛辣、动风、发物,缓缓自效。

消风导赤汤

生地　赤茯苓各一钱　牛蒡炒,研　白鲜皮　金银花　南薄荷叶　木通各八分　黄连酒炒　甘草各三分,生

灯心五十寸,水煎,徐徐服。

【方歌】消风导赤医胎癥,疏风清热蒡黄连,白鲜生地赤苓薄,银花灯草木通甘。

乌云膏

松香末二两　硫黄末一两

研匀,香油拌如糊,摊南青布上少半指厚,卷成条,线扎之;再用香油泡一日,取出刮去余油,以火点着一头,下用粗碗接之,布灰陆续剪去,取所滴药油,浸冷水内一宿,出火毒抹用。

【方歌】乌云膏搽胎瘢疮,油拌松香末硫黄,布摊卷扎香油泡,火燃去灰用油良。

润肌膏见头部白屑风

五福化毒丹见赤游丹毒

痘　痈

痘痈毒留经络中,发无定处肿不红,留于肌肉为治易,结于骨节难成功。

【注】此证因出大痘,浆灌不足,以致毒浆不得透发,留结经络之中,随处可生。小如李者为毒,大如桃者为痈,漫肿不红,亦无焮痛,身热多烦。若生单个者,毒在肌肉属顺,易治;连发数处者,船小载重属险;若结于骨节之间,或成对发出者,其毒已盛,溃破之后,渗泄气血,不能敛口属逆。初发不可强消,俱宜服透脓散,外敷乌龙膏;脓熟针之,加味太乙膏贴之;若气血虚弱者,兼服保元汤。溃后潮热全退,毒气方净,否则他处又发。忌生冷、硬面、发物。

保元汤

人参　白术土炒　当归　黄芪各一钱　甘草三分,炙

生姜一片,红枣肉二枚,水二钟,煎八分,食远服。

【方歌】保元汤补真元气,脾胃虚弱服更宜,人参白术炙甘草,当归姜枣共黄芪。

透脓散　乌龙膏俱见肿疡门

加味太乙膏见溃疡门

葡萄疫

葡萄疫同葡萄状,感受疬疫郁凝生。遍身发点青紫色,毒攻牙齿类疳形。

【注】此证多因婴儿感受疬疫之气,郁于皮肤,凝结而成。大、小青紫斑点,色状若葡萄,发于遍身,惟腿胫居多;甚则邪毒攻胃,以致牙龈腐烂,臭味出血,形类牙疳,而青紫斑点,其色反淡,久则令人虚羸。初起宜服羚羊角散,久虚者,宜服胃脾汤,米疳水漱口。以非疳散日擦四五次即效。近见中年之人下虚者:亦患此证,治法同前。

羚羊角散

羚羊角镑　麦冬去心　黄芩　知母　牛蒡子炒,研　防风　元参各八分　甘草二分,生

水二钟,淡竹叶十片,煎六分,食远服。

【方歌】羚羊角散麦冬芩,知蒡防风草元参,葡萄疫发初宜服,煎加竹叶效如神。

胃脾汤

白术土炒　远志去心　麦冬去心　沙参　茯神　陈皮各六分　五味子　甘草各五分,炙

水二钟,煎六分,食远服。虚弱自汗者,去沙参,加人参、黄芪各五分。

【方歌】胃脾汤治葡萄疫,日久虚添羸弱宜,术远麦冬五味子,沙参甘草茯陈皮。

非疳散

冰片四分　人中白煅去臭气,存性　五倍子各一两,炒茶褐色,存性

共研细末;先用米泔水漱口,后擦此药。

【方歌】非疳中白煅五倍,二味同研冰片兑,医治诸疳患处

擦,清热止疼去臭秽。

胎惊丹毒

胎惊丹毒面初生,形如水痘根微红,时出时隐延颈项,继发丹毒赤游同。

【注】此证因孕母受惊,传袭子胎。婴儿初生之后,周岁以上,忽两眼胞红晕,面色青黯,烦热夜啼,或面如胭脂,此属伏热在内,散发于面,状如水痘,根脚微红,时出时隐,延及颈项,继发丹毒。初用四圣散洗目,其形色顺逆,治法皆同赤游丹。若此患延及胸乳,痰喘抽搐,此属火毒攻里,防变惊风,宜服百解散、五和汤救之。

四圣散

木贼　秦皮　红枣子　灯心　黄连各五钱

共研粗末,每用二钱,水一钟,煎七分,去渣,频洗两目。

【方歌】四圣散治热毒侵,木贼秦皮枣灯心,再入黄连研粗末,煎汤去渣洗目频。

百解散

干葛二两五钱　升麻　赤芍各二两　甘草一两五钱,生　黄芩一两　麻黄七钱五分,炙　肉桂二钱五分,拣薄者,刮去粗皮

共研粗末,每服二钱,水一钟,姜二片,葱一根,煎七分,不拘时温服。

【方歌】百解惊丹毒内攻,煎服不致变惊风,干葛麻黄芩桂草,升麻赤芍共姜葱。

五和汤

大黄　枳壳麸炒　甘草各七钱五分,炙　赤茯苓　当归各五钱,酒洗

共研粗末,每服二钱,水一钟,煎七分,不拘时服。

【方歌】五和甘草并当归,赤苓枳壳大黄随,惊丹延乳添抽

搐,煎服火毒即刻推。

滞热丹毒

滞热丹毒赤游形,伤乳多食滞热生,较之赤游走缓慢,先宜消食次宜清。

【注】此证初发,形若赤游丹,较之赤游丹游走缓慢。因婴儿乳食过多,不能运化,蕴热于内,达于肌表而生。发热面赤,口酸,舌有黄胎,宜服保和丸,先消食滞。若唇焦便秘者,宜一捻金服之;丹毒仍作者,宜犀角散服之。其余治法,俱按赤游丹。

保和丸

白茯苓　半夏制　山楂肉　神曲各一两,炒　陈皮　萝卜子炒　连翘各五钱,去心

右研细末,粥丸如梧桐子大。每服三十丸,白滚水化下。

【方歌】保和丸用茯苓夏,陈皮萝卜子山楂,神曲连翘丸水服,能消乳积效堪嘉。

一捻金

人参　大黄　黑丑　白丑　槟榔各等分

共为细末,每服一字,蜜水调下。

【方歌】一捻金医食火积,唇焦便秘服通利,大黄黑白丑人参,槟榔为末须加蜜。

犀角散

犀角屑　升麻　防己　山栀生　朴硝　黄芩　黄芪各一钱　牛黄五分

右为细末,每服五分,竹叶煎汤调下,量儿加减用之。

【方歌】犀角散消丹毒赤,升麻防己共山栀,硝芩黄芪牛黄末,竹叶汤调服无时。

婴儿疮疡

婴儿疮疡乳火成,因食厚味滞火凝,更兼六淫气感受,肿溃治法按疽痈。

【注】凡婴儿生疮疡小疖,多由乳母七情之火,或过周岁能饮食者,由过食干焦厚味,而生滞火,更兼六淫之气感受,皆能成之。但发表、攻里、托里、消毒等法,及肿溃外治,俱按痈疽肿疡、溃疡门。婴儿纯阳,火证居多,非峻剂不能胜其病,但肌体脏腑柔脆,应效即止,不可过剂。

垂 痈

婴儿垂痈上腭生,喉前结肿色红疼,积热凝结宜刺破,服五福丹抹冰硼。

【注】此证生于喉前上腭,下垂如珠,红肿胀痛,不能吮乳。三四日后,宜用针刺一二分,放出脓血,其肿痛即减。由积热凝结而成,宜服五福化毒丹;兼用冰硼散,抹于痈处,日三抹之。乳母当忌鱼腥、辣物。

五福化毒丹见赤游丹毒
冰硼散见口部鹅口疮

胎 风

胎风初起皮色红,状如汤泼火烧同,证由孕母多积热,清胃汤服即有功。

【注】此证又名胎赤,婴儿初生,身热皮红,状如汤泼火烧,由孕母过食辛香热物,以致脾胃积热。乳母宜服清胃汤,婴儿亦饮少许,外皮焮赤,用煅石膏研细敷之。如无焮赤,乃孕母脾虚,用粳米粉敷之。若儿大,能食米面,身热皮红者,系腑热内蒸,湿气外乘之故,即名玉烂疮。宜如意金黄散,蜜水调敷,内服导赤

汤即效。

清胃汤见齿部牙齫

如意金黄散见肿疡门

导赤汤见口部口糜

脐 疮

脐疮儿脐被水伤,草纸烧灰敷最良。久而不愈风邪袭,恐发
风痫紧紧防。

【注】此证由水湿伤脐所致。若久不愈,则发抽搐,又因风
邪外袭也,恐变风痫。宜大草纸烧灰敷之,或加枯矾;或再加龙
骨烧灰等分,入麝香少许,撒之即效。

脐 突

脐突胎中积热生,总由孕母失调停。儿脐突出肿赤大,宜清
母子即脐平。

【注】此证儿脐突出,赤肿虚大是也。由孕母失于调停,儿
在胞胎,受母积热,既生之后,儿脐即肿。宜清母子之热,儿脐不
必敷治,恐反为害。如旬日外,儿脐忽肿,如吹不赤,捻动微响,
或惊悸作啼者,宜用白芍药汤加薏苡仁,令儿服之,外以外消散
敷之即愈。

白芍药汤

白芍一两,酒炒　泽泻五钱　甘草一钱二分,生　肉桂一钱,
拣薄者刮去粗皮

共研粗末,每用二钱,水一钟,煎四分,空心频服。脐下痛加
钩藤一钱,生姜一片,食盐五厘。

【方歌】白芍药汤泽泻甘,再加肉桂共粗研,专医脐肿惊啼
叫,空心煎服整二钱。

外消散

大黄　牡蛎各五钱,煅　朴硝二钱

共研细末,用活田螺数十枚,洗净,再以清水半盆养之,过宿取田螺清水,调药敷于患处,其螺仍放水中勿害,方效。

【方歌】外消散敷脐突冒,大黄煅牡蛎朴硝,活田螺用清水泡,过宿取水将药调。

阴　肿

阴肿之证小儿生,久坐阴湿寒气凝,或因怒叫气结闭,寒热虚实择可行。

【注】此证即古名脱囊。由久坐阴湿之地,为寒气所凝而成;间或有因怒叫气闭,结聚于下而成者,俱宜用桃仁丸主之。若寒气客于厥阴、少阴者,则阴囊肿痛,腹痛,冷汗,引缩二子入腹,痛止方出,谓之内吊,宜乌梅散、匀气散主之。有阴茎全缩不见,或不缩而阴囊肿大光亮,不燥不疼者,肝肾气虚也,宜橘核煎汤,调匀气散服之。囊肿及四肢俱肿,二便不利者,膀胱蕴热,风热相乘也,宜白牵牛散主之。若女儿阴户肿胀者,心热相传也,宜导赤汤服之,或五苓散用薏苡、车前子煎汤调服。外治法,俱敷立消散,甚效。

桃仁丸

桃仁七钱五分,去皮、尖,炒微黄　白蒺藜微炒,去刺　桂心丹皮各五钱　黑牵牛二钱五分,头末

右为细末,炼蜜和丸,如黍粒大。每服十丸,黄酒送下。

【方歌】桃仁丸逐阴肿疾,怒气闭结或湿袭,蒺莉牵牛桂丹皮,研末蜜丸如黍粒。

乌梅散

乌梅肉　甘草半生、半炙　元胡索各五钱　钩藤钩　乳香没药各二钱五分

共捣粗末,每服二钱,水一钟,煎七分服。

【方歌】乌梅散用乳香没,钩藤甘草元胡索,阴囊肿兼腹中疼,煎服必先研粗末。

匀气散

桔梗二两,炒　陈皮一两,去白　茴香炒　缩砂仁各五钱,炒　甘草四钱,炙　姜炭二钱五分

共研细末,每服五分或一钱,白滚水调下。

【方歌】匀气散因外寒侵,阴囊肿痛汗淋淋,桔梗陈皮甘草炙,茴香姜炭缩砂仁。

白牵牛散

白牵牛半生、半熟　甘草炙　橘红　白术土炒　桑白皮木通各一钱

水煎服。

【方歌】白牵牛散草橘红,白术桑白皮木通,阴囊相兼四肢肿,能逐膀胱热结壅。

五苓散

白术土炒　赤茯苓各一钱五分　猪苓　泽泻各一钱　桂心五分

水煎服。

【方歌】五苓白术桂心加,赤茯苓除心火邪,猪苓泽泻能分利,调和脏腑效堪夸。

立消散

赤小豆　风化硝　赤芍　枳壳　商陆各五钱,俱不宜见火,晒干,共研为末

用侧柏叶煎汤,候冷调敷肿处。

【方歌】立消阴囊肿痛注,因受风寒湿热毒,赤小豆与风化硝,芍枳同研加商陆。

导赤汤见口部口糜

脱　肛

小儿脱肛肺虚源,补中益气汤居先,肿硬作痛除积热,脏毒翻肛脏连丸。

【注】此证由小儿气虚,肛脱于外,用补中益气汤加羌活、白芍、煨姜主之。如肿硬疼痛者,有湿热在内,当用清热除湿之剂以清之;若生脏毒,肛门翻出者,以脏连丸为主。外治以五倍子、老葱头、朴硝煎汤洗之。肿用坎官锭子涂之,俱效。

　　补中益气汤见溃疡门
　　脏连丸见臀部痔疮门
　　坎宫锭子见肿疡门

肛门作痒

肛门作痒系虫伤,下唇必生小白疮,九味芦荟丸与服,外撒铜绿共雄黄。

【注】此证系小儿肛门作痒,由虫蚀也。视其下唇内,必生小白疮;或耳之前后,结小核如串珠者是也。书曰:下唇有疮,虫蚀其肛。宜用芦荟丸服之。外用雄黄、铜绿等分为末,撒之即效。

　　芦荟丸见齿部牙蚰

遗　毒

遗毒禀受结胎先,无皮身赤未易痊,肌肤红点次斑烂,染受尚可禀毒难。

【注】此证系先天遗毒于胞胎,有禀受、染受之分。禀受者,由父母先患杨梅,而后结胎元。婴儿生后,则周身色赤无皮,毒攻九窍,以致烂斑。患此难愈,百无一生。染受者,乃先结胎元,父母后患杨梅,毒气传于胎中,婴儿既生,则头上坑凹,肌肤先出

红点,次发烂斑,甚者毒攻口角、眼眶、耳鼻及前阴、谷道破烂。初宜人中黄细末三五分,土茯苓煎汤调稠,日用二三服。肿用太乙紫金锭水磨涂之。破烂者用黄柏蜜炙为末撒之,干用香油调搽。投药应效者,后服二黄散,十中可保三四。若毒延遍身,日夜多啼,不吃乳食者,属毒甚气微,终难救治。

二黄散

胡黄连　山慈菇各二钱　甘草一钱五分,生　牛黄七分

右为细末,每服三分,蜜汤调服。

【方歌】二黄散治遗毒方,胡连甘草共牛黄,山慈菇研为细末,每服三分加蜜汤。

太乙紫金锭见胸部脾发疽

痘里夹瘰

痘里夹瘰生颈项,形如桃李瓜枣状,证兼身热多渴烦,痰气凝结致此恙。

【注】此证结于颈项,或生耳后腋下,形如桃李枣瓜,身热烦渴,由痰气凝结所致。痘初起即发瘰者,治宜托里、消痰、解毒,如木通、桔梗、生地、甘草、蝉蜕、芍药、荆芥等药,缺一不可;若芩连等药,及耗烁之剂,俱不可用。若痘发在三四日而作瘰者,则毒随痘泄,毒随痘灌,自可挽全而无害,宜服三消散。倘斯时红肿将脓一溃,则元气泄,而痘浆必不能充灌;乘未溃时,急用黄芪卫元汤补之。若痘至七八日,灌浆时而发瘰者,冲和饮子主之。若痘疮苍蜡色而作瘰者,宜消毒兼保元气;溃后宜生肌玉红膏贴之。

三消散

当归　赤芍　天花粉　甘草　牛蒡子炒,研　白茯苓　生地黄　红花　蝉蜕去足、翅　木通　半夏各八分,制

水二钟,灯心二十根,煎六分服。

【方歌】三消痘发三四日,痰凝结瘿须当治,归芍天花甘蒡苓,生地红蝉通夏制。

黄芪卫元汤

黄芪　人参　当归　桔梗　红花　甘草炙　白芍酒炒　防风各一钱

水煎,不拘时服。

【方歌】黄芪卫元瘿肿起,已溃未溃急补之,人参归桔红花草,防风芍药服无时。

冲和饮子

麦门冬去心　人参　桔梗　当归　黄芪　柴胡　白芍酒炒　白茯苓　天花粉　荆芥　防风　连翘去心　白术各七分,土炒

水煎服。

【方歌】冲和饮子麦门冬,参桔归芪柴芍苓,花粉荆防翘白术,痘发七天痰气凝。

生肌玉红膏见溃疡门

痘　疔

痘疔不与痘疮同,俗呼贼痘是其名。色紫黯黑硬如石,诸证蜂起难灌脓。疔有多般须宜记,再审何处发其形。卷帘疔生舌根底,大小不一最易明。火珠疔生鼻孔内,阗塞喷火面赤红。眼沿生疔名忘汲,肿如封蛤热烦增。豢虎疔于耳内见,肾毒攻耳致成形。燕窝疔生两腋下,面赤谵语更肿疼。注命疔生足心里,紫筋直透足股中。透肠疔在肛内发,痛如锥刺一般同。骊龙疔生尿孔内,身热谵语便不通。法按疔名施医治,自然诸证悉能平。

【注】此证名多,治不一法。痘生五六日间,或三五枚,或六七枚,杂于诸痘之间,其色紫黯,甚则黑硬如石,有此以致诸证蜂起,不能灌脓。如卷帘疔生于舌根底,小如黑豆,大似葡萄,令儿舌卷喉痛,急用银钩钩破,尽净恶血,随以苦茶漱口,搽拔疔散,

再以冰片、硼砂、青黛、黄连、薄荷、荆芥、炒僵蚕共为细末,吹用。火珠疔生于鼻孔内,阗塞喷火,面赤眼红,亦用银钩钩破,用黄连膏加冰片,滴入鼻孔,内服泻金散。忘汲疔生于眼沿,肿如封蛤,烦热面紫,宜挑破用燕脂嚼汁点之,兼蒲公英、菊花煎汤洗之。豢虎疔生于耳内,于脓成之时,宜挑破搽拔疔散。燕窝疔生于腋下,肿硬面赤谵语,如疔在左腋潜注,则右体之痘沉伏失色,右亦如之,亦挑破去其根,用拔疔散搽之,服消毒饮子。注命疔生两足心,肿硬如钱、如豆、如椒,有紫筋直透足股,挑之去净血,用田螺水点之,次用慎火草、绿豆浸胀,捣烂敷之。透肠疔生肛门旁,在六七朝肿硬如锥,挑之,银花、防风煎汤令洗之,次用轻粉、珍珠、冰片、白敛末涂之,内服黄连解毒汤。骊龙疔生尿孔内,于五六朝身热、谵语、眼翻、肢厥、腹胀、小水闭涩,急用蟾酥、牛黄、冰片、麝香研末,次用黄连细茶浓煎,候冷取半匙调末,以细软稻心蘸之,送入孔内,服消毒饮子甚效。

泻金散

犀角镑　牛蒡子炒,研　红花　生地　桔梗　赤芍　紫苏甘草各一钱,生

水煎服。

【方歌】泻金散治火毒疔,面赤眼红鼻内疼,犀蒡红花生地桔,赤芍紫苏甘草牛。

消毒饮子

白茯苓　生地　连翘去心　牛蒡子炒,研　红花　甘草生犀角镑　木通　赤芍各一钱

灯心二十根,水煎服。

【方歌】消毒饮子苓生地,翘蒡红花甘草犀,木通芍药灯心共,善却疔毒火证宜。

拔疔散见牙齿部牙疔

黄连膏见鼻部鼻疮

田螺水见臀部

黄连解毒汤见耳部黑疔

痘里发丹

痘里发丹因热极,宜施凉血散毒剂,涂抹内服量寒凉,外用化斑汤洗浴。

【注】此证由内热甚极而成,内宜服生地、牛蒡、芍药、甘草、木通、荆穗等药,其毒自消。肿痛者,加柴胡、羌活;头顶盛者,毒凑上焦也,宜用炒黄连、柴胡、甘草、车前子、栀子等药。外用化斑解毒汤洗浴,量服寒凉药,及猪胆、京墨、冰片涂抹。丹之形色,与赤游丹毒参考。

化斑解毒汤见肋部内发丹毒

痘 烂

痘烂浸淫无完肤,水淬茶叶带湿铺,上隔草纸令儿卧,一夜脓干烂即除。

【注】此证系出痘破烂,身无完肤,脓水浸淫,沾粘衣服。宜用茶叶拣去梗,入滚水一炸,即捞起;再拣去梗,湿铺床上,上隔草纸,令儿卧之,一夜脓干甚效。

痘风疮

痘风疮生先作痒,次延成片水浸淫,痘后遇风甚成癞,麦饯散搽效可申。

【注】此证由痘后遇风所致。先发细疮作痒,次延成片,脂水渐长浸淫,宜渗湿救苦散搽之,兼避风、戒口;甚者,搔痒毒水浸淫,肌无完肤,即成痘癞,急用十全大补汤大补气血,兼散风苦参丸以清热解毒,二方合而服之。外涂麦饯散甚效。

渗湿救苦散

蜜陀僧　滑石各二两　白芷五钱

右研细末,干用白蜜调搽,湿则干撒。

【方歌】渗湿救苦散白芷,蜜陀僧研入滑石,痘风疮起痒成片,白蜜调搽可去之。

麦饯散

小麦一合,炒焦,存性　硫黄四钱　白矾一钱

共研细,又加烟胶末八钱,枯矾末、川椒末各三钱,共和匀。先以葱汤洗净患处,香油调涂,油纸盖扎,三日一换。

【方歌】麦饯痘风成癞恙,小麦炒加矾硫黄,次入烟胶枯矾末,川椒香油调上良。

十全大补汤见溃疡门

散风苦参丸见发无定处癣

逐日人神所在不宜针灸歌

人神走注须当记,足大趾兮属初一,外踝二日股内三,四日在腰五口寄,六手七日内踝存,八腕九尻腰背十,十有一日鼻柱间,十二日兮在发际,十三注于牙齿中,十四常在胃脘聚,遍身十五十六胸,十有七日气冲集,十八股内足十九,二十日在内踝丽,二十一日手小指,念二外踝神所寓,肝及足兮二十三,在手阳明念四日,二十五日足阳明,念六在胸念七膝,二十八日伏于阴,念九即在膝胫室,三十日兮在足跌,人神所在刺灸忌。

十二时人神歌

子踝丑腰寅在目,卯面辰头巳手属,午胸未腹申在心,酉背戌头亥股续。

十二支日人神所在歌

子不治头君须认,丑日腰耳寅胸应,卯日鼻脾辰膝腰,巳手午心真捷径,未头手足申头背,酉行膝背同其类,戌日在阴头面间,亥日游行头颈位。十二支神禁灸歌,男除女破应该会。

十干日不宜用针,犯之病多反复

甲不治头乙耳喉,丙肩丁背与心求;戊巳腹脾庚腰肺,辛膝壬当肾胫收,癸日不宜针手足,十干不犯则无忧。

九宫尻神歌

尻神所在有根由,坤内外踝圣人留,震宫牙口腨宜记,巽位还居乳口头,中宫肩骨连尻骨,背面目从乾上游,手膊兑宫难砭灸,艮宫腰项也须休,离膝肋胁针难下,坎肘还连肚脚求。为医精晓尻神诀,万病无干禁忌忧。

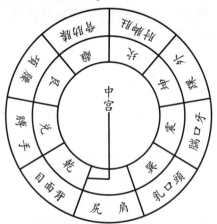

此神农所置,一岁起坤二岁震,逐年顺飞九宫,周而复始,行年到处,则所主败。切忌针灸,慎勿犯之,否则变生他病慎

图三七三　尻神图

升打灵药固罐法：

宜用阳城罐，将罐燥热，捣大蒜于罐外，遍擦之，再燥再擦，如是三四次；次以姜醋入罐内，荡之煮之，以干为度；次用黄土二分、煤灰二分，以马毛以盐水合之，固罐一指厚，阴干，裂缝再固，必要完固听用。

升打灵药封罐口法：

入药毕，盖铁盏，用铁丝镣毕；用石膏、无名异等分，食盐减半俱煅过，为极细末，醋调成膏；次加炭火二三块于盏内，烧盏热，以笔蘸药周围涂之，随干随涂，以口平为率。一用石膏、生白矾、食盐三味，等分为末，水调涂之如前。

炼金顶砒法：

用铅一斤，小罐内炭火煨化，投白砒二两于化烊铅上，炼烟尽为度，取起冷定，打开，金顶砒结在铅面上，取下听用。

制寒食面法：

用白面一斤，外再以面半斤，水调稠厚，赶成薄片二块，将前面包合于内，周围捏紧；于清明正日蒸熟，挂透风处阴干，用面包藏，勿经女手，愈久愈效。

编辑眼科心法要诀

御纂医宗金鉴　卷七十七

编辑眼科心法要诀

目睛原始歌

天有日月阴阳精,人有二目脏腑精。众精之窠为之眼,肉精上下两胞名,血精两眦气精白,筋精为黑骨精瞳。约束裹撷系属脑,目睛原始要详明。

【注】天有日月,犹人之有二目也。天之日月,乃天之阴阳之精而为之也。人之二目,亦人之五脏六腑之精上注于目而为之也。故众精之窠为之眼也,肉之精为上下胞也,血之精为两眦也,气之精为白眼也,筋之精为黑眼也,骨之精为瞳人也,约束裹撷气血筋骨之精,其系上属于脑。不可不明此目睛之原始也。

五轮所属部位歌

五轮肉血气风水,肉轮两胞血轮眦,气轮白睛风轮黑,水轮瞳子自当知。

【注】五轮者,肉轮、血轮、气轮、风轮、水轮也。谓之轮者,目睛运动如轮之意也。上、下两胞为肉轮,内、外两眦为血轮,白睛为气轮,黑睛为风轮,瞳人为水轮,此明五轮之部位,分属五脏也(图三七四)。

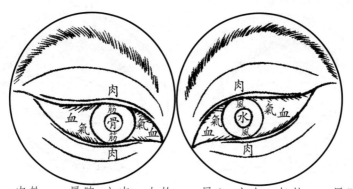

肉轮——属脾，主肉。血轮——属心，主血。气轮——属肺，主气。风轮——属肝，主筋。水轮——属肾，主骨。

图三七四　五轮之图

五轮主五脏病歌

胞为脾病眦主心，肺白肝黑肾瞳人，五轮为病主五藏，寒热虚实随证分。

【注】胞为肉轮，主脾病也。内、外二眦为血轮，主心病也。白睛为气轮，主肺病也。黑睛为风轮，主肝病也。瞳人为水轮，主肾病也。五轮之病，五脏主之。其寒、热、虚、实，当随所现之证而分之也。

八廓部位歌

瞳人水廓黑睛风，天廓白睛部位同，内眦火雷外山泽，上下胞属地廓宫。

【注】八廓者，水廓、风廓、天廓、火廓、雷廓、山廓、泽廓、地廓也。谓之廓者，犹城郭卫御之义也。瞳人，属坎水廓也。黑睛，属巽风廓也。白睛，属乾天廓也。内眦，大眦也，属离火，震雷之廓也。外眦，小眦也，属艮山，兑泽之廓也。两胞属坤，地廓也。此明八廓以八卦立名，示人六腑命门包络之部位也(图三七五)。

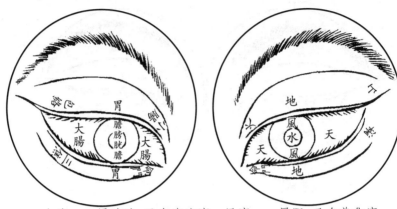

水廓——属膀胱,又名津液廓。风廓——属胆,又名养化廓。

天廓——属大肠,又名传导廓。地廓——属胃,又名水谷廓。

火廓——属小肠,又名抱阳廓。雷廓——属命门,又名关泉廓。

泽廓——属三焦,又名清净廓。山廓——属包络,又名会阴廓。

图三七五 八廓之图

八廓所属歌

津液水廓属膀胱,养化风廓是胆方,传导天廓大肠是,水谷地廓胃家乡,关泉雷廓命门主,抱阳内眦火小肠,外眦三焦清净泽,会阴山廓包络疆。

【注】内眦火小肠,谓内眦火廓,属小肠也。外眦三焦清净泽,谓外眦属三焦,清净泽廓也。泽液廓即水廓,水廓属肾,肾与膀胱为表里,膀胱为津液之府,故又名焉。养化廓即风廓,风廓属肝,肝与胆为表里,胆为少阳,主长养化育,故又名焉。传导廓即天廓,天廓属肺,肺与大肠为表里,大肠为传导之官,故又名焉。水谷廓即地廓,地廓属脾,脾与胃为表里,胃纳水谷,故又名焉。抱阳廓即火廓,火廓属心,心与小肠为表里,依附于阳,故又名焉。关泉廓即雷廓,命门者龙雷之火,故名关泉,附于火廓也。清净廓即泽廓,三焦者,阳相火也,蒸化水谷。为决渎之官,故名

清净,附于火廓也。会阴廓即山廓,包络者,阴相火也,依附于心为臣使之官,故名会阴,附于火廓也。

八廓主六腑命门包络病歌

风廓属胆水膀胱,大肠天廓地胃乡,火廓小肠雷廓命,山泽三焦包络方。

【注】此明八廓所属也。风廓即风轮也,风轮属肝,肝与胆为表里,故轮主脏为肝病,廓主腑为胆病。水廓即水轮也,水轮属肾,肾与膀胱为表里,故轮主脏为肾病,廓主腑为膀胱病。天廓即气轮也,气轮属肺,肺与大肠为表里,故轮主脏为肺病,廓主腑为大肠病。地廓即肉轮也,肉轮属脾,脾与胃为表里,故轮主脏为脾病,廓主腑为胃病。火廓、雷廓、泽廓、山廓,即血轮之部位也,血轮属心,心与小肠为表里,故轮主脏为心病,廓主腑为小肠病。其雷廓命门、泽廓三焦、山廓包络,皆附于血轮者,以命门、三焦、包络,俱属相火,当禀命于君火,故当附焉。

【按】眼科皆以五轮属藏,配五行;八廓属脏腑,配八卦,遂使脏腑混淆,无所适从。夫五轮既属脏,八廓自应属腑。今改订之,俾学者按轮廓之部位视之,而病之在脏、在腑,自能了然矣。

内因为病歌

内障皆因伤七情,喜怒忧思悲恐惊。脏腑内损精不注,初为内障久成风。

【注】此明内障受病之因也。障,遮蔽也;内障者,从内而蔽也。内障之病,皆因七情过伤,过喜伤心,过怒伤肝,过忧伤肺,过思伤脾,过悲伤心,过恐伤肾,过惊伤胆。脏腑内损,精气不上注于目。故初病内障,久成五风乌风、绿风、黑风、黄风、青风之患,其证不红不肿,瞳人色变,而其光失明也。

外因为病歌

外障皆因六气生,暑寒燥湿火与风。内热召邪乘隙入,随经循系上头中。

【注】此明外障受病之因也。外障者,从外而遮也。风、寒、暑、湿、燥、火,六气也。外障之病,皆因六淫所感,然必因其人内热外蒸,腠理不密,相召外邪,乘虚而入。入项属太阳,入面属阳明,入颊属少阳,各随其经之系,上头入脑中,而为患于目焉。其证:赤、痛、肿、涩、眵、泪、翳膜遮睛也。

不内外因为病歌

病由不内外因者,饮食起居击刺成。邪无定体内外障,细察其因无遁情。

【注】此明不内外因受病之因也。既非外感六气,又非内伤七情,但因饮食不节,伤饱失饥,起居不慎,劳役过度,或遭击振,或被刺损。以其邪无定体,故或成内障,或成外障之病。当细察其所因,则病无遁情矣。

内障总名歌

内障初患变五风,黄绿黑乌青圆冰,滑涩浮沉横散偃,黄心黑水枣花形,雷头惊振及瞳缺,雀目高风胎患名。二十四证为内障,须当一一辨分明。

【注】内障初患,尚未失明之证也,久而变成五风之证。瞳变黄色者,名曰黄风。变绿白色者,名曰绿风。变黑色者,名曰黑风。变乌红色者,名曰乌风。变青色者,名曰青风。圆者,圆翳也。冰者,冰翳也。滑者,滑翳也。涩者,涩翳也。浮者,浮翳也。沉者,沉翳也,又名深翳。横者,横翳也,又名剑脊翳。散者,散翳也。偃者,偃月翳也。黄心者,白翳黄心翳也。黑水者,

黑水凝翳,亦名黑花翳。枣花者,枣花翳也。雷头者,雷头风变内障也。惊振者,因惊振而成内障也。胎患者,胎患内障也。此内障二十四证之总名也,须当一一分辨明白,以施治也。

内障初患久变五风歌

　　内障初患如好眼,生花视物雾烟中,隐隐似翳瞳失彩,久变黄绿黑乌青。黄风雀目久金色,绿风时见花白红;头旋额鼻目牵痛,黑风见黑绿风同;乌风亦与绿不异,但痛不旋乃乌风;头旋不痛青风证,瞳黄黄风发脾经;浅绿如白肺经发,黑色黑风肾经名;乌带浑红心经病,青是青风属肝经。外因头风痛引目,脑脂热注忽失明;内因精伤不上注,左右相传渐渐盲。或兼外因皆赤痛,内因不足补其精。

　　【注】内障初患,如同好眼,但视物常见五色花飞,昏而不明,如在雾烟之中。瞳中隐隐似翳,渐无精彩射人。其瞳色或变黄、白、绿、青、乌、黑、浑红无定,久则成五风,内障之证也。黄风者,初病雀目,日久瞳变黄色,甚而如金,难治之证也。绿风者,初病眼前时见白花、红花、头旋,两额侠鼻痛牵两目,日久瞳变浅绿如白之色。黑风者,初病与绿风相同,但时见黑花,日久瞳变昏黑之色。乌风者,初病亦与绿风之证不异,但头痛而不旋晕,眼前常见乌花,日久瞳变乌带浑红之色。青风者,初病亦与乌风相同,头虽旋晕而不痛,眼前常见青花,日久瞳变青色。

　　其五风发病之源:黄风则发于脾经,绿风则发于肺经,黑风则发于肾经,乌风则发于心经,青风则发于肝经。然风虽有五,其致病之由则有二:一曰外因,必因头风,其痛引目上攻于脑,脑脂与热合邪,下注于目,而致两目忽然失明也;一曰内因,必因内伤脏腑,精气不上注于目,或先病左目,后及于右目,或先病右目,后及于左目,左右相传,两目俱损也。外因证属有余,多兼赤痛,当以除风散热为主;内因证属不足,多不赤痛,当以补精益气为主。

五风初患有余歌

五风初患有余证,除风汤内主羚羊,黑苓蝎尾车前子,黄芩白芍共硝黄。

除风汤方

羚羊角二钱　黑参二钱　茯苓二钱　蝎尾三分　车前子二钱　黄芩一钱　白芍药一钱　芒硝一钱　大黄一钱

右为粗末,令匀,以水二盏,煎至一盏,食后去淬温服。

五风初患不足歌

五风初患不足证,通明补肾决明参,生地桔车茺芍细,引经窜散少加军。

通明补肾丸方

石决明一两　人参二两　生地黄二两　桔梗一两　车前子一两　茺蔚子二两　白芍药一两　细辛半两　大黄三钱

右为粗末,炼蜜为丸,如桐子大,空心茶清送下三钱。

黄风有余歌

已成黄风有余证,须用通脾泻胃汤,知母军芩茺蔚子,石膏栀子黑参防。

通脾泻胃汤方

知母一钱　大黄一钱　黄芩一钱五分　茺蔚子一钱　石膏二钱　栀子一钱　黑参一钱　防风一钱

右为粗末,以水二盏,煎至一盏,食后去渣温服。

黄风不足歌

已成黄风不足证,补益脾经山药丸,人参山药茯苓地,泽泻防风同作圆。

山药丸方

人参　山药　茯苓　生地黄　泽泻　防风各一两

右为细末,炼蜜为丸,如桐子大,空心茶清送下三钱。

绿风有余歌

已成绿风有余证,羚羊角饮黑参防,茯苓知母黄芩细,桔梗羚羊车大黄。

绿风羚羊饮

黑参二钱　防风二钱　茯苓二钱　知母二钱　黄芩一钱
细辛一钱　桔梗二钱　羚羊角一钱　车前子一钱　大黄一钱

右为粗末,以水二盏,前至一盏,食后去渣温服。

绿风不足歌

已成绿风不足证,还睛丸草术参苓,羌防菊地蒺蓉薯,牛膝蒴蒙菟贼芎。

绿风还睛丸方

甘草　白术　人参　茯苓　羌活　防风　菊花　生地黄
蒺藜　肉苁蓉　山药　牛膝　青葙子　蜜蒙花　菟丝子　木贼
川芎各一两

右为细末,炼蜜为丸,桐子大,空心茶清送三钱。

黑风有余歌

已成黑风有余证,羚羊角饮黑羚羌,车前桔梗黄芩共,柴胡茺蔚细辛防。

黑风羚羊饮

黑参一钱　羚羊角一钱　羌活一钱　车前子一钱半　桔梗一
钱　黄芩一钱　柴胡一钱　茺蔚子一钱半　细辛五分　防风一钱

右为粗末,以水二盏,煎至一盏,食后去渣温服。

黑风不足歌

已成黑风不足证,补肾丸中熟地黄,泽泻茺蔚五味子,细辛山药菟丝良。

补肾丸方

熟地黄一两　泽泻一两　茺蔚子一两　五味子三钱　细辛三钱　山药一两　菟丝子一两

右为细末,炼蜜为丸,桐子大,每服二钱,空心盐汤下。

乌风有余歌

已成乌风有余证,决明丸内决明辛,桔梗防风茺蔚子,车茯山药共元参。

乌风决明丸方

石决明二两　细辛五钱　桔梗　防风　茺蔚子　车前子茯苓　山药　元参各二两

右为细末,炼蜜为丸,如桐子大,食前茶清送下三钱。

乌风不足歌

已成乌风不足证,补肝散内用川芎,熟地当归蒺藜芍,木贼夏枯草防风。

乌风补肝散方

川芎　熟地黄　当归　蒺藜　白芍药　木贼　夏枯草　防风各一钱

右为粗末,以水二盏,煎至一盏,食前去渣温服。

青风有余歌

已成青风有余证,羚羊汤内用羚羊,元参地骨车前子,川芎羌活细辛良。

青风羚羊汤方

羚羊角一钱　元参一钱　地骨皮一钱　车前子一钱五分
川芎一钱　羌活一钱　细辛五分

右为粗末,以水二盏,煎至一盏,食远温服。

青风不足歌

**已成青风不足证,还睛散内用苓参,防风地骨车前子,羌活
川芎共细辛。**

青风还睛散方

茯苓　人参　防风　地骨皮　车前子　羌活　川芎　细辛
各等分

右为粗末,以水二盏,煎至一盏,食后去滓温服。

圆翳歌

**圆翳青白一点圆,宛如油点水中间。肝风冲脑脂下注,明视
翳小暗看宽。虚热羚羊饮车细,参芩防知一同煎。实用防风芩
桔梗,硝黄芜黑细知前。**

【注】圆翳内障初起之时,黑睛上一点青白,宛如油点浮于
水面。暗处视之,其翳青白而大;明处看之,其形差小。缘肝风
上冲,脑脂下注所致,宜审其虚实而调之。虚者用羚羊角饮子,
清其虚热;实者宜防风散;泄其热邪也。

圆翳羚羊饮

羚羊角一钱　车前子一钱　细辛五分　人参一钱　黄芩一
钱　防风二钱　知母一钱

右为粗末,以水二盏,煎至一盏,夜食后去滓温服。

圆翳防风散方

防风二钱　黄芩一钱　桔梗二钱　芒硝一钱　大黄一钱
芜蔚子一钱　黑参一钱　细辛五分　知母二钱　车前子一钱

右为粗末,以水二盏,煎至一盏,食后去渣温服。

冰翳歌

冰翳瞳色亮如冰,阴看阳看无二形,睛中隐隐白透外,肺风肝热合邪攻。对证虽当针督脉,出血若多反伤睛。还睛参味防知细,芩桔车前元地茺。

【注】冰翳内障,瞳色坚实,白亮如冰之状。无论阴处及日中视之,皆一般无二,非若圆翳之明暗有别也。其睛内有白色隐隐透出于外,此证乃肝热肺风合邪,上攻入目为患。宜按穴刺之,出血则愈。但督脉不宜出血过多,若出血过多,恐加昏暗也。内服之药。宜还睛丸清而补之。穴名上星,在鼻直上入发际一寸陷中。

冰翳还睛丸方

人参一两　五味子半两　防风二两　知母二两　细辛半两
黄芩一两　桔梗一两　车前子二两　黑参一两　生地黄二两
茺蔚子二两

右为细末,炼蜜为丸,如桐子大,空心茶清送下三钱。

滑翳歌

滑翳水银珠子样,微含黄色遮瞳神。肝风冲脑脂下注,不痒不疼渐渐昏。须用补肝芩桔蔚,芩防芎母黑归参,有余决明车味细,军苓知蔚黑防芩。

【注】滑翳内障,瞳心内一点如水银珠子之状,微含黄色,不痒不疼,无泪而遮蔽瞳神,渐渐失明,后则左右相牵俱损,此乃肝风冲上,脑脂流下所致。宜用补肝汤清散虚热,若有余用决明丸下行实热也。

滑翳补肝汤方

茯苓一钱　桔梗一钱　茺蔚子二钱　黄芩一钱　防风二钱

川芎一钱　知母一钱　黑参一钱　当归身二钱　人参一钱

右为粗末,以水二盏,煎至一盏,食后去渣温服。

滑翳决明丸方

石决明一两　车前子一两　五味子半两　细辛半两　大黄一两　茯苓一两　知母一两　茺蔚子一两　黑参一两　防风一两　黄芩一两

右为细末,炼蜜为丸,如桐子大,食前茶清送下三钱。

涩翳歌

涩翳微赤凝脂色,瞳人端正渐失明,时时隐涩疼无泪,或聚或开无定形。还睛散内车防桔,元味知芩茶叶茺。亦用七宝丸珠珀,决脑茺参熊胆同。

【注】涩翳证,瞳神内微赤如凝脂之色,瞳神端正,渐渐昏朦,时复涩痛而无泪出,其翳无定,或聚或开。宜先用还睛散,后用七宝丸内消其翳也。

涩翳还睛散方

车前子一钱半　防风一钱　桔梗一钱　元参一钱　五味子五分　知母二钱　黄芩一钱　细茶二钱半　茺蔚子一钱

右为粗末,以水二盏,煎至一盏,食后去渣温服。

涩翳七宝丸方

珍珠五钱　琥珀二两　石决明二两　龙脑一分　茺蔚子一两　人参一两　熊胆一两

右为细末,炼蜜为丸,如桐子大,食前茶清送下一钱。

浮翳歌

浮翳色白瞳内映,明看细小暗看宽,不痒不疼无血色,脑风冲入脑脂慾。决明石决人参茯,车细防军茺桔添,坠翳石决知辛味,生地参防及兔肝。

【注】浮翳内障之证,初患之时,不痒不疼,从瞳神内映出白色。暗处看则其翳宽大,明处看其翳略小,全无血色相混。缘脑风冲入于眼,脑脂流下,致成内障。宜服决明散坠翳丸。

石决明散方

石决明一钱　人参一钱　茯苓一钱　车前子一钱　细辛五分　防风二钱　大黄一钱　茺蔚子二钱　桔梗一钱半

右为细末,令匀,食后米饮汤调下二钱。

浮翳坠翳丸方

石决明一两　知母一两　细辛五钱　五味子半两　生地黄二两　人参二两半　防风一两　兔肝一具

右为细末,炼蜜为丸,如桐子大,空心茶清送下三钱。

沉翳歌

沉翳白隐黑睛内,肝劳脑热下攻瞳,向日细看方见翳,日轻夜重黑睛疼。羚羊角饮车前子,羚角军防芩黑茺,皂荚丸用蛇蝉术,龙胆元精归菊芎,参苓木贼连翘芍,猪爪猬皮甲谷精。

【注】沉翳内障,白藏在黑睛之内,向日细看,方见其白,疼痛则昼轻夜重。缘肝经劳热,脑中热气流下。宜服羚羊角饮子及皂荚丸以治之。

沉翳羚羊饮

车前子一钱　羚羊角二钱　大黄一钱　防风二钱　黄芩一钱　黑参一钱　茺蔚子二钱

右为粗末,水二盏,煎至一盏,食后去渣温服。

皂荚丸方

蛇蜕七条　蝉蜕　白术　龙胆草　元精石　当归　白菊花各两半　川芎半两　人参一两　茯苓一两半　木贼一两半　连翘一两半　赤芍药一两半　獭猪爪三十枚　刺猬皮　穿山甲谷精草各一两半

共为细末,一半入牙皂十二梃,烧存性,和匀,炼白蜜,丸桐子大,每服一钱五分,空心杏仁汤下;一半入仙灵脾一两,每服三钱,用猪肝三片,批开夹药煮熟,临卧细嚼,用原汁送下。

横翳歌

横翳横格在瞳心,形如剑脊白如银,内虚风热攻冲脑,胃热肝邪致目昏。还睛决明车前地,芩防辛味黑人参,七宝车前连炙草,丹砂石决犀羚均。

【注】横翳又名剑脊翳,自瞳人中映出于外如剑脊,中高边薄,横格于瞳人中心,色白如银。缘内虚肝邪胃热,上冲于脑,脑脂下流入眼,致成内障。宜服还睛丸七宝散。

横翳还睛丸方

石决明一两　车前子一两　生地黄二两　黄芩一两　防风二两　细辛五钱　五味子半两　黑参一两　人参一两

右为细末,炼蜜为丸,如桐子大,空心茶清送下三钱。

七宝散方

车前子　胡黄连　丹砂　石决明　甘草各五分　犀角一钱　羚羊角一钱

右为粗末,以水二盏,煎至一盏,食后去渣温服。

散翳歌

散翳形散如鳞点,乍青乍白映瞳中,胞内粟生兼烂痛,金针一拨目光通。还睛散用人参味,桔梗车前芩细风,后用补肝归木贼,防风熟地芍川芎。

【注】散翳,翳从瞳人内透出,散如鳞点之状,乍青乍白,胞内起粟而烂,瞳人痛楚。宜用金针拨其内翳之后,先服还睛散清补,后用补肝散收功。

散翳还睛散方

人参一钱　五味子五分　桔梗一钱　车前子二钱　茯苓一钱　细辛五分　防风二钱

右为粗末,以水二盏,煎至一盏,夜食后去渣温服。

散翳补肝散方

当归二钱　木贼一钱　防风一钱　熟地黄二钱　白芍药一钱　川芎五分

右为粗末,以水二盏,煎至一盏,空心去渣温服。

偃月翳歌

偃月瞳含偃月形,一弯白气向下生,脑风积热下注眼,肝肾俱亏致损明。通明散内防芩入,人参白茯细辛芜,坠翳丸用石决麝,青鲤青羊牛胆熊。

【注】偃月内障,瞳神内上半边有白气一弯,隐隐似新月之状,覆垂向下。缘脑风积热注入眼中,致成内障,为肝肾俱劳之证。宜服通明散坠翳丸。

偃月通明散方

防风　黄芩　人参　茯苓各一钱　细辛五分　芜蔚子二钱

右为粗末,水二盏,煎至一盏,夜食后去渣温服。

五胆偃月坠翳丸方

石决明一两　麝香少许　青鱼胆　鲤鱼胆　青羊胆各七个　牛胆五钱　熊胆一分

右为细末,面糊为丸,如桐子大,空心茶清送下五分。

白翳黄心歌

白翳黄心内障证,四围白色内中黄。大小眦中微带赤,翳隐黑珠障内光。肺肝风热冲于目,涩痛羞明泪似汤。坠翳决明芜蔚子,人参甘菊共车防。

【注】白翳黄心内障,四边皆白,中心一点微黄色,隐在黑珠内,映出珠外,大小眦头微带赤色。乃肺肝风热,流入于眼,频频下泪涩痛,致成此证。宜服坠翳散。

坠翳散方

石决明二钱　芜蔚子二钱　人参三钱　甘菊花三钱　车前子三钱　防风二钱

右为细末,令匀,食后米饮汤调下一钱。

黑水凝翳歌

黑水凝翳瞳微大,内含青白障瞳人。生花眦痛频频泪,胆热为邪损目神。芦荟丸中细辛草,牛胆羚羊柏子参,通明防蔚参苓黑,桔梗车前柏子仁。

【注】黑水凝翳内障,又名黑花翳。瞳人微大,瞳内微现青白色,大小眦头涩痛,眼中见花,黄黑不定,频频下泪。缘胆热为邪,致成内障。宜服芦荟丸通明散。

芦荟丸方

芦荟一两　细辛半两　甘草五钱　牛胆半两　羚羊角一两柏子仁一两　人参半两

右为细末,炼蜜为丸,如桐子大,空心茶清送下三钱。

凝翳通明散方

防风一钱半　芜蔚子一钱　人参一钱　茯苓一钱　黑参二钱　桔梗一钱　车前子二钱　柏子仁二钱

右为粗末,以水二盏,煎至一盏,食后去渣温服。

枣花翳歌

风轮傍边白睛内,白如锯齿枣花同。怒伤肝胆邪冲眼,还睛散用车知芜。人参防黑黄芩茯,坠翳丸服可收功。

【注】枣花内障者,风轮傍边,白睛之内,映出白翳,如枣花

锯齿之状。缘怒伤肝胆,令脑邪热冲入目中,致成此障,久则变为瞳神细小。宜服还睛散,再服坠翳丸。

枣花翳还睛散方

车前子　知母　茺蔚子　人参　防风　黑参各二钱　黄芩一钱半　茯苓二钱

右为粗末,以水二盏,煎至一盏,去渣温服。

坠翳丸方见偃月内障下

雷头风歌

头响如雷又似风,雷头风热毒冲瞳,脑汁下注瞳色变,瞳人大小目昏蒙。泻肝芩梗硝黄黑,羌活车归知母龙,虚者磁石丸姜附,味黑丹皮磁石同。

【注】雷头风内障,初患之时,头面多受冷热,毒气冲入头中,致头内响声如风如雷,头旋发热,日久冲入眼内,脑汁下注,瞳人变色,瞳或大小不定。实者宜服泻肝散;虚者宜服磁石丸。

泻肝散方

黄芩　桔梗　芒硝　大黄　黑参　羌活　车前子　当归知母各一钱　龙胆草五分

右为粗末,以水二盏,煎至一盏,食后,去渣温服。

磁石丸方

干姜一两　附子五钱,炮　五味子半两　黑参一两　牡丹皮一两　磁石一两,烧红,醋淬三次

右为细末,炼蜜为丸,如桐子大,食前,茶清送下一钱。

惊振内障歌

惊振内障缘击振,脑脂恶血下伤睛。睛变渐昏成内障,左右相传俱损明。镇肝石决茺山药,车柏辛防参茯苓,还睛散用人参桔,防细车前茺蔚芎。

【注】惊振内障,或因击振误着头脑,致脑中脑脂恶血流入睛内,日久变成内障,左右相传,两目俱损。宜服镇肝丸还睛散。

惊振镇肝丸方

石决明一两　茺蔚子一两　山药一两　车前子一两　柏子仁一两　细辛五钱　防风一两五钱　人参一两　茯苓一两

右为细末,炼蜜为丸,如桐子大,食后,茶清送下三钱。

惊振还睛散方

人参一钱　桔梗一钱　防风一钱半　细辛五分　车前子一钱　茺蔚子一钱　芎䓖一钱

右为粗末,以水二盏,煎至一盏,食前,去渣温服。

瞳人干缺歌

瞳人干缺瞳形缺,左右上下不成圆,色白脑脂流下患,色黑肝胆热虚愆。色白泻肝芩地骨,麦知芍蔚黑参添;色黑镇肝山药味,参苓石决细车前。

【注】瞳人干缺内障,初患之时,忽因疼痛难忍,细看瞳人现出缺形,或左或右,或上或下,缺而不圆,瞳人之色,黑白不定。色白乃脑脂流下为患,宜服泻肝汤;色黑则胆热肝虚,宜服镇肝丸。

瞳缺泻肝汤方

黄芩一钱　地骨皮一钱　麦门冬一钱　知母一钱　赤芍药一钱半　茺蔚子一钱半　黑参一钱

右为粗末,以水二盏,煎至一盏,食后,去渣温服。

瞳缺镇肝丸方

干山药二两　五味子五钱　人参　茯苓　石决明各一两半　细辛五钱　车前子一两

右为细末,炼蜜为丸,如桐子大,空心米汤送下二钱。

雀目内障歌

雀目内障多痒涩,暮暗朝明与雀同,黄昏视下难见上,肝风邪火障双瞳。洗肝散用车前子,柴胡芩细黑参茺。泻肝汤里硝黄芍,桔梗黄芩与防风。

【注】雀目内障,患时暮暗朝明,多痒多涩,发作不常,或明或暗,夜中惟能视直下之物,而不能视上。乃肝风邪火上冲于目,致成内障。宜服洗肝散先清虚热,后服泻肝汤,以泻其实邪也。

洗肝散方

车前子一钱　柴胡一钱五分　黄芩一钱　细辛五分　黑参一钱　茺蔚子二钱

右为粗末,以水二盏,黑豆三七粒,煎至一盏,去黑豆,空心温服。

雀目泻肝汤方

芒硝　大黄　白芍药　桔梗各一钱　黄芩　防风各二钱

右为粗末,以水二盏,煎至一盏,食前,去渣温服。

高风内障歌

高风内障号鸡盲,天晚不明天晓光。夜能上视难见下,损亏肝血肾精伤。补肝羚细羌苓楮,参黑车斛枯草防。还睛石决人参细,茺蔚知芩芎木香。

【注】高风内障之证,两眼至天晚不明,天晓复明。缘肝有积热,肾经虚损,乃阳微阴盛也。天晚阴长,则天时之阴,助人身之阴,能视顶上之物,不能下视诸物,至天晓阳长,则天时之阳,助人身之阳,而眼复明矣。宜用补肝散还睛丸。

高风补肝散方

羚羊角　细辛　羌活　茯苓　楮实子　人参　元参　车前

子　石斛　夏枯草　防风各一钱

右为粗末,以水二盏,煎至一盏,去渣温服。

高风还睛丸方

石决明二两　人参一两　细辛五钱　茺蔚子二两　知母一两　茯苓一两　芎䓖一两　木香五钱

右为细末,炼蜜为丸,如桐子大,空心茶清送下三钱。

胎患内障歌

胎患小儿未出胎,热冲儿脑目生灾。护睛木香芩细射,川大黄与黑参偕。

【注】胎患内障,儿在母腹之时,缘食辛辣过多,致热气内冲儿脑,及至生后,眼成内障。宜用护睛丸。

护睛丸方

木香五钱　黄芩五钱　细辛三钱　射干五钱　大黄五钱　黑参一两

右为细末,炼蜜为丸,如桐子大,空心茶清服十丸。

御纂医宗金鉴 卷七十八

外障总名歌

外障暴赤血灌瞳,硬睛赤垂与黄冲,蟹睛旋螺并胬肉,鸡冠蚬肉祟疼同。突睛漏睛连鹘眼,拳毛倒睫胞凝逢,眦赤花陷及黑钉,㖞僻冰瑕粘睛并。玉翳水轮逆顺障,睑出风粟又混睛。撞破撞刺及针刺,眼痒泪出疮痍生。客热伤寒并肝热,因他痰核天水行。青盲赤烂瘢疮病,转关生赘疳眼名。小儿通睛恙虽小,还有睐目证为轻。此为外障四十八,熟读方知各证情。

【注】外障者,或因内热,或因外邪,或内、外合邪,致生目赤肿痛翳膜等证也。暴者,暴赤生翳也。血灌瞳者,血灌瞳人也。硬睛者,睑硬睛疼也。赤垂者,赤膜下垂也。黄冲者,黄膜上冲也。蟹睛者,形如蟹睛而疼痛也。旋螺者,形如旋螺尖起也。胬肉者,胬肉攀睛也。祟疼者,神祟疼痛也。突睛者,突起睛高也。漏睛者,漏睛脓出也。鹘眼者,鹘眼凝睛也。胞凝者,胞肉胶凝也。眦赤者,两眦赤脉也。花陷者,花翳白陷也。黑者,黑翳如珠也。钉者,钉翳根深也。㖞僻者,风牵㖞僻也。冰瑕者,冰瑕翳深也。粘睛者,两睑粘睛也。玉翳者,玉翳浮满也。水轮者,膜入水轮也。逆顺者,逆顺生翳也。撞破者,被物撞破也。撞刺者,撞刺生翳也。针刺者,痛如针刺也。泪出者,冲风泪出也。疮痍者,风赤疮痍也。客热者,暴风客热也。伤寒者,伤寒热病后患目也。肝热者,肝虚积热也。因他者,因他病后生翳也。痰核者,睥生痰核也。天水者,天水行后赤眼也。赤烂者,胎风赤烂也。瘢疮者,瘢疮入眼也。转关者,辘轳转关也。生赘者,睑中生赘也。此外障四十八证之总名,读者诚能熟习玩味,自因病而各得其情矣。

暴赤生翳歌

　　暴赤生翳心肝病,风热上壅痛难当。赤肿热泪羞明痒,最宜劆洗出血良。初起先用芦根饮,黑连硝黄芩与防。去翳镇肝藁石决,辛薯参苓车味羌。

　　【注】暴赤生翳,其证赤肿生翳,痒痛难当,时流热泪羞明,乃心、肝二经风热,上壅攻目所致。宜劆洗出血,服芦根饮子,清其内热,后服镇肝丸。劆音廉。劆者,或以针锋微刺之,或以灯心草微刮之也。

　　芦根饮子

　　芦根一钱　黑参一钱五分　黄连一钱　芒硝一钱　大黄一钱　黄芩一钱五分　防风一钱

　　右为粗末,以水二盏,煎至一盏,食后,去渣温服。

　　镇肝丸方

　　藁本一两五钱　石决明二两,煅　细辛三钱　山药炒　人参　茯苓　车前子各一两　五味子三钱　羌活一两

　　右罗为细末,炼蜜为丸,如桐子大,空心茶清送下三钱。

血灌瞳人歌

　　血灌瞳人目睛痛,犹如血灌色相同。胆汁肝血因热耗,血为火迫灌睛瞳。急用止痛没药散,硝黄血竭引茶清。痛止大黄当归散,贼芩栀子菊苏红。

　　【注】血灌瞳人,目睛疼痛,瞳人如血灌红色。缘肝血热耗,胆汁皆亏,血因火迫,灌入瞳中。宜服止痛没药散,止疼后,服大黄当归散。

　　止痛没药散方

　　没药二两　芒硝一两半　大黄一两半　血竭一两

　　右捣筛为细末,食后,热茶清调下一钱。

大黄当归散方

大黄一两　当归二钱　木贼一两　黄芩一两　栀子五钱
菊花三钱　苏木五钱　红花八钱

右为细末令匀,每服二钱,食远,茶清调下。

睑硬睛疼歌

睑硬睛疼胞肿硬,瘀血翳膜目睛疼。膈中积热肝风盛,外涂
燉肿劀瘀红。凉膈硝黄车前黑,黄芩知母栀仁芜。

【注】睑硬睛疼,初患之时,时觉疼胀,久则睑胞肿硬,睛珠
疼痛。此缘膈中积热,肝经风毒,上冲于目。宜劀洗去瘀,外涂
燉肿膏,内服凉膈散。

燉肿膏方见卷末

凉膈散方

芒硝　大黄　车前子各一钱　黑参一钱半　黄芩　知母
栀子炒　茺蔚子各一钱

右为粗末,以水二盏,煎至一盏,食后温服。

赤膜下垂歌

赤膜下垂覆睛瞳,赤膜从气下垂风。此属肝肺热冲眼,泪流
痛痒如朱红。羚羊知母黄芩黑,桔梗柴胡栀子芜。

【注】赤膜下垂,初患之时,气轮上边起赤膜一片,垂至风
轮,下覆瞳人。缘肝、肺之热,冲于眼内,致生赤膜,泪流痛痒。
宜服羚羊饮。

羚羊饮

羚羊角一钱五分,镑　知母　黄芩　黑参　桔梗　柴胡
栀子各一钱,炒　茺蔚子二钱

右为粗末,以水二盏,煎至一盏,食后,去渣温服。

黄膜上冲歌

黄膜一片气轮起,上冲风轮覆盖瞳。赤涩泪眵疼痛极,此因脾胃热风攻。通脾泻胃黄芩黑,防军知母栀膏茺。立应白芷羊踯躅,鹅不食草麝归雄。

【注】黄膜上冲,自气轮而起,一片黄膜,从下直冲风轮,上掩瞳人。乃脾、胃风热,上冲于眼,致生黄膜,泪流赤涩,疼痛极甚。宜通脾泻胃汤,外嚏立应散。

通脾泻胃汤方

黄芩一钱五分 黑参 防风 大黄 知母炒 栀子各一钱,炒 石膏二钱,煅 茺蔚子二钱

右为粗末,以水二盏,煎至一盏,食远,去渣温服。

立应散方

白芷 羊踯躅花减半 鹅不食草洗净晒干 麝香少许 当归 雄黄各等分,另研后入

右为细末,每用少许,含水嚏鼻内,去尽浊涕泪出为度。

蟹睛疼痛歌

蟹睛努出蟹睛形,乌珠极痛涩羞明。肝胆积热肾虚热,虚软不疼实硬疼。实者泻肝车地骨,硝黄知母黑柴茺;虚宜镇肾味知地,山药菟辛石决灵。

【注】蟹睛之证,乌睛努出如豆如珠,形似蟹睛,疼痛极甚,涩泪羞明。初起为实,硬而极痛;久则为虚,软而不疼。总因肝、胆积热冲睛,肾中虚热注目所致。实者宜泻肝汤;虚者用镇肾决明丸。

泻肝汤方

车前子 地骨皮 芒硝各一钱 大黄 知母各一钱半 黑参一钱 柴胡二钱 茺蔚子二钱

右为粗末,以水二盏,煎至八分,去渣,空心温服。

镇肾决明丸方

五味子半两　知母炒　生地黄　山药各一两半,炒　菟丝子一两　细辛半两　石决明一两,煅

右为细末,炼蜜为丸,桐子大,空心茶清送三钱。

旋螺尖起歌

旋螺尖起如螺壳,乌睛色变极痛疼,壳形尖起色青黑,肝经积热血瘀凝。轻宜泻脑防辛梗,辛芍天冬五味茺;重者泻肝硝黄桔,柴芩知母细车行。

【注】旋螺外障,气轮之内乌珠色变青白,如螺蛳之壳。其色初青久黑,其形尖圆,乃肝经积热亢极,瘀血凝滞所致。轻者宜泻脑汤,重者用泻肝饮子。

泻脑汤方

防风二钱　细辛五分　桔梗一钱　赤芍药一钱　天门冬一钱,去心　五味子五分　茺蔚子二钱

右为粗末,以水二盏,煎至一盏,食后,去渣温服。

泻肝饮子

芒硝　大黄　桔梗　柴胡　黄芩　知母炒　细辛　车前子各一钱

右为粗末,以水二盏,煎至一盏,食后,去渣温服。

胬肉攀睛歌

胬肉攀睛大眦起,初侵风轮久掩瞳,或痒或疼渐积厚,赤烂多年肺热壅。初起紫金膏点效,久宜钩割熨烙攻。内服除风汤蔚桔,细辛连味大黄风。

【注】胬肉攀睛之证,起于大眦,初则渐侵风轮,久则掩过瞳人,或痒或痛,渐渐积厚。此证多因赤烂年久,或肺经风热壅盛

所致。初起可点紫金膏,胬瘀自退;久则坚韧难消,必须钩割熨烙后,服除风汤。

除风汤方

芜蔚子一钱　桔梗一钱　细辛五分　黄连一钱　五味子五分　大黄一钱　防风一钱

右为末,以水二盏,煎至一盏,食后,去渣温服。

紫金膏方见卷末

鸡冠蚬肉歌

鸡冠蚬肉内眦生,胃心积热共肝风。或青或赤如鸡蚬,轻侵风轮重掩瞳。钩割后服抽风桔,硝黄车黑细芩风,芜蔚丸芩石决黑,军芩山药地黄芜。

【注】鸡冠蚬肉之证,起于睥眦之内,或青或赤,如鸡冠蚬肉之形,渐渐而长,从大眦侵及风轮,久则掩及全目。此乃脾胃积热,肝风上冲所致。先宜用手法钩割后,服抽风汤或芜蔚丸。

抽风汤方

桔梗一钱　芒硝一钱五分　大黄一钱　车前子一钱　黑参一钱五分　细辛一钱　黄芩一钱五分　防风二钱

右为粗末,以水二盏,煎至一盏,食后,去渣温服。

芜蔚丸方

黄芩一两　石决明一两,煅　黑参一两　大黄一两　茯苓一两　山药二两,炒　生地黄一两五钱　芜蔚子二两

右为细末,炼蜜为丸,桐子大,空心茶清下三钱。

神祟疼痛歌

神祟疼痛忽然发,胞热睛疼缘肺肝。洗肝散用硝黄桔,栀子黄芩知母添,黑参热甚加归地,外点还宜石燕丹。

【注】神祟疼痛之证,平素无病,忽然发动,睑皮火热,睛珠

如刺，极痛难当。此肺、肝风热，上攻于眼，不可劂洗。宜服酒调洗肝散，外点石燕丹。

酒调洗肝散方

朴硝　大黄　桔梗　栀子　黄芩　知母炒　黑参各等分

热甚者，加生地黄、当归尾。

右为末，每服二三钱，温酒调下，日服二次。

石燕丹方见卷末

突起睛高歌

突起睛高珠肿疼，风热毒火上冲睛。针后退热桔梗饮，硝黄莞芍黑芩风。还睛五味参苓细，山药车前防远莞。

【注】突起睛高之证，缘风热火毒，上冲于眼，疼痛难忍，睛珠突高胀起。宜先用针出其青涎毒水后，服退热桔梗饮子，用还睛丸调理可愈。

退热桔梗饮子

桔梗　芒硝　大黄　莞蔚子　白芍药炒　黑参　黄芩　防风各一钱

右为粗末，以水二盏，煎至一盏，食后，去渣温服。

还睛丸方

五味子半两　人参二两　茯苓一两　细辛半两　山药一两车前子　防风　远志　莞蔚子各一两

右为细末，炼蜜丸，桐子大，空心茶清送下三钱。

漏睛脓出歌

漏睛脓出睑眦间，或流脓汁或清涎，目无翳障不疼痛，风热攻冲心火炎。竹叶泻经汤柴泻，升麻竹叶草车前，黄芩草决川羌活，芩芍将军栀子连。

【注】漏睛脓出之证，生于睑眦，或流脓水，或淌清涎，目无翳

障,不疼不痛。乃风热攻冲,心火上炎。宜用竹叶泻经汤主之。

竹叶泻经汤方

柴胡五分　泽泻四分　升麻五分　青竹叶十片　甘草五分,炙　车前子四分　黄芩六分　草决明四分　川羌活五分　白茯苓四分　赤芍药四分　大黄六分　栀子仁五分,炒　川黄连五分

右为粗末,以水二盏,煎至一盏,食后温服。

鹘眼凝睛歌

鹘眼凝睛睛突定,目珠胀硬痛难当,积热上冲脑热注,外用摩风针血良。内服泻肝汤桔蔚,柴防芩黑共硝黄。

【注】鹘眼凝睛之证,睛突于外,不能动转,坚硬高努如鹘眼,胀满疼痛难忍。此积热上冲,脑中风热,壅注于目所致。宜先用金针出血泻毒,外敷摩风膏,内服泻肝汤。

摩风膏方见卷末

泻肝汤方

桔梗　茺蔚子　柴胡　防风　黄芩　黑参　芒硝　大黄各等分

右为粗末,以水二盏,煎至一盏,食后,去渣温服。

倒睫拳毛歌

倒睫拳毛内刺睛,皮松弦紧痒兼疼,碜涩难开胞睑烂,肝风脾热两相壅。细辛汤用知茺黑,军细防风桔梗玲。

【注】倒睫拳毛之证,由皮松弦紧,故拳毛倒入,内刺睛珠,碜涩难开,眼胞赤烂,痒而兼疼。此乃脾热肝风,合邪上壅所致。宜用细辛汤,内清邪热,外散风邪也。

细辛汤方

知母二钱　茺蔚子二钱　黑参一钱　大黄一钱　细辛一钱　防风二钱　桔梗一钱　羚羊角一钱,镑

右为粗末,以水二盏,煎至一盏,食后,去渣温服。

胞肉胶凝歌

胞肉胶凝胞肉肿,初小渐大摩隐瞳,胃脾风热上攻目,通脾泻胃热风清。

【注】胞肉胶凝之证,睥中蠹肉壅起,初小渐大,摩隐瞳人,眼胞湿烂,眵泪胶粘。此乃脾、胃中邪风积热,上壅于目所致。宜用通脾泻胃汤,散风清热,两解其邪。

通脾泻胃汤方见黄膜上冲下

两眦赤脉歌

眦赤病属心经火,大眦多实小眦虚。实者洗心散归芍,麻黄连芥大黄栀;虚者九仙芩芥芍,菊芎归草芷通宜。

【注】眦赤之证,赤脉起于大眦者,心经之实火也;赤脉起于小眦者,心经之虚热也。实者用洗心散,两解其实邪;虚者宜九仙散,清降其虚热也。

七宝洗心散方

当归一钱　赤芍药一钱　麻黄八分　黄连一钱　荆芥八分　大黄一钱　栀子一钱

右为粗末,以水二盏,煎至一盏,食后,去渣温服。

九仙散方

黄芩　荆芥　赤芍药　菊花　川芎　当归　甘草　白芷木通各一钱

右为粗末,以水二盏,煎至一盏,食后服。

花翳白陷歌

花翳白陷在乌睛,四围渐起漫神瞳。状如枣花鱼鳞翳,肺肝风热脑中冲,知母饮子防风桔,知母硝黄芩细芄。

【注】花翳白陷者,乃黑睛生翳,风轮四围渐起,中间低陷,其翳状如枣花鱼鳞之形,乌睛或白或带微黄。此因肺肝积热,风邪上冲于脑所致。宜用知母饮子。

知母饮子

防风一钱五分　桔梗一钱五分　知母一钱　芒硝一钱　大黄一钱五分　茯苓一钱　细辛一钱　茺蔚子一钱

右为粗末,以水二盏,煎至一盏,食后,去渣温服。

黑翳如珠歌

黑翳如珠黑睛上,形如珠子黑而圆,泪出羞涩疼痛甚。大人肝肾虚风惫,通明补肾丸可服;小儿患此名眼疳,羚羊角饮硝黄细,知母羚防一并煎。

【注】黑翳如珠之证,黑睛上有黑翳,圆如珠子之形,泪出羞涩难开,疼痛极甚。若大人患此证,为肝、肾虚热风邪,宜用通明补肾丸;小儿患此证,为实热眼疳,宜服羚羊角饮子,泄其实热也。

通明补肾丸方见五风初患不足下

羚羊角饮子

芒硝一钱　大黄一钱　细辛五分　知母一钱　羚羊角一钱,镑　防风二钱

右为粗末,以水二盏,煎至一盏,食远温服。

钉翳根深歌

钉翳根深睛内生,硬似钉头极痛疼,赤涩羞明时泪出,肝心毒热上冲瞳。除热饮子知母桔,硝黄茺蔚黑芩风。

【注】钉翳根深者,睛中翳黑,硬如钉子之形,其证疼痛赤涩,泪出羞明。此乃肝、心毒热,上攻睛瞳。宜服除热饮子,清泻其毒热也。

除热饮子

知母二钱　桔梗二钱　芒硝一钱　大黄一钱　茺蔚子一钱
黑参二钱　黄芩二钱　防风一钱

右为粗末,以水二盏,煎至一盏,食后,去渣温服。

风牵㖞僻歌

风牵㖞僻睑痒赤,阳明风热刺睛明。内服排风蝎味蛇,天麻辛芍桔防风。

【注】风牵㖞僻之证,睑皮痒赤,时时口眼相牵而动,此乃阳明风热上壅所致。宜先用针刺睛明穴,外泄其邪,后服排风散,内疏其风。

排风散方

干蝎　五味子　乌蛇各一钱　天麻二钱　细辛　白芍药炒
桔梗各一钱　防风二钱

右为细末,令匀,食后,米饮调下三钱。

冰瑕翳深歌

冰瑕翳深色微青,横贯乌睛珠痒疼,泪眵赤脉缘肝热,石燕丹宜外点灵。内服茺蔚硝黄细,元芍知母壳防风。

【注】冰瑕翳深之证,翳色青白如冰,横贯乌睛,其证或痒或疼,发歇无时,眵粘泪出,白睛赤脉,此乃肝经之热。宜外点石燕丹,内服茺蔚散。

石燕丹方见卷末

茺蔚散方

茺蔚子二钱　芒硝一钱　大黄一钱　细辛五分　黑参一钱
赤芍药一钱五分　知母一钱　枳壳一钱　防风二钱

右为粗末,以水二盏,煎至一盏,食远,温服。

两睑粘睛歌

两睑粘睛眵痒疼,脾胃风湿热甚成,菊花通圣硝黄桔,芍草荆归膏薄芎,麻芩栀滑翘防术,外加羌细菊蔓荆。

【注】两睑粘睛之证,睑内生疮,眵泪痒痛,胞睑粘合难开,此乃脾、胃中风湿热盛,合邪上攻。宜用防风通圣散加羌活、菊花、细辛、蔓荆子,外散风邪,内清邪热。

菊花通圣散方

芒硝五分　大黄五分,酒蒸　桔梗一钱　白芍药五分,炒甘草一钱五分,生　荆芥穗五分　当归五分　石膏一钱　薄荷五分　川芎五分　麻黄五分　黄芩一钱　栀子一钱,炒黑　滑石二钱　连翘五分　防风五分　白术五分,炒

外加羌活、细辛、菊花、蔓荆子各五分。

右为粗末,以水二盏,煎至一盏,食后,去渣温服。

玉翳浮满歌

玉翳浮满时或疼,风热冲脑盖瞳睛。洗刀通圣羌独细,蒺元贼决蜕蔓青。

【注】玉翳浮满之证,初起时,或疼痛,黑睛上翳如玉色,遮盖瞳人,皆缘肝经热极,风热冲脑所致。宜用洗刀散,除风热而消翳膜也。

洗刀散方

即防风通圣散加羌活、独活、细辛、蒺藜、元参、木贼、草决明、蝉蜕、蔓荆子、青葙子各一钱。

膜入水轮歌

膜入水轮睛疮后,疮愈坐翳侵水轮。肺肝虚热大肠燥,日久失治伤瞳神。退热饮军茺蔚黑,辛防五味桔黄芩。

【注】膜入水轮者,因黑白睛上生疮而起,愈后疮痕不没,渐生翳膜,侵入水轮,此乃肝经积热,大肠燥滞,邪热上逆所致。宜用退热饮子,清降其热。

退热饮子

大黄一钱　芜蔚子二钱　黑参一钱　细辛一钱　防风二钱
五味子五分　桔梗二钱　黄芩二钱

右为粗末,以水二盏,煎至一盏,食后,去渣温服。

逆顺生翳歌

逆顺生翳上下生,顺则下垂逆上冲。钩割后用知母饮,知味军芩车桔芜。

【注】逆顺生翳之证,从上垂下,侵入黑睛为顺,从下冲上,侵入黑睛为逆。顺则易安,逆则难治。并宜手法钩割去其翳膜,后服知母饮子,清其内热。

知母饮子

知母二钱,炒　五味子五分　大黄一钱　黄芩一钱　车前子
二钱　桔梗一钱　芜蔚子二钱

右为粗末,以水二盏,煎至一盏,食后,去渣温服。

风牵睑出歌

风牵睑出睑皮翻,胞睑俱红眵泪涟。胃经积热肝风盛,劆洗去瘀病可痊。后服黄芪汤蔚骨,防芩苓草大黄煎。

【注】风牵睑出之证,乃睑皮翻出向外,上、下胞睑俱赤,眵泪淋漓,皆缘胃经积热,肝有风邪。宜先用劆洗去瘀,后服黄芪汤,清热散邪也。

黄芪汤方

黄芪一钱　芜蔚子二钱　地骨皮一钱　防风一钱五分　黄
芩一钱　茯苓一钱　甘草五分　大黄一钱

右为粗末,以水二盏,煎至一盏,食后,去渣温服。

睑生风粟椒疮歌

椒疮风粟睑胞生,多泪难睁摩涩疼,脾经风热粟黄软,脾经湿热椒硬红。劙洗后用清脾饮,知母翘军生地风,黄芩元粉黄连桔,陈皮荆芥黑参灵。

【注】椒疮风粟之证,或起于睑边,或生于胞内,皆泪多难睁,沙涩摩睛疼痛。粟疮如粟,其形黄软,属脾经风热而成;椒疮如椒,其形红硬,属脾经湿热而成。并宜劙洗出血,服除风清脾饮,椒疮倍芩连生地,风粟倍荆芥防风。

除风清脾饮

知母　连翘　大黄　生地黄　防风　黄芩　元明粉　黄连桔梗　陈皮　荆芥穗　黑参各等分

右为粗末,以水二盏,煎至一盏,去渣,食远温服。

混睛歌

混睛初起白睛混,渐生赤脉遮瞳睛,或混白膜漫珠上,白忌苔光赤散红,先痒后疼隐涩泪,肝脏毒风劙洗通,后服地黄生熟地,蒺藜当归甘草通,黄连木贼乌犀角,羌活元参军谷精。

【注】混睛之证,初起白睛混赤,渐生赤脉,遮漫乌睛,或白或赤漫珠一色。白忌光滑如苔,赤忌赤脉外散。其证初起则先痒后痛,渐致碜涩泪出,羞明隐痛,视物昏蒙,此乃肝脏毒风与瘀血上凝所致。先宜劙,洗去瘀,后服地黄散,外点摩障灵光膏。

地黄散方

生地黄七钱　熟地黄七钱,焙干　白蒺藜四钱,炒　当归七钱　甘草五钱,炙　木通五钱　黄连五钱,酒炒　木贼五钱　乌犀角五钱,镑　羌活五钱　元参五钱　大黄七钱　谷精草五钱

右为细末,令匀,每服三钱,煮羊肝汁食远调服。

摩障灵光膏方见卷末

被物撞破歌

被物撞破珠胀痛,肿闭胞青劚洗良。外涂生地地黄散,芎地羚军芍壳香。

【注】被物撞破者,或因打扑,或因撞损,睛珠胀痛,眼胞青紫,肿闭难开。先宜劚洗散瘀,外敷捣烂生地黄膏,内服生地黄散。

生地黄散方

川芎　生地黄　羚羊角　大黄　赤芍药　枳壳　木香各一钱

右为粗末,以水二盏,煎至一盏,食后,去渣温服。

撞刺生翳歌

撞刺生翳遗刺痕,日久血瘀障翳生,赤脉涩疼经效散,柴军归芍草犀同。

【注】撞刺生翳之证,或被竹木签刺成疮,因治疗不净,留痕日久,瘀血凝积,遂生翳膜,赤脉满目,涩痛泪出。宜用经效散,清热散瘀也。

经效散方

柴胡二钱　大黄一钱　当归尾一钱　赤芍药一钱　甘草梢五分　犀角一钱

右为粗末,以水二盏,煎至一盏,食后,去渣温服。

痛如针刺歌

痛如针刺心火炽,睛珠如同针刺疼,头疼目眩眼系急,针后八正草栀灯,桑车扁蓄滑生地,竹叶生军瞿麦通。

【注】痛如针刺,乃心经毒火上炽,睛珠忽然极痛,犹如针

刺,微带头疼目眩,眼系紧急。先宜火针刺太阳穴,外散其邪;后服加味八正散,内泄其热也。

加味八正散方

甘草　栀子　灯心草　桑白皮　车前子　扁蓄　滑石　生地黄　苦竹叶　大黄　瞿麦　木通各等分

右为粗末,以水二盏,煎至一盏,食后,去渣温服。

眼痒歌

眼痒皆因肝胆风,痒生眦睑黑白睛。外用广大重明洗,内服荆防羌乌芎。

【注】眼痒之证,皆因肝、胆二经风邪冲发所致。或在睑边眦内,甚则痒连睛珠,痒极难忍。外以广大重明汤熏洗,内服驱风一字散,疏散风邪。

广大重明汤方见卷末

驱风一字散方

荆芥穗五钱　防风二两五钱　羌活二两五钱　川乌五钱,炮川芎五钱

右为细末,令匀,每服二钱,食后,薄荷汤调下。

冲风泪出歌

风泪初起冬月甚,久则冬夏泪濛濛。肝虚冷泪不疼赤,实则热泪肿红疼。虚用补肝归白芍,蒺芎熟地木贼风;实用茶调荆薄草,贼防羌决菊膏芎。

【注】冲风泪出之证,见风泪出,初起则冬月甚,夏月轻,久则冬夏皆然,此乃肝脏虚风邪热所致。若泪冷不赤不痛为虚,宜用补肝汤;泪热肿赤疼痛为实,宜用川芎茶调散。

止泪补肝散方

当归二钱　白芍药一钱,炒　蒺藜一钱　川芎五分　熟地黄

二钱　木贼一钱　防风一钱

右为粗末,以水二盏,煎至一盏,食远,去渣温服。

川芎茶调散方

荆芥　薄荷　甘草炙　木贼　防风　羌活　石决明煅　菊花　石膏　川芎各一两

右为细末令匀,每服三钱,食后茶清调下。

风赤疮痍歌

风赤疮痍眦睑生,黑睛端好睑烂红。脾经风热宜急治,久生翳膜遮瞳睛。加减四物汤生地,苦参牛蒡薄荷风,当归赤芍天花粉,连翘荆芥穗川芎。

【注】风赤疮痍者,起于两眦,其黑睛则端然无恙,惟睑边烂而红赤。此乃脾经风热上攻所致,宜急治之,久则恐生翳膜,遮盖睛瞳。用加减四物汤。

加减四物汤方

生地黄　苦参　牛蒡子　薄荷　防风　当归　赤芍药　天花粉　连翘　荆芥穗　川芎各一钱

右为粗末,以水二盏,煎至一盏,食后,去渣温服。

暴风客热歌

暴风客热胞肿疼,泪多痒赤胀白睛。原于肺热召风郁,菊花通圣可收功。

【注】暴风客热者,胞肿疼痛,泪多痒赤,白睛胀起。此证原于肺客邪热,外召风邪。先宜𪎊洗,后用菊花通圣散,内清邪热,外散风邪也。

菊花通圣散方见两睑粘睛下

伤寒热病后患目歌

伤寒余热过食辛,瞳散黑花涩泪频,红肿痛用生犀饮,羚防芩桔知苓参。

【注】伤寒热病后患目者,因余热未清,过食辛热,两热合邪,以致瞳人散大,时见黑花,隐涩泪多,红肿疼痛。宜用生犀饮,清解其热也。

生犀饮

生犀角二钱　羚羊角一钱　防风一钱　黄芩一钱　桔梗一钱五分　知母一钱　茯苓一钱　人参一钱

右为粗末,以水二盏,煎至一盏,食后,去渣温服。

肝虚积热歌

肝虚积热频发歇,起初红肿痛羞明,年深生翳渐昏暗,青葙丸用菟丝茺,生地青葙防五味,黑柴泽泻细车苓。

【注】肝虚积热之证,时发时歇,初则红肿疼痛,涩泪难开;久则渐重,遂生翳膜,视物昏暗。宜用青葙子丸治之。

青葙丸方

菟丝子一两　茺蔚子一两　生地黄二两　青葙子二两　防风一两　五味子三钱　黑参一两　柴胡一两　泽泻一两　细辛三钱　车前子一两　茯苓一两

右为细末,炼蜜为丸,桐子大,空心茶清送下三钱。

因他患后生翳歌

因患病后生云翳,赤烂日久翳遮瞳。心无黄赤犹能见,羊肝丸蒺菊川芎,决地楮槐连五味,荆归甘草蕤仁风。

【注】因患他病后生翳者,为患后生翳也。初则赤烂,日久渐生云翳,遮蔽瞳人,视无所见。医者当细看翳心,若不黄赤,犹

能通三光者,可治。宜常服羊肝丸可愈。

羊肝丸方

雄羊肝一具　白蒺藜一两,炒去刺　菊花一两,去梗叶　川芎三钱　石决明一两　生地黄一两　楮实子五钱　槐角五钱,炒黄连五钱　五味子五钱　荆芥穗二钱五分　当归尾五钱　甘草五钱　蕤仁七钱,去壳油　防风二钱

右为细末,雄羊肝一具,滚水沸过,和前药,捣为丸,如桐子大。每服五六十丸,空心薄荷汤下。

脾生痰核歌

脾生痰核痰火结,核形如豆坚不疼。失治成瘰流脓血,防风散结芷芩风,黑桔前胡陈赤芍,浙贝苍术花粉同。

【注】脾生痰核之证,因痰火结聚而成,生于胞外,皮内核形如豆,坚硬不疼,宜用防风散结汤,化痰散热。若久而不治,渐长为瘰,破则成漏,为难治矣。

防风散结汤方

白芷　黄芩　防风　黑参　桔梗　前胡　陈皮　赤芍药浙贝母　苍术　天花粉各八分

右为粗末,以水二盏,煎至一盏,食后,去渣温服。

天行赤眼歌

天行赤眼四时生,传染热泪肿赤疼,受邪浅深随人化。驱风散热饮防风,牛蒡将军羌赤芍,连翘栀薄草归芎。

【注】天行赤眼者,四时流行风热之毒,传染而成,老幼相传,沿门逐户,赤肿涩泪,羞明疼痛,受邪浅深,视人强弱,强者先愈,弱者迟愈。宜用驱风散热饮,风盛倍羌防,热盛倍大黄。

驱风散热饮

防风　牛蒡子炒研　大黄酒浸　羌活　赤芍药　连翘　栀

子炒　薄荷各一钱　甘草五分　当归尾　川芎各一钱

右为粗末，以水二盏，煎至一盏，食后，去渣温服。

小儿青盲歌

小儿青盲胎受风，瞳子端然视物蒙。明目羊肝桂柏味，细菊羌连白术同。

【注】小儿青盲者，因胎受风邪，生后瞳人端好，黑白分明，惟视物不见，有时夜卧多惊，呕吐痰涎黄汁。宜用镇肝明目羊肝丸，久服可愈。

镇肝明目羊肝丸方

羯羊肝一具，用新瓦盆焙干，如大只用一半，竹刀切片　官桂　柏子仁　五味子　细辛　菊花　羌活各五钱　黄连七钱，炒　白术五钱

右为细末，炼蜜为丸，如桐子大，沸汤研调，空心服一钱。

胎风赤烂歌

胎风赤烂缘胎热，目赤眵粘眦烂红。小防风汤羌栀草，归尾将军赤芍风。

【注】胎风赤烂之证，因在母腹其母过食辛热，或生后，乳母过食辛热，致令小儿双目尽赤，眵泪胶粘，四眦湿烂。宜用小防风汤治之。

小防风汤方

羌活　栀子　甘草　当归尾　大黄　赤芍药　防风各五分

右为粗末，以水一盏半，煎至五分，空心温服。

癍疮入眼歌

小儿癍疮入眼中，赤肿难开涩泪疼，久生云翳如银色，肝经余热上冲睛。红花散用草归地，赤芍军翘紫草红。

【注】小儿癍疮之证,因患痘时疮生眼中,赤肿难开,涩泪羞明疼痛,久则生翳如银色。此乃痘后,肝经余热上攻晴瞳所致。宜用红花散,清热散瘀,其证自愈。

红花散方

甘草　当归尾　生地黄　赤芍药　大黄　连翘　紫草　红花各五分

右为粗末,灯心草十茎,竹叶十片为引,以水一盏半,煎至五分,食远,去渣温服。

辘轳转关歌

辘轳转关肝风盛,旋转晴珠辘轳同。轻则瞳斜重反背,初起钩藤饮蝎芎,参防二麻僵蚕草,后服天冬饮赤苓,羌活天冬五味子,人参知母蔚防风。

【注】辘轳转关之证,因肝经风邪壅盛,以致二目晴珠旋转不定,与辘轳相同,轻则瞳人偏斜,重则瞳人反背。初起宜用钩藤饮,疏散风邪;定后用天门冬饮,调理即愈。

钩藤饮

钩藤五分　全蝎一钱,炒去毒　川芎　人参　防风各七分麻黄三分　天麻七分　僵蚕一钱二分,炒　甘草三分,炙

右为粗末,以水二盏,煎至一盏,去渣,不拘时服。

天门冬饮

赤茯苓七分　羌活七分　天门冬一钱　五味子五分　人参七分　知母一钱　茺蔚子一钱　防风五分

右为粗末,以水二盏,煎至一盏,食后,去渣温服。

小儿生赘歌

小儿生赘生睑内,初小渐大隐摩瞳,赤涩泪多脾胃热,钩割劆洗去瘀红,清胃散用车前子,膏军柴桔黑苓风。

【注】小儿生赘之证,生于眼胞之内,初起如麻子,久则渐长如豆,隐摩瞳人,赤涩泪出。此乃脾、胃积热上壅所致。先用手法或钩割或䤵洗,散去外瘀;后用清胃散,清其内热。

清胃散方

车前子　石膏　大黄　柴胡　桔梗　黑参　黄芩　防风各一钱

右为粗末,以水二盏,煎至一盏,食后,去渣温服。

小儿疳眼歌

小儿疳眼肝脾病,肿疼涩泪翳遮瞳,咬甲揉鼻合面卧,肥儿神麦萸连同。

【注】小儿疳眼者,初因饮食伤脾,久则肝热上冲,肿痛难开,隐涩泪多,渐生白膜,云翳遮睛。外则挦眉咬甲揉鼻,喜合面而卧,不喜抬头。宜用四味肥儿丸,久服即效。

四味肥儿丸方

神曲炒　麦芽炒　芜荑　黄连各等分,炒

右为细末,令匀,水糊为丸,桐子大,每服一钱,空心白汤送下。

小儿通睛歌

小儿通睛因惊振,看东反西视斜偏,牛黄珠麝竺金黛,地龙苏附珀油蚕。

【注】小儿通睛之证,或因惊恐,或缘击振,致双目睛通,瞻视偏斜,看东反西,视左反右。急用牛黄丸,疏风镇惊,久则即成难治之证。

牛黄丸方

牛黄三钱　珍珠三钱　麝香少许　天竺黄三钱　金铂量加,为衣　青黛三钱　地龙三钱　苏合油五钱　白附子三钱,炮　琥珀三钱　香油五钱　僵蚕三钱以上九味,各另研极细,共为一处,用细甘草梢一两煎汁,次入苏合油香油兑均,和药为丸,黄豆大,金铂为衣,薄荷汤化下一丸。忌一切酒面、辛热、生痰等物。

眯目飞尘飞丝歌

眯目尘丝入目中,泪涩难开睛痛疼。初宜外治久生翳,酒调散用草归芜,螵蛸赤芍苍菊桔,翘麻羌活大黄同。

【注】眯目者,或飞尘飞丝风吹入目也。其证泪多隐涩难开,睛珠疼痛。初得时,宜翻转眼睥,用绵裹钗脚拨出眯物;若日久生云翳者,宜用酒调散治之。

酒调散方

甘草　当归　芜蔚子　桑螵蛸　赤芍药　苍术　菊花　桔梗　连翘　麻黄　羌活　大黄各一两

右为细末,每服三钱,酒调下,不拘时服。

补　遗

能远怯近歌

近视昏蒙远视明,阳光有余损阴精。须用地芝丸枳壳,菊花生地共天冬。

【注】能远怯近者,谓视物远则能见,近则昏蒙也。盖由其人阳气有余,阴精不足,故光华散乱,不能收敛于近也。宜用地芝丸养阴,久服则目自愈。

地芝丸方

枳壳去穰　菊花各三两　生地黄焙干　天门冬各四两,去心

右为细末,炼蜜为丸,桐子大,每服百丸,食后,茶清送下。

能近怯远歌

近视清明远视昏,阳光不足被阴侵,定志丸用菖蒲远,朱砂人参白茯神。

【注】能近怯远者,非生成近视,谓平昔无此证,忽视物近则明了,远则昏暗也。由其人阴气偏盛,阳气不足,阳被阴侵,是以光华不能发越于远也。宜定志丸补心壮神,神足则自能远视矣。

定志丸方

菖蒲二两　远志二两,去心　朱砂三钱,研细,另用　人参一两　白茯神一两

右为细末,炼蜜为丸,桐子大,以朱砂为衣,每服五十丸,食后,米饮汤送下。

瞳神散大歌

瞳神散大风轮窄,邪热蒸之风气攻,或因思怒痰寒疟,地黄丸内芍归芎,防己丹柴知二地,丹参独柏味寒茺。

【注】瞳神散大者,谓瞳神散大,风轮反为窄窄一周,甚则一周如线。乃邪热内蒸,风气上攻所致,亦有因忧思气怒,痰火伤寒,疟疾经产败血等证而成。宜用地黄丸。

地黄丸方一名羌活退翳丸

白芍药一两三钱,酒炒　当归身五钱,酒炒　川芎三钱,酒洗　防己二钱,酒制　牡丹皮三钱,酒洗　柴胡三钱　知母三钱,盐水炒　熟地黄八钱,焙　生地黄八钱　丹参五钱　独活三钱　黄柏五钱,酒制　五味子三钱　寒水石三钱　茺蔚子五钱

右为细末,炼蜜为丸,桐子大,每服三钱,空心白滚汤送下。

瞳神缩小歌

瞳神缩小如针簪,劳伤精血损肾肝,视不甚昏微隐涩,清肾抑阳黄柏连,草决苓归生地芍,独活知母枸杞寒。

【注】瞳神缩小者,谓瞳神渐渐缩小如簪脚,甚则如针。乃淫欲劳伤精血,亏损肾、肝二经所致。其证视物不甚昏,惟觉羞明隐涩。宜用清肾抑阳丸,壮水以制阳也。

清肾抑阳丸方

黄柏二两,盐水制　黄连二两,酒炒　草决明一两,炒　白茯苓二两　当归一两,酒洗炒　生地黄二两　白芍药一两,酒炒独活八钱　知母二两,盐水制　枸杞子二两　寒水石二两,另研

右为细末,炼蜜为丸,如桐子大,每服三钱,空心白滚汤送下。

干涩昏花歌

干涩昏花肝肾病,酒色劳瞻思虑伤,四物五子车前子,覆盆枸杞菟丝当,熟地川芎芍地肤,五胆膏宜外点良。

【注】干涩昏花者,谓目觉干涩不爽,视物昏花也。此乃肝、肾俱伤之候。或因嗜酒恣欲,或劳瞻竭视,或思虑太过,皆成此证。宜用四物五子丸,滋阴养水,略带抑火,以培其本也。

四物五子丸方

车前子酒蒸　覆盆子　枸杞子　菟丝子酒煮烂　当归酒洗熟地黄　川芎　白芍药　地肤子各等分

右为细末,炼蜜为丸,桐子大,每服二钱,不拘时盐汤送下。

五胆膏方见卷末

白眼痛歌

白眼痛病不红肿,红丝赤脉沙涩疼。肺脾湿热兼伏火,须辨赤脉三阳经。桑皮汤泽元芩桔,菊草旋苓桑麦冬。

【注】白眼痛者,俗呼为害白眼。其证不红、不肿,沙涩疼痛,多生红丝赤脉。乃脾肺络伤湿热,兼气分伏火上冲所致。须看赤脉红丝,以辨三阳:从上而下者太阳也,羌活为使;从下而上者阳明也,升麻为使;从外至内者少阳也,柴胡为使。宜桑白皮汤主之。

桑白皮汤方

泽泻八分　元参八分　黄芩一钱　桔梗七分　菊花五分　甘草二分半　旋覆花一钱　茯苓七分　桑白皮七分　麦门冬一钱,去心

右为粗末,以水二盏,煎至一盏,去渣温服。

女子逆经歌

女子逆经血灌瞳,满眼如朱胬肉生。总因血热经阻逆,通经苏木大黄红,芩连羌薄栀香附,生地归芍贼草芎。

【注】女子逆经之证,乃血逆上行,冲灌瞳人,以致满眼赤涩,或生胬肉,总由血热经阻不行,因而上逆也。宜用通经散,破血通经,其血翳自退。

通经散方

苏木一两　大黄五钱　红花一两　黄芩二两　黄连　羌活　薄荷　黑栀子　香附　生地黄　当归　赤芍药　木贼　甘草　川芎各一两

右为粗末,令匀,每服五钱,以水一盏半,煎至七分,食后,去渣温服。

行经目痛歌

女子行经目涩疼,眩晕头疼云翳生。去血过多肝脏损,当归补血薄羌芄,柴胡蒺藜菊防草,生地当归白芍芎。

【注】行经目痛者,女子遇经行之际,眼目涩痛,头疼眩晕,肿涩难开,生翳于黑睛上,或如粟米,或花翳白陷。此因经行去

血过多,肝经虚损故也。宜用当归补血汤治之。

当归补血汤方

薄荷五分　羌活五分　茺蔚子一钱　柴胡八分　蒺藜一钱
菊花八分　防风八分　甘草四分　生地黄二钱　当归一钱五
分　白芍药一钱　川芎八分

右为粗末,以水二盏,煎至一盏,食后,去渣温服。

妊娠目病歌

妊娠目病有余证,须辨气分血分医。气分旋螺瞳散大,天冬
饮用茯苓知,羌活防风参五味,血分瘀血并凝脂,保胎芩芥归芍
草,连翘芎地缩陈皮。

【注】妊娠目病者,为有余之证,有气分、血分之别。属气分
者,多见旋螺瞳人散大,乃气分之热,宜天门冬饮;属血分者,多
生瘀血,凝脂翳障,乃血分之热,宜用保胎清火汤以治之。

天门冬饮

天门冬一钱五分　茯苓一钱　知母一钱五分　羌活五分
防风五分　人参五分　五味子五分

右为粗末,以水二盏,煎至一盏,食后,去渣温服。

保胎清火汤方

黄芩一钱二分　荆芥穗　当归身　白芍药各一钱　甘草三
分,炙　连翘一钱　川芎八分　生地黄　缩砂仁　陈皮各一钱

右为粗末,以水二盏,煎至一盏,食远,去渣温服。

产后病目歌

产后患目血不足,病有三因治可通,思哭劳瞻多内障,嗜辛
厚味外障成。外因头风风烂湿,四物补肝香附芎,夏枯熟地归芍
草,随人加减可收功。

【注】产后患目,乃去血过多不足之证,病虽有三因之别,而治

法可以加减变通。内因者,多缘思虑哭泣,或竭视劳瞻,致成内障,须四物补肝汤,倍熟地芎归;外因者,因嗜辛辣厚味,或因头风,致成风赤湿烂。宜本方倍香附、川芎、夏枯草,随证加减以治之。

　　四物补肝汤方

　　香附一钱五分,酒制　川芎一钱　夏枯草二钱　熟地黄四钱,焙干　当归身二钱,酒洗　白芍药一钱五分,酒洗　甘草五分,炙

　　右为粗末,以水二盏,煎至一盏,食远,去渣温服。

附:外治方

　　焮肿膏方

　　腻粉少许　黄蜡　代赭石各五钱,研　细磁末　黄柏细末麻油各一两

　　右为极细末,入铜杓内,入油蜡同煎为膏,涂患处。

　　紫金膏方

　　炉甘石炉甘石入大银罐内,盐泥封固,用炭火煅一炷香,以罐通红为度、取起为末,用黄连水飞过,再入黄芩黄连黄柏汤内,将汤煮干,以甘石如松花色,四两　黄丹入锅内,炒黑色,用草试之,草灼提起,如此三次,研极细末水飞,四两　硼砂三钱,研细飞过　朱砂三钱,研细飞过　轻粉五分　青盐五分,水洗去泥　珍珠三钱　白丁香五分,乳汁化开,去渣　没药五分　乳香五分　海螵蛸二钱,去皮研细　枯矾五分　硇砂五分　当归五分,研细　川芎五分,研细黄连五分,研细　甘草五分,研细　麝香五分　冰片五分

　　如法炮制,各研极细无声,用好白蜜十五两,入锅内,熬去沫,只用白蜜十两,先下炉甘石搅匀,次下黄丹搅匀,再下诸药,不住手搅匀,如紫金色,不粘手为度。

　　石燕丹方

　　炉甘石炉甘石入大银罐内,盐泥封固,用炭火煅一炷香,以罐

通红为度,取起为末,用黄连水飞过,再入黄芩黄连黄柏汤内,将汤煮干,以甘石如松花色,四两 硼砂铜杓内同水煮干 石燕 琥珀 朱砂水飞,各取净末一钱五分 鹰屎白一钱,如无,白丁香代之 冰片 麝香各分半

右为极细末,研至无声,每用少许,水蘸点眼大眦。

枯涩无泪,加熊胆、白蜜。血翳,加真阿魏。黄翳,加鸡内金。风热翳,加蕤仁。热翳,加珍珠、牛黄。冷翳,加附子尖、雄黄。老翳,倍硼砂,加猪胰子。

摩风膏方

黄连 细辛 当归 杏仁去皮、尖,为霜 防风 松脂各五钱 白芷 黄蜡各一两 麻油四两

先将蜡油熔化,前药共研为细末,慢火熬膏,贴太阳穴。

摩障灵光膏方

黄连剉如豆大,童便浸一宿,晒干为末 黄丹三两,水飞 当归二钱,酒洗 麝香五分 乳香五分 轻粉一钱 硇砂一钱 白丁香一钱 龙脑一钱 海螵蛸一钱,俱另研细末 炉甘石六两,以黄连一两,煎水淬七次,研细

先用好白蜜十两,熬五七沸,以净纸搭去蜡面,除黄丹外,下余药,用柳木搅匀;次下黄丹再搅,慢火徐徐搅至紫色,却将乳香、麝香、轻粉、硇砂和匀,入上药内,以不粘手为度。

广大重明汤方

防风 菊花 龙胆草 甘草 细辛各等分

右为粗末,水一盏,煎半盏,去渣带热熏洗。

五胆膏方

猪胆汁 黄牛胆汁 羊胆汁 鲤鱼胆汁各二钱五分 白蜜二两 胡黄连研末 青皮研末 川黄连研末 熊胆各二钱五分

右将诸药末与蜜并胆汁和匀,入磁瓶内,以细纸封头牢系,坐饭甑中蒸,待饭熟为度。

编辑刺灸心法要诀

御纂医宗金鉴 卷七十九

编辑刺灸心法要诀

九针原始歌

九针因何而有名,原于天地大数生,始于一而终于九,天地人时音律星,风野九九八十一,针应其数起黄钟,皮肉筋脉声阴阳,齿气九窍关节通。

【注】《灵枢·九针篇》帝曰:九针焉生,何因有名。岐伯曰:天地之大数也,始于一终于九。一法天,二法地,三法人,四法时,五法音,六法律,七法星,八法风,九法野。九针者,圣人起天地之数,始于一而终于九,九而九之,九九八十一,以起黄钟之数,针之数应之,而人之身形亦应之。皮应天,肉应地,血脉应人,筋应时,声应音,阴阳应律,齿面目应星,气应风,九窍三百六十五络应九野,此天人相通之道也。故一针皮,二针肉,三针脉,四针筋,五针骨,六针调阴阳,七针益精,八针除风,九针通九窍,除三百六十五节气,各有所主也。

九针式图并九针主治法歌

一曰:镵针式图

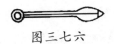

图三七六

【注】经之一曰:镵针者,取法于巾针,去末寸半,卒锐之长一寸六分。镵者,锐也;卒者,尾也。调此针长一寸六分,上去末寸半,下只留一分之锋,欲浅刺不令深入也。

镵针主治法歌

镵针即今箭头针,主刺皮肤邪肉侵,毋令深入泻阳气,邪正相安荣卫均。

【注】镵针即今箭头针也,主刺邪热病在头身皮肤之证,毋令深入,深则有伤阳气。故必分许浅浅刺之,使邪去而正不伤,荣卫得和,则病除矣。

二曰:员针式图

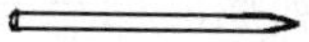

图三七七

【注】经之二曰:员针者,取法于絮针,筒其身而卵其锋,长一寸六分。筒身卵锋者,谓身直如竹筒,末锋员如卵锐也。

员针主治法歌

员针取法于絮针,主治邪气侵肉分,筒身卵锋不伤正,利导分肉邪自平。

【注】员针即絮针也,主治邪气在分肉之间。盖筒身卵锋,利导分肉,能使邪气行而不伤于肌肉之正气也。

三曰:锃针式图

图三七八

【注】经之三曰:锃针者,取法于黍粟之锐,长三寸半。黍粟之锐者,员而微尖,利于用补者也。

锃针主治法歌

锃针之锐如黍粟,恐其深入伤肌肉,按脉勿陷以致气,刺之邪气使独出。

【注】锃针之锋,如黍粟之锐,主治邪在脉中,不欲深入,只按脉以候气至,刺脉中之邪气,使独出也。若深按陷至肌肉,邪气虽出,而肌肉之正气必伤矣。

四曰:锋针式图

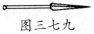

图三七九

【注】经之四曰:锋针者,取法于絮针,刃三隅,长一寸六分,其上去八分,下留八分。刃三隅者,盖直壮而锐,可以泻热出血也。

锋针主治法歌

锋针即今三棱名,主刺瘤邪时气壅,发于经络痼不解,泻热出血荣卫通。

【注】锋针即今三棱针,主刺时气温热瘤邪也。凡发于经络中壅痼不解之病,用三棱针之锋利,以泻热出血,使经络开通,荣卫调和,而壅痼之疾愈矣。

五曰:铍针式图

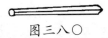

图三八○

【注】经之五曰:铍针者,取法于剑锋,广二分半,长四寸。其必广二分半,长四寸,末如剑锋者,取其能开通也。

铍针主治法歌

铍针之锋末如剑,主刺寒热两相搏,合而为痈脓已成,大脓一泻即时和。

【注】铍针之锋末如剑者,主刺寒热相搏,或邪气郁于荣卫,凝滞不通,发为痈疽。其脓已成,用此开之,以取大脓。大脓泻则阴阳和,而痈热愈矣。

六曰:员利针式图

图三八一

【注】经之六曰:员利针者,取法于牦针,微大其末,反小其身,长一寸六分。其取法于牦者,以毛之强者曰牦,用其细健可稍深也。

员利针主治法歌

员利针形尖如牦,主治虚邪客于经,暴痹走注历节病,刺之经络即时通。

【注】员利针,尖其形如牦,员而且锐。主治虚邪客于经络,而为暴痹与走注历节疼痛等病。以此刺之,则经络流通,而虚邪自去矣。

七曰:毫针式图

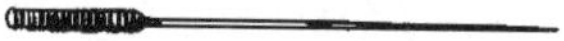

图三八二

【注】经之七曰:毫针者,尖如蚊虻喙。取法于毫毛,长一寸六分。其必尖如蚊虻喙者,取其微细徐缓也。

毫针主治法歌

毫针主治虚痹缠,养正除邪在徐缓,寒热痛痹浮浅疾,静入徐出邪正安。

【注】毫针者,因取法于毫毛,故名之也。主刺邪客经络,而为痛痹,邪气轻浅者也。凡正气不足之人,用此针刺之,静以徐往,渐散其邪,微以久留,缓养正气,则寒邪痛痹浮浅之在络者,皆可平也。

八曰:长针式图

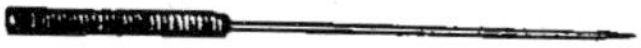

图三八三

【注】经之八曰:长针者,取法于綦针,长七寸,为其可以取深邪远痹也。

长针主治法歌

长针主治虚邪伤,内舍骨解节腠殃,欲取深邪除远痹,刺法得宜始可康。

【注】长针即今环跳针也。主虚邪深入,内舍于骨解、腰脊、节腠之间。凡欲取深远疼痛之邪,必得身长末锋之针,如法以刺之,方能使深邪出,远痹解,而得安康也。

九曰:大针式图

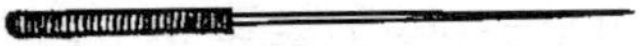

图三八四

【注】经之九曰:大针者,取法于锋针,其锋微员,长四寸,尖形如梃,粗而且巨,可以泻通机关也。

大针主治法歌

大针主刺周身病,淫邪溢于肌体中,为风为水关节痹,关节一利大气通。

【注】大针者,即古人之燔针也。凡周身淫邪,或风或水,溢于肌体,留而不能过于关节,壅滞为病者,以此刺之,使关节利,大气通,则淫邪壅于经络,风虚肿毒伤于肌体者,皆可去也。

【按】此九针,皆本于《灵枢》中大小、长短之法,无有异也。但细玩经中九针之用,凡所取者,皆言有余之实邪,则针之不宜于治虚也,从可知矣。

行针次第手法歌

行针手法口诀多,撮要编为十二歌,取穴持温进指摄,退搓捻留摇拔合。

【注】十二字分次第手法歌诀,始自三衢杨继洲。后之诸家,口诀虽多,皆不免于繁杂。今撮其要,仍编为十二歌诀,庶简明切当,便于后学。

一、取穴歌

取穴先将爪切深,须教毋外慕其心,令彼荣卫无伤碍,医者方堪入妙针。

【注】凡下针,用左手大指爪甲,重切所针之穴,令气血开,教病者心专于内,不要外驰,然后下针,使针不伤荣卫,方堪入妙也。

二、持针歌

持针之士要心雄,手如握虎莫放松,欲识机关三部奥,须将

此理再推穷。

【注】凡下针之士，须心小力雄，以右手持针于穴上，势若握虎，不敢放松，着力旋插，直至应止之处，吸气三口，然后提针，徐徐而用。凡机关三才奥理，欲识于心而行于针者，须将此再三推穷可也。

三、温针歌

温针之理最为良，口内温和审穴方，毋令冷热相争搏，荣卫宣通始安祥。

【注】凡下针，必先将所用之针，入于口中，使之温热，审定穴所，方可与刺。勿令冷热相争，庶血气调和，而得安祥也。

四、进针歌

进针理法取关机，失经失穴最不宜，阳经取陷阴经脉，三思已定针之愈。

【注】凡下针，要病人神气定，息数匀，医者亦如之。关机最密，切勿太忙，须细审经络穴所在何部分，不可轻施其针，失于经络穴所也。如在阳部，必取筋骨间陷下之处，则不伤于筋骨；如在阴分郄腘之内动脉相应间，则以爪重切经络，少待片时，方可进针，而不伤于荣卫。又必三思已定，然后下针，病可愈矣。

五、指循歌

部分经络要指循，只为针头不紧沉，推则行之引则止，调和血气使来临。

【注】凡下针，若气不至，用指于所属部分经络之路，上下、左右推而行之，引而止之，往来循之，使气血上下均匀，针下自然气至沉紧，得气即泻之意也。

六、摄法歌

摄法原因气滞经，大指爪甲切莫轻，以指摄针待气至，邪气流行针自轻。

【注】凡摄针者，因针下邪气滞涩不行也。随经络上下，用

大指爪甲重切之,使正气流行,则邪气不能滞涩,而针下自觉活动矣。

七、退针歌

退针手法理要知,三才诀内总玄机,一部六数三吸气,须臾疾病自然愈。

【注】凡退针,全在手法,三才之内,皆有要诀玄机,不可不知。如欲退针,必须缓缓而出,自地部退至人部,再渐退至天部,俱用少阴之六数泻之,每一部六数,须要少停,三部共行三六一十八数,令病人吸气三口,随吸随提,徐徐退至天部,其疾病自然除矣。

八、搓针歌

搓针泻气最为奇,气至针缠莫就移,浑如搓线攸攸转,急则缠针肉不离。

【注】搓针者,凡进、退、搓、捻,皆催其气至以泻邪气也。如觉针下气紧,切勿就移,须用泻法,但微微动转,如搓线之状,若转之太紧,必至肉缠针头,邪气滞涩,而不能除矣。

九、捻针歌

捻针指法不相同,一般在手两般功,内外转移行上下,助正伏邪疾自轻。

【注】凡捻针时,虽一般在手,而指法不同,故功有两般也。如欲治上,则大指向外捻,外捻者令其气向上也;如欲治下,则大指向内捻,内捻者令其气至下也。内捻为之补,外捻为之泻。如经络向下者,转针头逆之则为迎也;经络向上者,移针头顺之则为随也。指法得宜,则正气自复,而邪气自退矣。

十、留针歌

留针取气候沉浮,出入徐徐必逗留,能令荣卫纵横散,巧妙玄机在指头。

【注】留针者,凡出针至于天部,入针至于地部,须在皮肤肌

肉间徐徐容留,令荣卫宣散方可出针入针。若出针太急,则血随针出,反伤荣卫,其巧妙玄机,全在指头也。

十一、摇针歌

摇针三部皆六摇,依次推排在指梢,孔穴大开无窒碍,邪气退除病自消。

【注】摇针者,如出针三部欲泻之际,每一部摇二三摇,多者不过六摇而已。以指捻针,如扶人头摇之之状,使孔穴开大,无有窒碍,庶邪气退除而病愈矣。

十二、拔针歌

拔针之时切勿忙,闭门存神要精详,不沉不紧求针尾,此诀须当韫锦囊。

【注】凡针毕拔针,最要精详,不可轻率忙乱也。如欲出针,须待针下气缓,不沉不紧,觉轻动滑快,方以右指捻住针尾,以左手大指按其针穴及穴外之皮,令针穴门户不开,神气内存,然后拔针,庶不致于出血。此针家要诀,须当韫于锦囊也。

行针分寸法歌

行针分寸中指传,屈指中节两纹尖,男左女右童稚一,长短肥瘦审经权。

【注】行针取分寸法,以同身寸法为准,男左手,女右手,以中指第二节,屈指两纹尖,相去为一寸,童稚亦如之。虽人身有长短,体有肥瘦,入针之分数不一,而身形之长者,其指节亦长,身形短者,其指节亦短,但随其长短,以取分寸,则自准矣。肥人肌肉肥厚,血气充满,宜刺三分半;瘦人肌肉瘦薄,血气未盛,宜刺二分。然虽如此,犹当有经有权,不可执一而论。如遇不肥不瘦之人,只在二三分之间,酌量取之可也(图三八五)。

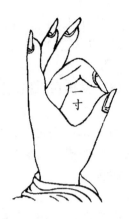

男左女右手中指第二节、屈指两纹尖相去为一寸。取稻秆心量,或薄篾量,皆易折而不伸缩为准,用绳则伸缩不便,故多不准。

图三八五　中指定同身寸图

十二经井荥俞经合原刺浅深歌

出井流荥注为俞,行经入合脏俞原。春宜针荥夏针俞,秋宜针合冬井间。脏病针俞腑病合,脏腑有病皆针原。凡诸井穴肌肉浅,不宜深针自古传。

【注】井、荥、俞、经、合、原,十二经穴名也。手足阳经有原穴,手足阴经无原穴,阴之俞穴,即阴之原穴也。所出为井,井者如水之出也;所流为荥,荥者如水之流也;所注为俞,俞者如水之注也;所行为经,经者如水之行也;所入为合,合者如水之会也;原者如水之源也。夫春针荥者,取络脉在分肉间,刺之浅者也;夏针俞者,取孙络在肌肉皮肤之上也;秋针合者,亦取络脉在分肉间,故如春时之所刺;冬针井者,取络脉孙络之下,比他时所刺,则深而留之,以冬气入脏故也。经原之原,手足阴阳之经,诸病皆宜刺之,但所刺有深有浅,不能枚举。此四时针刺之大旨,自古相传者也。

五脏井荥俞经合歌

太阴肺脉井少商,鱼际之穴号荥乡,太渊一穴名为俞,经渠经合尺泽当。

太阴脾井隐白穴,流于大都荥来接,太白为俞经商丘,阴陵泉与合为穴。

少阴心脉井少冲,寻至少府即名荥,神门一穴为俞穴,经合灵道少海真。

少阴肾脉井荥泉,然谷为荥本天然,太溪为俞经复溜,阴谷为合踝前旋。

厥阴心包井中冲,掌中劳宫即为荥,大陵穴取名为俞,间使经合曲泽终。

厥阴肝脉井大敦,行间之穴便为荥,太冲之处为俞穴,经合中封曲泉名。

六腑井荥俞原经合歌

阳明大肠井商阳,二间为荥俞三间,合谷原经阳溪取,曲池为合正相当。

阳明胃脉井厉兑,内庭为荥须要会,陷谷名俞冲阳原,经合解溪三里位。

太阳小肠井少泽,流于前谷为荥穴,后溪为俞原腕谷,经合阳谷小海歇。

太阳膀胱井至阴,通谷为荥亦穴名,束骨为俞原京骨,昆仑为经合委中。

少阳三焦井关冲,寻至液门号为荥,俞原中渚阳池取,经合支沟天井中。

少阳胆脉井窍阴,侠溪为荥是穴名,俞原临泣丘墟穴,经归阳辅合阳陵。

十二经表里原络总歌

脏腑有病均宜刺,原络表里相随看。肺原太渊大偏历,大肺合谷列缺端;脾原太白胃丰隆,胃脾冲阳公孙间;心原神门小支正,小心腕骨通里边;肾原太溪膀飞阳,膀肾京骨大钟班;三焦阳池包内关,包原大陵焦外关;胆原丘墟肝蠡沟,肝胆太冲光明闲。

【注】凡脏腑有病,均可以刺之,即《难经》云:五脏六腑有病,皆取其原者是也。盖各经有所主之病,必随其各经表里,先主后客并刺之。主者原穴也,客者络穴也。如手太阴肺经病,可刺本经里之原穴,即太渊穴也,复刺大肠表之络穴,即偏历穴也;手阳明大肠经病,可刺本经表之原穴,即合谷穴也,复刺肺经里之络穴,即列缺穴也。足太阴脾经病,可刺本经里之原穴,即太白穴也,复刺胃经表之络穴,即丰隆穴也;足阳明胃经病,可刺本经表之原穴,即冲阳穴也,复刺脾经里之络穴,即公孙穴也。手少阴心经病,可刺本经里之原穴,即神门穴也,复刺小肠经表之络穴,即支正穴也;手太阳小肠经病,可刺本经表之原穴,即腕骨穴也,复刺心经里之络穴,即通里穴也。足少阴肾经病,可刺本经里之原穴,即太溪穴也,复刺膀胱经表之络穴,即飞扬穴也;足太阳膀胱经病,可刺本经表之原穴,即京骨穴也,复刺肾经里之络穴,即大钟穴也。手少阳三焦经病,可刺本经表之原穴,即阳池穴也,复刺心包络经表之络穴,即内关穴也;手厥阴心包络经病,可刺本经里之原穴,即大陵穴也,复刺三焦经表之络穴,即外关穴也。足少阳胆经病,可刺本经表之原穴,即丘墟穴也,复刺肝经里之络穴,即蠡沟穴也;足厥阴肝经病,可刺本经里之原穴,即太冲穴也,复刺胆经表之络穴,即元明穴也。此十二经主病之原穴为主,络穴为客,随表随里之刺法也。

肺经表里原络穴主治歌

肺经原络应刺病,胸胀溏泻小便频,洒翕寒热咳喘短,木痛皮肤肩缺盆。

【注】肺经里之原穴太渊,大肠表之络穴偏历,二穴应刺之证即:胸胀,溏泻,小便频数,洒洒恶寒,翕翕发热,咳嗽,喘促,短气,皮肤、肩背、缺盆麻木疼痛。皆肺、大肠经病也(图三八六)。

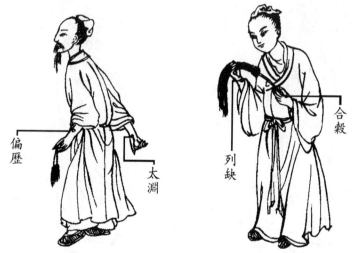

图三八六　肺经表里原络穴图　图三八七　大肠经表里原络穴图

大肠经表里原络穴主治歌

大肠原络应刺病,大(大指)次(次指)不用肩臂疼,气满皮肤木不仁,面颊腮肿耳聋鸣。

【注】大肠表之原穴合谷,肺经里之络穴列缺,二穴应刺之证即:手之大指次指不用,肩臂疼痛,皮肤麻木不仁,面颊腮肿,耳鸣,耳聋。皆大肠、肺经病也(图三八七)。

脾经表里原络穴主治歌

脾经原络应刺病,重倦面黄舌强疼,腹满时痛吐或泻,善饥不食脾病明。

【注】脾经里之原穴太白,胃经表之络穴丰隆,二穴应刺之证即:身重,倦怠,面黄,舌强而疼,腹满时时作痛,或吐、或泻,善饥而不欲食。皆脾、胃经病也(图三八八)。

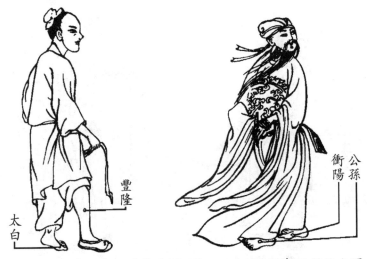

图三八八 脾经表里原络穴图 图三八九 胃经表里原络穴图

胃经表里原络穴主治歌

胃经原络应刺病,项膺股胻足跗疼,狂妄高歌弃衣走,恶闻烟火木音惊。

【注】胃经表之原穴冲阳,脾经里之络穴公孙,二穴应刺之证即:项、颈、胸、膺、胯、股、胫、胕、足跗疼痛,发狂妄言,高歌弃衣而走,恶烟火,闻木音即惊。皆胃、脾经病也(图三八九)。

小肠经表里原络穴主治歌

小肠原络应刺病,颧颔耳肿苦寒热,肩臑肘臂内外廉,痛不能转腰似折。

【注】小肠表之原穴腕骨,心经里之络穴通里,二穴应刺之证即:颧颔耳肿,苦寒热,肩、臑、肘、臂内外侧痛,不能转动,腰痛似折。皆小肠、心经病也(图三九〇)。

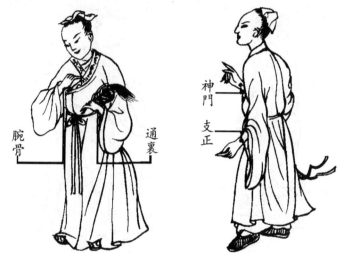

腕骨　　　　　　通裏　　　神門　支正

图三九〇 小肠经表里原络穴图 图三九一 心经表里原络穴图

心经表里原络穴主治歌

心经原络应刺病,消渴背腹引腰疼,眩仆咳吐下泄气,热烦好笑善忘惊。

【注】心经里之原穴神门,小肠表之络穴支正,二穴应刺之证:饮水即消,背腹引腰作痛,眩晕仆倒,上咳吐,下泄气,热而心烦,好笑善忘,多惊。皆心与小肠经病也(图三九一)。

肾经表里原络穴主治歌

肾经原络应刺病,大小腹痛大便难,脐下气逆脊背痛,唾血渴热两足寒。

【注】肾经里之原穴太溪,膀胱表之络穴飞扬,二穴应刺之证即:大腹、少腹、脊背疼痛,大便结燥,脐下气逆上冲,口渴吐血,两足寒冷。皆肾、膀胱经病也(见图三九二)。

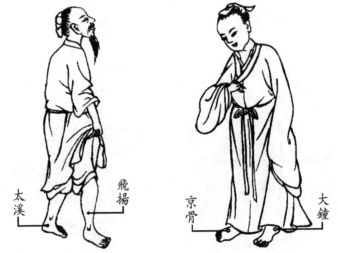

图三九二 肾经表里原络穴图 图三九三 膀胱经表里原络穴图

膀胱经表里原络穴主治歌

膀胱原络应刺病,目脱泪出头项疼,脐突大小腹胀痛,按之尿难溲血脓。

【注】膀胱表之原穴京骨,肾经里之络穴大钟,二穴应刺之证即:目胞脱陷泪出,头项疼痛,脐突、大腹、少腹胀痛,按之其尿难出,而溲血脓。皆膀胱、肾经病也(图三九三)。

三焦经表里原络穴主治歌

三焦原络应刺病,小指次指如废同,目眦耳后喉肿痛,自汗肩臑内外疼。

【注】三焦表之原穴阳池,心包里之络穴内关,二穴应刺之证即:手之小指次指如废而不能用,目眦、耳后、咽喉肿痛,自汗,肩臑内外侧疼。皆三焦、包络经病也(见图三九四)。

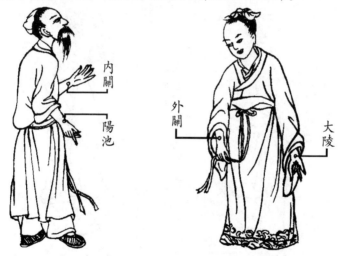

图三九四 三焦经表里原络穴图　图三九五 心包络经表里原络穴图

心包络经表里原络穴主治歌

心包原络应刺病,面红目赤笑不休,心中动热掌中热,胸腋臂手痛中求。

【注】心包里之原穴大陵,三焦表之络穴外关,二穴应刺之证即:面红目赤,好笑不休,心中动悸,内热,手心热,胸腋与臂手疼痛。皆心包络、三焦经病也(图三九五)。

胆经表里原络穴主治歌

胆经原络应刺病,口苦胸胁痛不宁,髀膝外踝诸节痛,太息马刀侠瘿瘰。

【注】胆经表之原穴丘墟,肝经里之络穴蠡沟,二穴应刺之证即:口苦,胸、胁、髀、膝、外踝诸节疼痛,太息,马刀瘿瘤。皆胆、肝经病也(图三九六)。

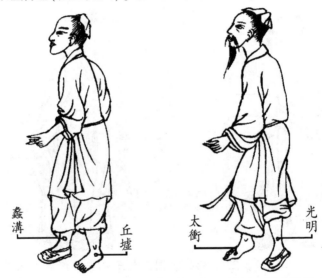

图三九六 胆经表里原络穴图 图三九七 肝经表里原络穴图

肝经表里原络穴主治歌

肝经原络应刺病,头痛颊肿胁疝疼,妇人少腹胞中痛,便难溲淋怒色青。

【注】肝经里之原穴太冲,胆经表之络穴光明,二穴应刺之证即:头痛,颊肿,胁疝疼痛,妇人少腹胞中疼痛,大便难,小便淋,好怒,色青。皆肝、胆经病也(图三九七)。

八脉交会八穴歌

公孙冲脉胃心胸,内关阴维下总同,临泣胆经连带脉,阳维目锐外关逢,后溪督脉内眦颈,申脉阳跷络亦通,列缺任脉行肺系,阴跷照海膈喉咙。

【注】公孙二穴,是足太阴脾经穴也,通于冲脉;内关二穴,此二穴是手厥阴心包络穴也,四穴通于阴维脉。四经会合循行之处,在胃心胸之间,故主治胃与心、胸之病也。

临泣二穴,是足少阳胆经穴也,通于带脉;外关二穴,此二穴是手少阳三焦经穴也,四穴通于阳维脉。四经会合连络之处,在于目锐眦、耳后、颊、颈、肩之间,故主治目锐眦、耳后、颊、颈、肩之病也。

后溪二穴,是手太阳小肠经穴也,通于督脉;申脉二穴,此二穴是足太阳膀胱经穴也,四穴通于阳跷脉。四经会合别络之处,在于目内眦、颈、项、耳、肩膊、小肠、膀胱之间,故主治目内眦、颈、项、耳、肩膊、小肠、膀胱之病也。

列缺二穴,是手太阴肺经穴也,通于任脉;照海二穴,此二穴是足少阴肾经穴也,四穴通于阴跷脉。四经会合系络之处,在于肺系、咽喉、胸膈之间,故主治肺系、咽喉、胸膈之病也。

冲脉公孙穴主治歌

九种心疼病不宁,结胸翻胃食难停,酒食积聚肠鸣见,水食气疾膈脐疼,腹痛胁胀胸膈满,疟疾肠风大便红,胎衣不下血迷心,急刺公孙穴自灵。

【注】九种心疼者:曰饮、曰食、曰风、曰冷、曰热、曰悸、曰虫、曰注、曰去来痛。结胸者,胸满硬痛也。翻胃者,朝食暮吐,食难停留也。伤酒、伤食、积滞,肠胃雷鸣,水食、气疾,膈间脐腹疼痛,两胁作胀,胸膈满闷,疟疾肠风,大便下血,以及妇人胞衣不下,瘀血上攻迷心,皆宜刺此公孙穴,则立应也(图三九八)。

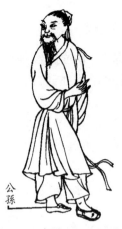
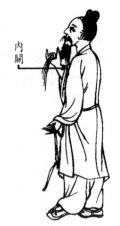

图三九八　冲脉公孙穴图　　　图三九九　阴维内关穴图

阴维内关穴主治歌

中满心胸多痞胀,肠鸣泄泻及脱肛,食难下膈伤于酒,积块坚硬横胁旁,妇女胁疼并心痛,里急腹痛势难当,伤寒不解结胸病,疟疾内关可独当。

【注】中满心胸痞胀,谓腹满心胸痞胀不通快也。肠鸣泄泻,谓暴泻脱肛也。食难下膈伤于酒者,谓呕吐食不能下,或因酒伤也。积块坚硬,横冲于胁,妇女心胁疼痛,里急胀痛,伤寒结胸硬痛,疟疾,里实等病,皆刺内关,无不愈矣(图三九九)。

带脉临泣穴主治歌

中风手足举动难,麻痛发热筋拘挛,头风肿痛连腮项,眼赤而疼合头眩,齿痛耳聋咽肿证,游风搔痒筋牵缠,腿疼胁胀肋肢痛,针入临泣病可痊。

【注】中风手足举动难,谓手足不随也。若疼痛麻木拘挛,兼发热者,风热也。头风旋晕及肿痛连腮、项、目、牙齿、两耳、咽喉皆赤肿痛,游风搔痒,筋脉牵引,腰、胁、四肢与肋疼痛等证,皆

宜刺此临泣穴,立时有奇功也(图四〇〇)。

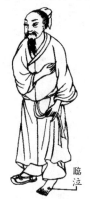

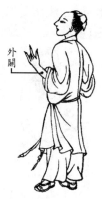

图四〇〇 带脉临泣穴图　　图四〇一 阳维外关穴图

阳维外关穴主治歌

肢节肿疼与膝冷,四肢不遂合头风,背胯内外筋骨痛,头项眉棱病不宁,手足热麻夜盗汗,破伤跟肿目睛红,伤寒自汗烘烘热,惟有外关针极灵。

【注】四肢骨节肿痛,两膝痹冷,手足不遂,偏正头风,脊背、腰胯、筋骨、头项、眉棱疼痛,手足发热麻木,夜间盗汗,及破伤游风,脚跟肿痛,两眼赤红,伤寒阳明自汗,蒸热烘烘,皆宜刺外关穴,其病立已(图四〇一)。

督脉后溪穴主治歌

手足拘挛战掉眩,中风不语并癫痫,头疼眼肿涟涟泪,背腰腿膝痛绵绵,项强伤寒病不解,牙齿腮肿喉病难,手足麻木破伤风,盗汗后溪穴先砭。

【注】手足拘挛者,屈伸难也。战掉者,手足颤摇不能握也。眩者,晕也。中风卒然昏仆,不能语言,癫痫不省人事,瘛疭抽掣,头痛及暴发火眼,热泪常流,行痹,腿、膝、背、腰历节周身疼

痛,项强,伤寒感冒,汗不出,不能解,上下牙齿、腮、龈、咽喉肿疼,手足麻木不仁,破伤受风,寝汗等证,先砭后溪穴,开通脉道,无不愈矣(图四〇二)。

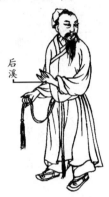 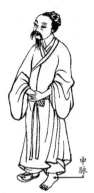

图四〇二　督脉后溪穴图　　　图四〇三　阳跷申脉穴图

阳跷申脉穴主治歌

腰背脊强足踝风,恶风自汗或头疼,手足麻挛臂间冷,雷头赤目眉棱痛,吹乳耳聋鼻衄血,癫痫肢节苦烦疼,遍身肿满汗淋漓,申脉先针有奇功。

【注】腰背脊强,不能俯仰也。足内踝红肿,名绕踝风也。足外踝红肿,名穿踝风也。恶风自汗与雷头风痛,暴发火眼,眉棱骨痛,手足麻木拘挛,臂冷,及妇人吹乳,乳房红肿未产者名内吹,已产者名外吹也,耳聋鼻衄,癫痫抽搐,肢节烦疼,遍身肿满,头汗淋漓等证,此皆风热痰饮,流注攻冲为病。并宜先针申脉,立时有功(图四〇三)。

任脉列缺穴主治歌

痔疮肛肿泄痢缠,吐红溺血嗽咳痰,牙痛喉肿小便涩,心胸腹疼噎咽难,产后发强不能语,腰痛血疾脐腹寒,死胎不下上攻膈,列缺一刺病乃痊。

【注】内痔肛肿,泄痢赤白,咳痰唾血、溺血,及牙龈咽喉肿痛,小便赤涩艰难,心胸腹痛,噎咽不快,产后败血,上干心气,身发强直,不能语言;或瘀滞腰痛,脐腹间寒,子死腹中,胎衣不下,上攻膈塞,并刺列缺,其证必痊(图四〇四)。

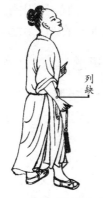 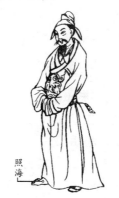

图四〇四　任脉列缺穴图　　　　图四〇五　阴跷照海穴图

阴跷照海穴主治歌

喉闭淋涩与胸肿,膀胱气痛并肠鸣,食黄酒积脐腹痛,呕泻胃翻及乳痈,便燥难产血昏迷,积块肠风下便红,膈中不快梅核气,格主照海针有灵。

【注】上焦火盛,咽喉闭塞不通;下焦热结,膀胱气痛,小便淋涩,胸中肿痛;或食积酒积,内蓄伤脾,发黄;或脐腹痛;或呕泻,胃翻吐食,乳痈,大便燥结,及妇人生产艰难,瘀血块痛,昏迷,肠风下血不已;或隔中之气,快快不快,如梅核气格塞咽喉之间,咯之不出,咽之不下等疾,急刺照海穴,则诸证自散(图四〇五)。

手足十二经所属歌

五脏六腑共包络,手足所属三阴阳,太阴足脾手肺脏,阳明足胃手大肠,少阴足肾手心脏,太阳足膀手小肠,厥阴足肝手包络,少阳足胆手焦当。

【注】五脏:心、肝、脾、肺、肾。六腑:胆、胃、大肠、小肠、膀胱、三焦,共包络,分属手足三阴三阳,为十二经也。如肺手太阴,心手少阴,心包络手厥阴,手之三阴也;手太阳小肠,手阳明大肠,手少阳三焦,手之三阳也;足太阳膀胱,足阳明胃,足少阳胆,足之三阳也;足太阴脾,足少阴肾,足厥阴肝,足之三阴也。

天干十二经表里歌

甲胆乙肝丙小肠,丁心戊胃己脾乡,庚属大肠辛属肺,壬属膀胱癸肾脏,三焦阳腑须归丙,包络从阴丁火旁,阳干为表阴干里,脏腑表里配阴阳。

【按】旧云:三焦亦向壬中寄,包络同归入癸方。夫三焦为决渎之官,犹可言壬,而包络附于心主,乌可云癸? 况二脏表里,皆相火也,故改正之。

【注】甲、丙、戊、庚、壬,阳干也,乙、丁、己、辛、癸,阴干也。阳干为表为腑,阴干为里为脏,故曰:脏腑表里配阴阳也。

地支十二经流注歌

每日寅时从肺起,卯时流入大肠经,辰胃巳脾午心火,未时应注小肠经,申属膀胱酉属肾,戌走包络亥焦宫,子胆丑肝寅又肺,十二经脉周环行。

【注】人有十二经,昼夜有十二时,每一经主一时。先从寅时入肺起,卯入于大肠,辰入于胃,巳入于脾,午入于心,未入于小肠,申入于膀胱,酉入于肾,戌入于包络,亥入于三焦,子入于胆,丑入于肝,至于寅时,则又从肺起,此十二经与十二时,相循环而行者也。

十二经相传次序歌

肺大胃脾心小肠,膀肾包焦胆肝续,手阴脏手阳手头,足阴足腹阳头足。

【注】人身正脉十有二经,每于平旦寅时,营气始于中焦,上注于手太阴肺经,自胸中而出于中府,至于少商,以次行于手阳明大肠等十二经,终于足厥阴肝经,而复始于太阴肺经也。凡手之三阴,从脏走手;手之三阳,从手走头;足之三阴,从足走腹;足之三阳,从头走足。周流不息,循环无端也。

十二经起止歌

肺起中府止少商,大肠商阳止迎香,胃起承泣终厉兑,脾起隐白大包乡。心起极泉少冲止,小肠少泽止听宫,膀胱睛明止至阴,肾起涌泉俞府终。包络天池中冲止,三焦关冲止竹空,胆瞳子髎止窍阴,肝起大敦止期门。

十二经穴周流歌

中府为初注少商,少商别络注商阳,商阳复向迎香走,香接头维至库房,维下降兮趋厉兑,兑传隐白至胸乡,隐白上升达大包,大包仍续极泉场,泉贯少冲心部井,少泽相连即小肠,泽会听宫睛明分,睛明下造至阴强,至阴斜出涌泉底,泉穴还归俞府脏,俞府天池横络截,池出中冲心主张,中冲并与关冲合,关冲宛转丝竹旁,丝竹更贯瞳髎穴,瞳髎下入窍阴方,窍阴横亘大敦井,敦上期门肝脉当,期门历遍还中府,经络周流仔细详。

十二经气血多少歌

多气多血惟阳明,少气太阳厥阴同,二少太阴常少血,六经气血要分明。

【注】手阳明大肠、足阳明胃,此二经多气多血之经也;三焦、胆、肾、心、脾、肺,此六经多气少血也;心包络、膀胱、小肠、肝,此四经乃多血少气也。

御纂医宗金鉴　卷八十

周身名位骨度

头　注:头者,人之首也。凡物独出之首,皆名曰头。

脑　注:脑者,头骨之髓也,俗名脑子。

颠　注:颠者,头顶也。颠顶之骨,俗名天灵盖。

囟　注:囟者,颠前之头骨也。小儿初生未阖名曰囟门,已阖名曰囟骨,即天灵盖后合之骨。

面　注:凡前曰面,凡后曰背。居头之前,故曰面也。

颜　注:颜者,眉目间名也。

额颅　注:额前发际之下,两眉之上,名曰额。一曰颡者,亦额之谓也。

头角　注:额两旁棱处之骨也。

鬓骨　注:即两太阳之骨也。

目　注:目者,司视之窍也。

目胞　注:目胞者,一名目窠,一名目裹,即上下两目外卫之胞也。

目纲　注:目纲者,即上、下目胞之两睑边,又名曰睫,司目之开阖也。

目内眦　注:目内眦者,乃近鼻之内眼角。以其大而圆,故又名大眦也。

目外眦　注:目外眦者,乃近鬓前之眼角也。以其小而尖,故称目锐眦也。

目珠　注:目珠者,目睛之俗名也。

目系　注:目系者,目睛入脑之系也。

目眶骨　注:目眶者,目窠四围之骨也。上曰眉棱骨,下即颅骨,颅骨之外即颧骨。

頄 注：目下之眶骨，颧骨内下连上牙床者也。

頞 注：頞者，鼻梁，即山根也。

鼻 注：鼻者，司臭之窍也。两孔之界骨，名曰鼻柱；下至鼻之尽处，名曰准头。

頯 注：頯者，頞内鼻旁间，近生门牙之骨也。

颧 注：颧者，面两旁之高起大骨也。

䪼 注：䪼者，俗呼为腮，口旁颊前肉之空软处也。

耳 注：耳者，司听之窍也。

蔽 注：蔽者，耳门也。

耳郭 注：耳郭者，耳轮也。

颊 注：颊，耳前颧侧面两旁之称也。

曲颊 注：曲颊者，颊之骨也。曲如环形，受颊车骨尾之钩者也。

颊车 注：颊车者，下牙床骨也。总载诸齿，能咀食物，故名颊车。

人中 注：人中者，鼻柱之下，唇之上。穴名水沟。

口 注：口者，司言食之窍也。

唇 注：唇者，口端也。

吻 注：吻者，口之四周也。

颐 注：颐者，口角后䪼之下也。

颏 注：颏者，口之下唇至末之处，俗名下把壳也。

颔 注：颔者，颏下结喉上，两侧肉之空软处也。

齿 注：齿者，口断所生之骨也，俗名曰牙。有门牙、虎牙、槽牙、上下尽根牙之别。

舌 注：舌者，司味之窍也。

舌本 注：舌本者，舌之根也。

颃颡 注：颃颡者，口内之上二孔，司分气之窍也。

悬雍垂 注：悬雍垂者，张口视喉上，似乳头之小舌，俗名碪嘴。

会厌 注：会厌者，覆喉管之上窍，似皮似膜，发声则开，咽食则闭，故为声音之户也。

咽 注：咽者，饮食之路也，居喉之后。

喉 注：喉者，通声息之路也，居咽之前。

喉咙 注：喉咙者，喉也，肺之系也。

嗌 注：嗌者，咽也，胃之系也。

结喉 注：结喉者，喉之管头也。其人瘦者多外见颈前，肥人则隐于肉内，多不见也。

胸膺 注：胸者，缺盆下腹之上，有骨之处也；膺者，胸前两旁高处也，一名曰臆，胸骨肉也，俗名胸膛。

𩩍骬 注：𩩍骬者，胸之众骨名也。

乳 注：乳者，膺上突起两肉有头。妇人以乳儿者也。

鸠尾 注：鸠尾者，即蔽心骨也。其质系脆骨，在胸骨之下歧骨之间。

膈 注：膈者，胸下腹上之界内之膜也，俗名罗膈。

腹 注：腹者，膈之下曰腹，俗名曰肚；脐之下曰少腹，亦名小腹。

脐 注：脐者，人之初生胞蒂之处也。

毛际 注：毛际者，小腹下横骨间丛毛之际也。下横骨俗名盖骨。

篡 注：篡者，横骨之下，两股之前，相合共结之凹也。前、后两阴之间，名下极穴，又名屏翳穴、会阴穴，即男女阴气之所也。

睾丸 注：睾丸者，男子前阴两丸也。

上横骨 注：上横骨在喉前宛宛中，天突穴之外，小湾横骨旁，接拄骨之骨也。

拄骨 注：拄骨者，膺上缺盆之外，俗名锁子骨也。内接横骨，外接肩解也。

肩解　注:肩解者,肩端之骨节解处也。

髃骨　注:髃骨者,肩端之骨也,即肩胛骨头臼之上棱骨也。其臼接臑骨上端,俗曰肩头。其外曲卷翅骨,肩后之棱骨也。其下棱骨,在背肉内。

肩胛　注:肩胛者,即髃骨之末成片骨也,亦名肩髆,俗名锨板子骨。

臂　注:臂者,上身两大肢之通称也。一名曰肱,俗名胳膊。胳膊中节上、下骨交接处,名曰肘;肘上之骨曰臑骨;肘下之骨曰臂骨。臂骨有正、辅二骨,辅骨在上,短细偏外;正骨居下,长大偏内,俱下接腕骨也。

腕　注:腕者,臂掌骨接交处,以其宛屈故名也。当外侧之骨,名曰高骨,一名锐骨,亦名踝骨。

掌骨　注:掌者,手之众指之本也。掌之众骨名壅骨,合凑成掌,非块然一骨也。

鱼　注:鱼者,在掌外侧之上陇起,其形如鱼,故谓之鱼也。

手　注:手者,上体所以持物也。

手心　注:手心者,即掌之中也。

手背　注:手背者,手之表也。

指骨　注:指者,手指之骨也。第一大指名巨指,在外二节,本节在掌;第二名食指,又名大指之次指,三节在外,本节在掌;第三中指名将指,三节在外,本节在掌;第四指名无名指,又名小指之次指,三节在外,本节在掌;第五指为小指,三节在外,本节在掌。其节节交接处,皆有碎骨筋膜联络。

爪甲　注:爪甲者,指之甲也,足趾同。

歧骨　注:歧骨者,凡骨之两叉者,皆名歧骨,手足同。

臑　注:臑者,肩髆下内侧对腋处,高起软白肉也。

腋　注:腋者,肩之下胁之上际,俗名胳肢窝。

胁肋　注:胁者,腋下至肋骨尽处之统名也。曰肋者,胁之单条骨之谓也,统胁肋之总,又名曰胠。

季胁 注:季胁者,胁之下小肋骨也,俗名软肋。

䏚 注:䏚者,胁下无肋骨空软处也。

脑后骨 注:脑后骨者,俗呼脑杓。

枕骨 注:枕骨者,脑后骨之下陇起者是也。其骨或棱、或平、或长、或圆不一。

完骨 注:耳后之棱骨,名曰完骨,在枕骨下两旁之棱骨也。

颈项 注:颈项者,颈之茎也。又曰颈者,茎之侧也;项者,茎之后也。俗名脖项。

颈骨 注:颈者,头之茎骨,肩骨上际之骨,俗名天柱骨也。

项骨 注:项骨者,头后茎骨之上三节圆骨也。

背 注:背者,后身大椎以下,腰以上之通称也。

膂 注:膂者,夹脊骨两旁肉也。

脊骨 注:脊骨者,脊膂骨也,俗名脊梁骨。

腰骨 注:腰骨者,即脊骨十四椎下,十五、十六椎间,尻上之骨也。其形中凹、上宽、下窄,方圆二三寸许,两旁四孔,下接尻骨上际也。

胂 注:胂者,腰下两旁,髁骨上之肉也。

臀 注:臀者,胂下尻旁大肉也。

尻骨 注:尻骨者,腰骨下十七椎、十八椎、十九椎、二十椎、二十一椎五节之骨也。上四节纹之旁,左右各四孔,骨形内凹如瓦,长四五寸许,上宽下窄,末节更小,如人参芦形,名尾闾,一名骶端,一名橛骨,一名穷骨;在肛门后,其骨上外两旁形如马蹄,附着两髁骨上端,俗名髁骨。

肛 注:肛者,大肠下口也。

下横骨、髁骨、楗骨 注:下横骨在少腹下,其形如盖,故名盖骨也。其骨左右二大孔,上两分出向后之骨,首如张扇,下寸许附著于尻骨之上,形如马蹄之处,名曰髁骨。下两分出向前之骨,末如槌柱,在于臀内,名曰槌骨。与尻骨成鼎足之势,为坐之主骨也,妇人俗名交骨;其骨面名曰髋,侠髋之曰名曰机,又名髀枢,外接股之髀骨也,即环跳穴处,此一骨五名也。

　　股　注:股者,下身两大肢之通称也,俗名大腿小腿。中节上、下交接处,名曰膝。膝上之骨曰髀骨,股之大骨也;膝下之骨曰胻骨,胫之大骨也。

　　髀骨　注:髀者,膝上之大骨也。上端如杵,接于髀枢,下端如锤,接于胻骨也。

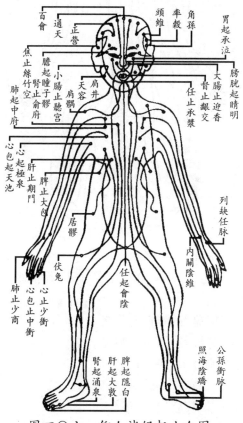

图四〇六　仰人诸经起止全图

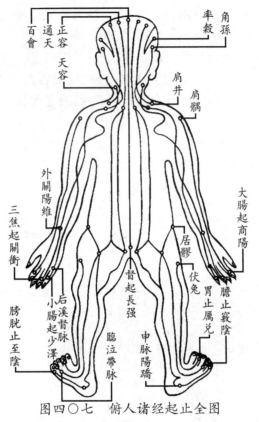

图四〇七　俯人诸经起止全图

　　胻骨　注:胻骨者,俗名臁胫骨也。其骨两根,在前者名成骨,又名骭骨,形粗,膝外突出之骨也;在后者名辅骨,形细,膝内侧之小骨也。

　　伏兔　注:伏兔者,髀骨前膝之上,起肉似俯兔,故曰伏兔。

　　膝解　注:膝解者,膝之节解也。

　　髌骨　注:髌骨者,膝上盖骨也。

　　连骸　注:连骸者,膝外侧二高骨也。

　　腘　注:腘者,膝后屈处,俗名腿凹也。

　　腨　注:腨者,下腿肚也,一名腓肠,俗名小腿肚。

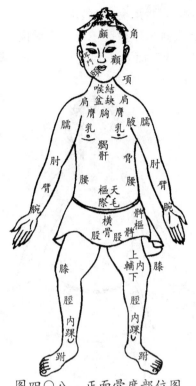

图四○八 正面骨度部位图

踝骨 注:踝者,胻骨之下,足跗之上,两旁突出之高骨。在外为外踝,在内为内踝也。

足 注:足者,下体所以趋走也,俗名脚。

跗骨 注:跗者,足背也,一名足跌,俗称脚面。跗骨者,足趾本节之众骨也。

足心 注:足心者,即踵之中也。

跟骨 注:跟,足后根之骨也。

趾 注:趾者,足之指也。其数五,名为趾者,别于手也。居内之大者名大趾,第二趾名大趾之次趾,第三趾名中趾,第四名小趾之次趾,第五居外之小者名小趾。足之指节与手指节同,其大趾之本节后内侧,圆骨形突者,名核骨。

　三毛　注:足大趾爪甲后为三毛。毛后横纹为聚毛。

　踵　注:踵者,足下面着于地之谓也,俗名脚底板(图四〇八、图四〇九)。

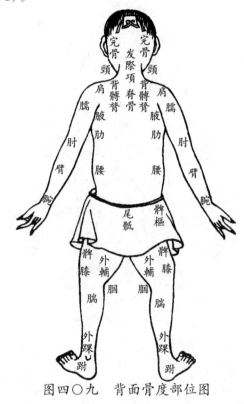

图四〇九　背面骨度部位图

骨度尺寸

头部:

项发以下至背骨,长二寸半。自后发际以至大椎项骨三节处也。

【按】头部折法:以前发际至后发际,折为一尺二寸。如发际不明,则取眉心直上,后至大杼骨,折作一尺八寸,此为直寸。横寸法,以眼内角至外角,此为一寸。头部横直寸法,并依此。

督脉神庭至太阳曲差穴,曲差至少阳本神穴,本神至阳明头维穴,各开一寸半。自神庭至头维,各开四寸半。

胸腹部:

结喉以下至缺盆,中长四寸。此以巨骨上陷中而言,即天突穴处。

缺盆以下𩩲骬之中,长九寸。

胸围四尺五寸。

两乳之间,广九寸半。当折八寸为当。

𩩲骬中下至天枢,长八寸。天枢足阳明穴名,在脐旁,此指平脐而言。

天枢以下至横骨,长六寸半。横骨横长六寸半。毛际下骨曰横骨。

【按】此古数也。以今用上、下穴法参较,多有未合,宜从后胸腹折法为当。

两髀之间,广六寸半。此当两股之中横骨两头之处,俗名髀缝。

【按】胸腹折法:直寸以中行为之,自缺盆中天突穴起,至歧骨际上中庭穴止,折作八寸四分;自𩩲骬上歧骨际,下至脐心,折作八寸;脐心下至毛际曲骨穴,折作五寸。横寸以两乳相去,折作八寸。胸腹横直寸法,并依此。

背部:

膂骨以下至尾骶,二十一节,长三尺。膂骨,脊骨也。脊骨外小而内巨,人之所以能负任者,以是骨之巨也。脊骨二十四节,今云二十一节者,除项骨三节不在内。尾骶骨男子者尖,女人者平。

腰围四尺二寸。

【按】背部折法：自大椎至尾骶，通折三尺。上七节各长一寸四分一厘，共九寸八分七厘。中七节各一寸六分一厘，共一尺一寸二分七厘。第十四节与脐平，下七节各一寸二分六厘，共八寸八分二厘，共二尺九寸九分六厘。不足四厘者，有零未尽也。直寸依此，横寸用中指同身寸法。

脊骨内阔一寸。凡云第二行夹脊一寸半，三行夹脊三寸者，皆除脊一寸外，净以寸半三寸论，故在二行当为二寸，在三行当为三寸半也。

侧部：

自拄骨下行腋中不见者，长四寸。拄骨，颈项根骨也。

腋以下至季胁，长一尺二寸。季胁，小肋也。

季胁以下至髀枢，长六寸。大腿曰股，股上曰髀，楗骨之下，大腿之上，两骨合缝之所曰髀枢，当足少阳环跳穴处也。

髀枢下至膝中，长一尺九寸。

横骨上廉下至内辅之上廉，长一尺八寸。骨际曰廉。膝旁之骨突出者曰辅骨，内曰内辅，外曰外辅。

内辅之上廉以下至下廉，长三寸半。上廉、下廉，可摸而得。

内辅下廉下至内踝，长一尺二寸。

内踝以下至地，长三寸。

四肢部：

肩至肘，长一尺七寸。

肘至腕，长一尺二寸半。臂之中节曰肘。

腕至中指本节，长四寸。臂掌之交曰腕。

本节至末，长四寸半。指之后节曰本节。

膝以下至外踝，长一尺六寸。

膝腘以下至跗属，长一尺六寸。腘，腿弯也，跗，足面也。膝在前，腘在后。跗属者，凡两踝前后胫掌所交之处，皆为跗之属也。

跗属以下至地,长三寸。

外踝以下至地,长一寸。

足长一尺二寸,广四寸半。

【按】骨度乃《灵枢经·骨度篇》文所论之长短,皆古数也。然骨之大者太过,小者不及,此亦但言其则耳。至于周身手足折量之法,当用前中指同身寸法为是(图四一〇、图四一一)。

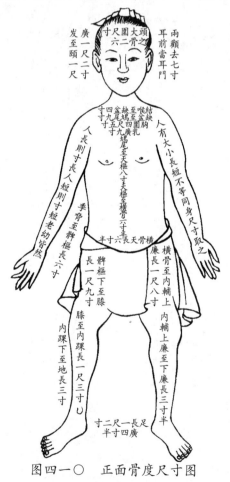

图四一〇　正面骨度尺寸图

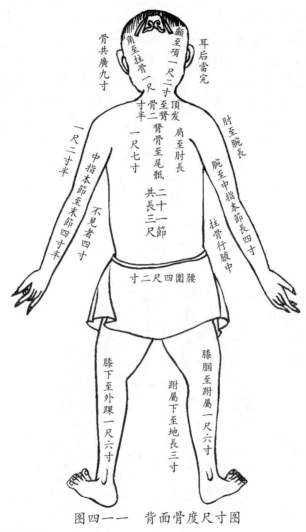

图四一一 背面骨度尺寸图

头部顶中
中行凡一穴:百会属督脉

头部前
中行凡四穴:神庭 上星 囟会 前顶俱属督脉

两旁第二行左右凡八穴：曲差　五处　承光　通天俱足太阳穴

两旁第三行左右凡六穴：临泣　目窗　正营俱足少阳穴

正面部

中行凡五穴：素髎　水沟　兑端　龂交俱督脉穴　承浆任脉穴

两旁第二行左右凡十穴：攒竹　睛明俱足太阳穴　迎香禾髎俱手阳明穴　巨髎足阳明穴

两旁第三行左右凡十穴：阳白足少阳穴　承泣　四白　地仓　大迎俱足阳明穴

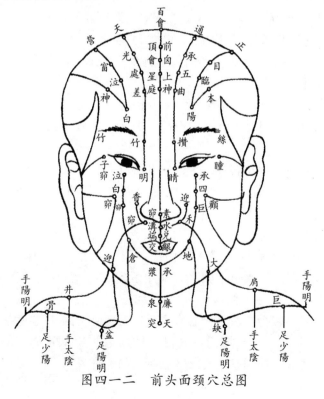

图四一二　前头面颈穴总图

两旁第四行左右凡八穴：本神　瞳子髎俱足少阳穴　丝竹空手少阳穴　颧髎手太阳穴

颈部

中行凡二穴：廉泉　天突俱属任脉（图四一二）

胸部

中行凡七穴：天突　璇玑　华盖　紫宫　玉堂　膻中　中庭俱任脉

两旁第二行左右凡十二穴去中行任脉二寸：俞府　彧中　神藏　灵墟　神封　步廊俱足少阴

两旁第三行左右凡十二穴自气户夹俞府旁二寸，去中行四寸：气户　库房　屋翳　膺窗　乳中　乳根俱足阳明

两旁第四行左右凡十二穴自云门夹气户旁二寸，去中行六寸：云门　中府俱手太阴　周荣　胸乡　天溪　食窦俱足太阴

腹部

中行凡十五穴：鸠尾　巨阙　上脘　中脘　建里　下脘　水分　神阙　阴交　气海　石门　关元　中极　曲骨　会阴俱任脉

两旁第二行左右凡二十二穴自幽门夹巨阙两旁各半寸，循冲脉下行至横骨：幽门　通谷　阴都　石关　商曲　肓俞　中柱　四满　气穴　大赫　横骨俱足少阴

两旁第三行左右凡二十六穴自不容夹幽门两旁各一寸五分，去中行二寸：不容　承满　梁门　关门　太乙　滑肉门　天枢　外陵　大巨　水道　归来　气冲俱足阳明　急脉足厥阴穴，夹气冲旁各半寸，去中行二寸半

两旁第四行左右凡十四穴自期门上直两乳，夹不容旁各一寸五分，去中行三寸半：期门足厥阴　日月足少阳　腹哀　大横　腹结　府舍　冲门俱足太阴（图四一三）

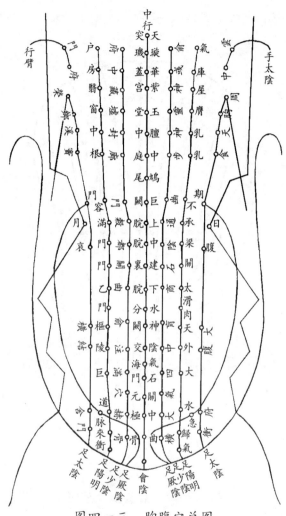

图四一三　胸腹穴总图

头部后

中行凡五穴：后顶　强间　脑户　风府　哑门俱属督脉

两旁第二行左右凡六穴：络却　玉枕　天柱俱足太阳穴

两旁第三行左右凡六穴：承灵　脑空　风池俱足少阳穴

两旁第四行左右凡四穴:完骨足少阳穴　天牖手少阳穴(图四一四)

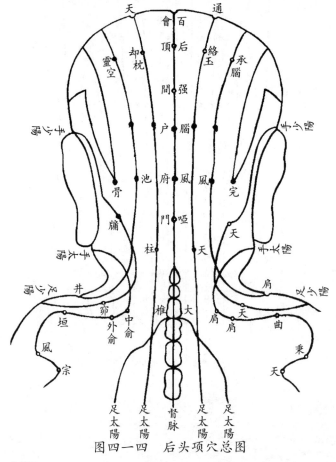

图四一四　后头项穴总图

背部

中行凡十四穴:大椎　陶道　身柱　神道　灵台　至阳　筋缩　中枢　脊中　悬枢　命门　阳关　腰俞　长强俱督脉

两旁第二行左右凡十四穴:大杼　风门　肺俞　厥阴俞　心俞　膈俞　肝俞　胆俞　脾俞　胃俞　三焦俞　肾俞　大肠

俞　小肠俞　膀胱俞　中膂俞　白环俞上俱夹脊,去中行二寸
上髎　次髎　中髎　下髎上俱夹脊骨两旁,十七、十八、十九、二
十椎空中　会阳夹尻骨两旁上。俱足太阳穴

　　两旁第三行左右凡二十八穴去脊中行三寸五分:附分　魄户
膏肓俞　神堂　譩譆　膈关　魂门　阳纲　意舍　胃仓　肓
门　志室　胞肓　秩边俱足太阳(图四一五)

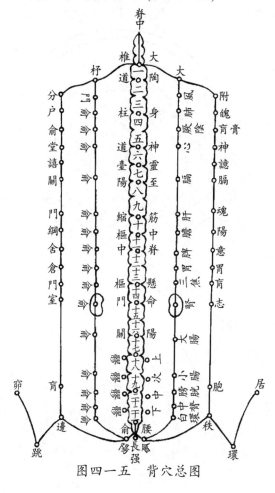

图四一五　背穴总图

侧头部

左右凡二十八穴：头维足阳明穴　颔厌　悬颅　悬厘　曲鬓　率谷　天冲　浮白　窍阴俱足少阳穴　角孙　颅息　瘈脉　翳风　丝竹俱手少阳穴

侧面部

左右凡十四穴：客主人　听会俱足少阳　和髎　耳门俱手少阳　听宫手太阳　下关　颊车俱足阳明穴

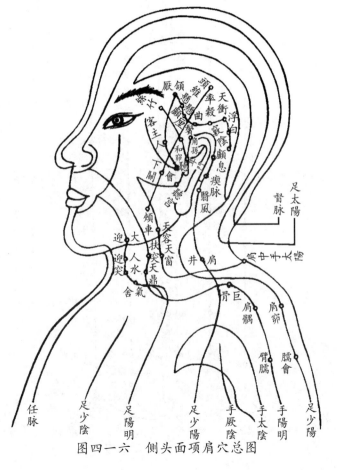

图四一六　侧头面项肩穴总图

侧项部

左右凡十四穴:人迎婴筋之前　水突　气舍俱足阳明穴　扶突婴筋之后　天鼎俱手阳明　天窗扶突后　天容俱手太阳穴

肩膊部

左右凡十二穴:巨骨　肩髃　臂臑俱手阳明　肩井足少阳穴　肩髎　臑会俱手少阳穴(图四一六)

侧腋胁肋部

左右凡二十穴:渊液　辄筋俱足少阳　天池手厥阴　大包足太阳　章门足厥阴　京门　带脉　五枢　维道　居髎俱足少阳

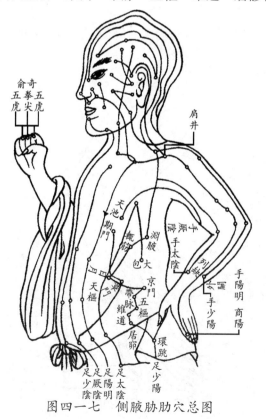

图四一七　侧腋胁肋穴总图

附:两手奇俞穴

左右凡六穴:拳尖在中指本节前骨尖上,握拳取之 五虎一在手食指背间,一在无名指背间,皆在次节三节相接骨尖上各一穴,握拳取之(图四一七)。

手三阴经总穴名

手太阴肺经,行臂内凡九穴,左右同起手大指端行三阴之上:

少商 鱼际 太渊 经渠 列缺 孔最 尺泽 侠白天府

手厥阴心包络经,行臂内凡八穴,左右同起手中指端,行三阴之中:

中冲 劳宫 大陵 内关 间使 郄门 曲泽 天泉

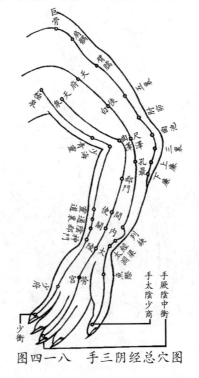

图四一八 手三阴经总穴图

手少阴心经,行臂内凡九穴,左右同起手小指内侧端,行三阴之下:

少冲　少府　神门　阴郄　通里　灵道　少海　青灵　极泉(图四一八)

手三阳经总穴名

手阳明大肠经,行臂外,凡十四穴,左右同起手食指端,行三阳之上:

商阳　二间　三间　合谷　阳溪　偏历　温溜　下廉　上廉　三里　曲池　肘髎　五里　臂臑

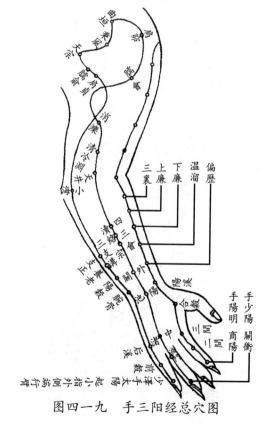

图四一九　手三阳经总穴图

手少阳三焦经,行臂外凡十二穴,左右同起手无名指端,行三阳之中:

关冲 液门 中渚 阳池 外关 支沟 会宗 三阳络 四渎 天井 清冷渊 消泺

手太阳小肠经,行臂外凡八穴,左右同起手小指外侧端,行三阳之下:

少泽 前谷 后溪 腕骨 阳谷 养老 支正 小海(图四一九)。

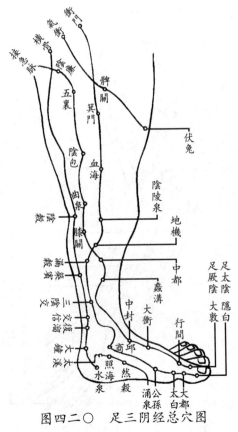

图四二〇 足三阴经总穴图

足三阴经总穴名

足厥阴肝经,行足股内凡十一穴,左右同起足大趾端,行三阴之前:

大敦　行间　太冲　中封　蠡沟　中都　膝关　曲泉　阴包　五里　阴廉

足太阴脾经,行足股内凡十一穴,左右同起足大趾内侧端,行三阴之中:

隐白　大都　太白　公孙　商丘　三阴交　漏谷　地机阴陵泉　血海　箕门

足少阴肾经,行足股内凡十穴,左右同起足心,行三阴之后:

涌泉　然谷　太溪　大钟　照海　水泉　复溜　交信　筑宾　阴谷(图四二〇)

足三阳经总穴名

足阳明胃经,行足股外凡十五穴,左右同起足三趾端,行三阳之前:

厉兑　内庭　陷谷　冲阳　解溪　丰隆　下巨虚　条口上巨虚　三里　犊鼻　梁丘　阴市　伏兔　髀关

足少阳胆经,行足股外凡十五穴,左右同起足四趾端,行三阳之中:

窍阴　侠溪　地五会　临泣　丘墟　悬钟　阳辅　光明外丘　阳交　阳陵泉　阳关　中渎　环跳　风市

足太阳膀胱经,行足股后凡十九穴,左右同起足小趾外侧端,行三阳之后:

至阴　通谷　束骨　京骨　京门　申脉　仆参　昆仑　跗阳　飞扬　承山　承筋　合阳　委中　委阳　浮郄　殷门　承扶　会阳(见图四二一)

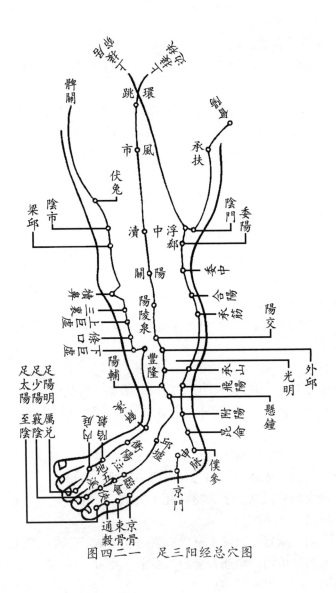

图四二一　足三阳经总穴图

御纂医宗金鉴　卷八十一

肺脏经文

经云:肺者,相傅之官,治节出焉。其形四垂,附着于脊之第三椎中。有二十四空,行列分布,以行诸脏之气,为脏之长,为心之盖。又云:是经常多气少血。

《难经》曰:肺重三斤三两,六叶两耳,凡八叶,主藏魄。

《中藏经》曰:肺者生气之原,乃五脏之华盖。

张介宾曰:肺叶白莹,谓为华盖,以覆诸脏。虚如蜂窠,下无透窍,吸之则满,呼之则虚,一呼一吸,消息自然,司清浊之运化,为人身之橐籥(图四二二)。

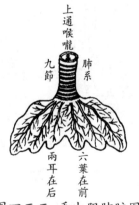

图四二二　手太阴肺脏图

肺经循行经文

肺手太阴之脉,起于中焦,下络大肠,还循胃口,上膈属肺,从肺系横出腋下,下循臑内,行少阴心主之前,下肘中循臂内上骨下廉,入寸口上鱼,循鱼际出大指之端;其支者,从腕后直出次指内廉,出其端(图四二三)。

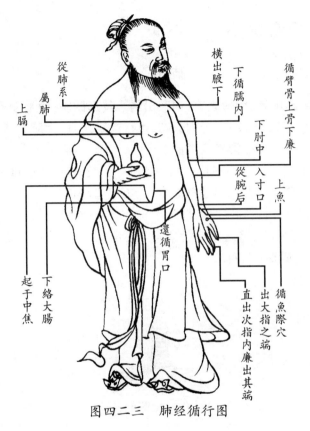

图四二三　肺经循行图

肺经循行歌

　　手太阴肺中焦生，络肠循胃散流行，上膈属肺从肺系，横出腋下臑肘中，循臂寸口上鱼际，大指内侧爪端通，支络还从腕后出，接次指属阳明经。

　　【注】手太阴肺经之脉，起于中焦者，言起于任脉中脘穴也。下络大肠，还循胃口者，谓本经之络，散布流行，下则络于大肠，还上而循胃口，非上膈属肺直行之经也。夫经络流行，循还无端。故手太阴之脉，必自足厥阴经之支者期门穴，循行中脘穴，

上膈属肺,以交于手太阴肺经也。从肺系横出腋下,至于中府、云门穴,下循于臑内天府、侠白穴;从侠白行少阴心主经脉之前,下行肘中尺泽穴;从尺泽循臂内上骨下廉孔最穴,从孔最入寸口列缺、经渠、太渊穴;从太渊上鱼(句)入鱼际穴;从鱼际出大指之端少商穴而终焉。其支者从腕后直出,循行次指内廉出其端,以交于手阳明大肠经也。

肺经穴歌

手太阴肺十一穴,中府云门天府列,次则侠白下尺泽,又次孔最与列缺,经渠太渊下鱼际,抵指少商如韭叶。

肺经分寸歌

太阴中府三肋间,上行云门寸六许,云在任玑旁六寸,大肠巨骨下二骨,天府腋三动脉求,侠白肘上五寸主,尺泽肘中约纹是,孔最腕上七寸拟,列缺腕上一寸半,经渠寸口陷中取,太渊掌后横纹头,鱼际节后散脉里,少商大指端内侧,鼻衄刺之立时止。

【注】中府在任脉中行华盖穴旁,直开去六寸,乳上三肋间陷中,动脉应手,仰而取之,是其穴也。上直行一寸六分,在手阳明大肠经巨骨之下陷中,动脉应手,举臂取之,云门穴也。从云门穴下循臑内,腋下三寸动脉陷中,以鼻尖点墨取之,天府穴也。从天府穴下行肘中,约纹上去五寸动脉中,侠白穴也。从侠白穴下行肘中,约纹上屈肘横纹筋骨罅中,动脉应手,尺泽穴也。从尺泽穴下行腕前,约纹上七寸,上骨、下骨间陷中,孔最穴也。从孔最穴循外侧行腕后,侧上一寸五分,以两手交叉,当食指末筋骨罅中,列缺穴也。从列缺穴循行寸口陷中,经渠穴也。从经渠穴内循手掌后陷中,太渊穴也。从太渊穴上鱼,手大指本节后,内侧陷中散脉中白肉际,鱼际穴也。从鱼际穴循行手大指内侧之端,去爪甲角如韭叶许白肉际,少商穴也(图四二四)。

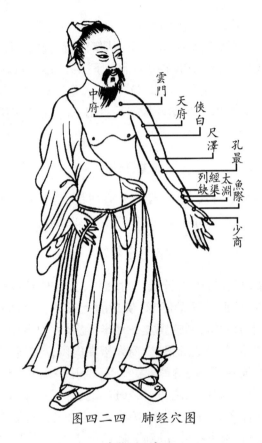

图四二四　肺经穴图

大肠经文

经云:大肠者,传道之官,变化出焉。又云:回肠当脐左回十六曲,大四寸,径一寸寸之少半,长二丈一尺,受谷一斗,水七升半。又云:广肠附脊以受回肠,乃出滓秽之路。大八寸,径二寸,寸之大半,长二尺八寸,受谷九升三合八分合之一。是经多气少血。

《难经》曰:大肠重二斤十二两,肛门重十二两。

张介宾曰:按回肠者,以其回叠也;广肠者,即回肠之更大者;直肠者,又广肠之末节,下连肛门也(图四二五)。

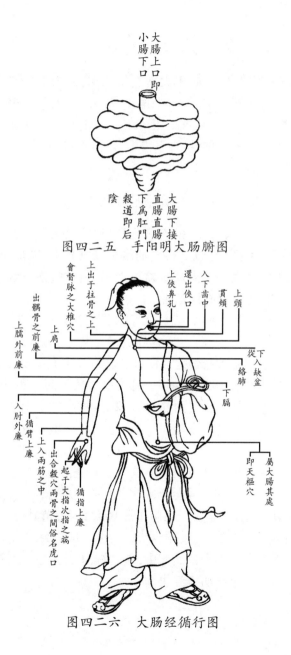

图四二五　　手阳明大肠腑图

图四二六　大肠经循行图

大肠经循行经文

大肠手阳明之脉，起于大指次指之端，循指上廉，出合谷两骨之间，上入两筋之中，循臂上廉，入肘外廉，上臑外前廉，上肩出髃骨之前廉，上出于柱骨之上会，下入缺盆，络肺下膈属大肠。其支者，从缺盆上颈贯颊，入下齿中，还出夹口，交人中，左之右，右之左，上夹鼻孔(图四二六)。

大肠经循行歌

阳明之脉手大肠，次指内侧起商阳，循指上廉出合谷，歧骨两筋循臂肪，入肘外廉循臑外，肩端前廉柱骨旁，从肩下入缺盆内，络肺下膈属大肠。支从缺盆直上颈，斜贯颊前下齿当，环出人中交左右，上夹鼻孔注迎香。

【注】手阳明大肠经之脉，起于大指次指内廉之端。出于大指者，谓出于大指少商穴也，本经之络。其支者，直出于次指之端，以交于手阳明大肠经之商阳穴，故曰：起于大指次指之端也。从商阳穴循食指上廉，二间、三间穴也。从三间穴循出两骨之间，合谷穴也。从合谷上两筋之间，阳溪穴也。从阳溪穴循臂上廉至偏历、温溜、下廉、上廉、三里穴也。从三里穴入肘外廉，曲池穴也。从曲池穴上臑外前廉，肘髎、五里、臂臑穴也。从臂臑穴上肩，肩髃穴也。从肩髃穴出髃骨之前廉，巨骨穴也。从巨骨穴上出于柱骨之会上，言会于督脉之大椎穴也；自督脉大椎穴入交足阳明胃经之缺盆穴。络肺下膈属大肠者，谓其支从缺盆上颈，复循本经之天鼎穴，贯颊至扶突穴也。从扶突穴入下齿中禾髎穴，从禾髎穴还出夹口交人中，左之右，右之左，上夹鼻孔迎香穴而终，以交于足阳明胃经也。

大肠经穴歌

手阳明穴起商阳,二间三间合谷藏,阳溪偏历历温溜,下廉上廉三里长,曲池肘髎迎五里,臂臑肩髎巨骨起,天鼎扶突接禾髎,终以迎香二十止。

大肠经分寸歌

商阳食指内侧边,二间来寻本节前,三间节后陷中取,合谷虎口歧骨间,阳溪上侧腕中是,偏历腕后三寸安,温溜腕后去五寸,池前五寸下廉看,池前三寸上廉中,池前二寸三里逢,曲池曲肘纹头尽,肘髎上臑外廉近,大筋中央寻五里,肘上三寸行向里,臂臑肘上七寸量,肩髃肩端举臂取,巨骨肩尖端上行,天鼎喉旁四寸真,扶突天突旁三寸,禾髎水沟旁五分,迎香禾髎上一寸,大肠经穴自分明。

【注】商阳穴在手食指内侧端后,去爪甲角如韭叶许,是其穴也。从商阳穴循食指上廉,本节前内侧陷中,二间穴也。从二间穴循食指本节后,内侧陷中,三间穴也。从三间穴循行手大指次指歧骨间陷中,合谷穴也。从合谷穴循行手腕中上侧,两筋间陷中,张大指次指取之,阳溪穴也。从阳溪穴上行手腕后上侧三寸,偏历穴也。从偏历穴上行三寸,温溜穴也。从温溜穴上行二寸五分,辅锐肉分,下廉穴也。从下廉穴上行一寸,上廉穴也。从上廉穴上行一寸,锐肉之端,按之肉起,手三里穴也。从手三里穴上二寸,以手拱胸屈肘,横纹头陷中取之,曲池穴也。从曲池穴上行大骨外廉陷中,肘髎穴也。从肘髎穴循行肘上三寸,向里大脉中央,五里穴也。从五里穴上行四寸,两筋两骨罅宛宛陷中,伸臂平手取之,臂臑穴也。从臂臑穴上行髃骨头,肩端上两骨罅陷处宛宛中,举臂取之有空,肩髃穴也。从肩髃穴上行臂端,两叉骨间陷中,巨骨穴也。从巨骨穴循颈,缺盆上直行扶突下一寸,天鼎穴

也。从天鼎穴上直行曲颊下一寸,人迎后一寸五分,仰而取之,扶突穴也。从扶突穴贯颊直鼻孔下,水沟旁五分,禾髎穴也。从禾髎穴上一寸,鼻孔旁五分,迎香穴也(图四二七)。

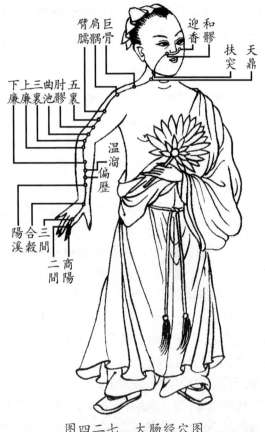

图四二七　大肠经穴图

胃腑经文

经云:脾胃者,仓廪之官,五味出焉。又云:胃者,水谷气血之海也。又云:胃大一尺五寸,径五寸,长二尺六寸,横屈,受水谷三斗五升,其中之谷,常留二斗,水一斗五升而满。又云:是经

多气少血。

《难经》曰:胃重二斤一两。

张介宾曰:胃之上口名曰贲门,饮食之精气,从此上输于脾肺,宣布于诸脉。胃之下口,即小肠上口,名曰幽门(图四二八)。

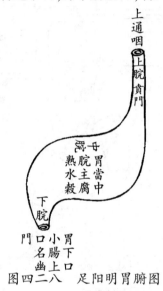

图四二八 足阳明胃腑图

胃经循行经文

胃足阳明之脉,起于鼻之交頞中,旁约太阳之脉,下循鼻外,入上齿中,还出侠口环唇,下交承浆,却循颐后下廉,出大迎循颊车,上耳前,过客主人,循发际,至额颅。其支者,从大迎前下人迎,循喉咙,入缺盆,下膈,属胃,络脾。其直者,从缺盆下乳内廉,下夹脐,入气街中。其支者,起于胃下口,循腹里,下至气街中而合,以下髀关抵伏兔,下膝髌中,下循胫外廉,下足跗,入中趾外间;其支者,下廉穴三寸而别,入中趾外间;其支者,别跗上,入大趾间,出其端(图四二九)。

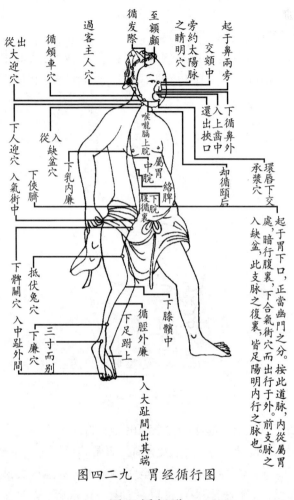

起于鼻两旁
交頞中
旁約太陽脉
之睛明穴
還出上齒中
入下齒中
下循鼻外
却循頤后
環唇下交
承漿穴

循发際
至額顱
過客主人穴
循頬車穴
從出大迎穴

喉嚨膈上脘
屬胃
中脘
絡脾
腹循脘裏
下乳內廉
下侠臍
從入缺盆穴

下人迎穴 入氣街中

抵伏兔穴
下髀關穴 入中趾外間

三寸而別
下足跗上
下廉穴
循胫外廉
下膝髕中

入大趾間出其端

起于胃下口,正當幽門之分。按此道脉,内從屬胃處,暗行腹裏,下合氣街穴而出行于外。前支脉之復裏入缺盆,此支脉之復裏,皆足陽明內行之脉也。

图四二九　胃经循行图

胃经循行歌

　　胃足阳明交鼻起,下循鼻外入上齿,还出夹口绕承浆,颐后大迎颊车里。耳前发际至额颅,支下人迎缺盆底,下膈入胃络脾宫,直者缺盆下乳内。一支幽门循腹中,下行直合气街逢,遂由髀关抵膝髌,胻跗足趾内间同。一支下膝注三里,前出中趾外间通,一支别走足跗趾,大趾之端经尽已。

【注】足阳明胃经之脉,起于鼻者,是谓由迎香穴上交频中两旁,约过足太阳脉之睛明穴,分下循鼻外,始交于足阳明之承泣、四白、巨髎穴也;从巨髎入上齿中,还出夹口之地仓穴;还绕唇下,交会任脉之承浆穴,却循颐后下廉,复交本经之大迎穴,由大迎出循颊车穴,上行耳前,过客主人穴,合少阳经,循发际至额颅两旁之悬颅穴、额厌穴,复交足阳明之头维穴、下关穴。其支者,行大迎穴,从大迎前循人迎、水突穴、气舍穴,循喉咙入缺盆穴,下膈属胃络脾,散布脏腑。其直者,从缺盆穴直行气户、库房、屋翳、膺窗、乳中、乳根等穴,下乳内廉不容穴也;从不容循承满、梁门、关门、太乙、滑肉门等穴下夹脐天枢穴也;从天枢、外陵、大巨、水道、归来等穴,入气街中,气冲穴也。其支者,起于胃口,是谓前之属胃络脾之支,下循腹里,下至气街中而合气街穴,会冲脉上行者也;其下行本经者,髀关穴也。抵伏兔至伏兔穴下,从伏兔行阴市穴、梁丘穴,下膝髌中犊鼻穴,循足三里、上巨虚、条口、下巨虚等穴,下循胫外廉,丰隆穴也;从丰隆循解溪穴,下足跗,冲阳穴也;从冲阳行陷谷穴、内庭穴,入次趾外间也。其本支别支,一自下巨虚穴下入次趾外间;一别循跗上入大趾次趾间厉兑穴,出其端,交于足太阴脾经也。

【按】足阳明是足大趾之次趾,不是中趾,必传写之误。

胃经穴歌

四十五穴足阳明,承泣四白巨髎经,地仓大迎登颊车,下关头维对人迎,水突气舍连缺盆,气户库房屋翳寻,膺窗乳中下乳根,不容承满出梁门,关门太乙滑肉起,天枢外陵大巨里,水道归来达气街,髀关伏兔走阴市,梁丘犊鼻足三里,上巨虚连条口底,下巨虚下有丰隆,解溪冲阳陷谷同,内庭厉兑阳明穴,大趾次趾之端终。

胃经分寸歌

胃之经兮足阳明，承泣目下七分寻，再下三分名四白，巨髎鼻孔旁八分。地仓夹吻四分近，大迎颔下寸三中，颊车耳下八分陷，下关耳前动脉行。头维神庭旁四五，人迎喉旁寸五真，水突筋前人迎下，气舍喉下一寸乘。缺盆舍下横骨陷，气户下行一寸明，库房下行一寸六，屋翳膺窗乳中根。不容巨阙旁二寸，一寸承满与梁门，关门太乙滑肉门，天枢脐旁二寸寻。枢下一寸外陵穴，陵下一寸大巨陈，巨下三寸水道穴，水下二寸归来存。气街归来下一寸，共去中行二寸匀，髀关膝上尺二许，伏兔髀下六寸是。阴市伏兔下三寸，梁丘市下一寸记，犊鼻膝髌陷中取，膝眼三寸下三里。里下三寸上廉穴，廉下二寸条口举，再下二寸下廉穴，复上外踝上八寸，却是丰隆穴当记。解溪则从丰隆下，内循足腕上陷中，冲阳解下高骨动，陷谷冲下二寸名，内庭次趾外歧骨，厉兑大次趾端中。

【注】承泣穴，在目下七分，目下胞陷中，上直瞳子，正视取之，是其穴也。从承泣直下三分，颧空骨内，亦直瞳子取之，四白穴也。从四白下行，夹鼻孔旁八分，亦直瞳子取之，巨髎穴也。从巨髎下行，夹口吻旁四分外许，近下微有动脉，地仓穴也。从地仓行腮颔下前一寸三分，骨陷中动脉，大迎穴也。从大迎行耳下曲颊端，近前八分陷中，侧卧开口取之，颊车穴也。从颊车上行，耳前动脉，侧卧合口有空取之，下关穴也。从下关上行额角，入发际以督脉中行神庭穴旁开四寸半，头维穴也。

从头维下行，颈下夹结喉旁一寸五分，大动脉应手，伸头取之，人迎穴也。从人迎下直行，颈大筋前内贴气喉，水突穴也。从水突下直行，颈大筋前结喉下一寸许陷中，贴骨尖上有缺处，气舍穴也。从气舍下行，肩上横骨陷中，缺盆穴也。

从缺盆下行，巨骨下一寸，旁开中行四寸陷中，仰而取之，气户穴也。从气户下行一寸六分，亦旁开中行四寸陷中，仰而取之,库房穴也。从库房下行一寸六分,亦旁开中行四寸陷中,仰而取之,屋翳穴也。从屋翳下行一寸六分,亦旁开中行四寸陷中,仰而取之,膺窗穴也。从膺窗下行,当乳头之中,乳中穴也。

　　从乳中下行一寸六分,亦旁开中行四寸陷中,仰而取之,乳根穴也。从乳根行在第四肋端,旁开中行二寸,不容穴也。从不容穴下一寸,亦旁开中行二寸,承满穴也。从承满下一寸,亦旁开中行二寸,梁门穴也。从梁门下一寸,亦旁开中行二寸,关门穴也。从关门下一寸,亦旁开中行二寸,太乙穴也。从太乙下一寸,亦旁开中行二寸,滑肉门穴也。从滑肉门下一寸,夹脐旁二寸许陷中,天枢穴也。从天枢下一寸,亦旁开中行二寸,外陵穴也。从外陵下一寸,亦旁开中行二寸,大巨穴也。从大巨下三寸,亦旁开中行二寸,即水道穴也。从水道下二寸,亦旁开中行二寸,即归来穴也。从归来下行,在腿班中有肉核,名曰鼠溪,直上一寸,动脉应手,亦旁开中行二寸,气街穴也。

　　从气街下行,膝上一尺二寸许,中行左右各三指按捺,上有肉起如伏兔之状,故名伏兔。在此肉起后,交纹中,髀关穴也。从髀关下行,膝上六寸起肉间,正跪坐而取之,伏兔穴也。从伏兔下行三寸,在伏兔之下陷中,拜揖而取之,阴市穴也。从阴市下行一寸两筋间,梁丘穴也。从梁丘下行过膝盖骨,下胻骨上陷中,俗名膝眼,此处陷中两旁有空状如牛鼻在外侧者,犊鼻穴也。

　　从犊鼻下行,胻骨外侧大筋内宛宛中,足三里穴也犊鼻即膝眼处也。从足三里下行三寸,两筋骨陷中,举足取之,上巨虚穴也。从上巨虚下行二寸,举足取之,条口穴也。从条口下行一寸,两筋骨陷中,蹲地举足取之,下巨虚穴也。从下巨虚复斜向后,上行,在足外踝上八寸,胻骨外廉陷中,丰隆穴也。从丰隆内循下足腕上,中行陷中,解溪穴也。

　　从解溪下行足跗上,即脚面也,高骨间动脉,冲阳穴也。从冲阳下行二寸,至足大趾之次趾本节后陷中,陷谷穴也。从陷谷

下至足大趾之次趾本节前歧骨外间陷中，内庭穴也。从内庭下
行足大趾之次趾之端，去爪角如韭叶许，厉兑穴也(图四三〇)。

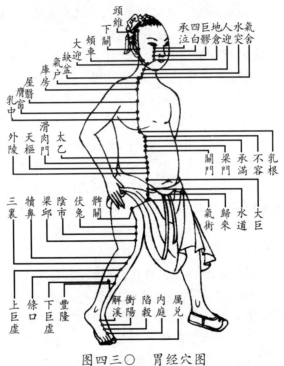

图四三〇 胃经穴图

脾脏经文

经云：脾胃者，仓廪之官，五味
出焉。又云：谏议之官，知周出焉。
又云：形如刀镰，与胃同膜，而附其
上之左俞，当十一椎下。闻声则动，
动则磨胃而主运化。其合肉也，其
荣唇也，开窍于口。又云：是经常多
气少血。

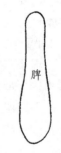

图四三一 足太阴脾脏图

《难经》曰:脾重二斤三两,广扁三寸,长五寸,有散膏半斤,主裹血,温五脏,主藏意与智。

《中藏经》曰:脾主消磨五谷,养于四旁(图四三一)。

脾经循行经文

脾足太阴之脉,起于大趾之端,循趾内侧白肉际,过核骨后,上内踝前廉,上腨内,循胫骨后,交出厥阴之前,上膝股内前廉,入腹属脾,络胃上膈,侠咽连舌本,散舌下。其支者,复从胃,别上膈,注心中(图四三二)。

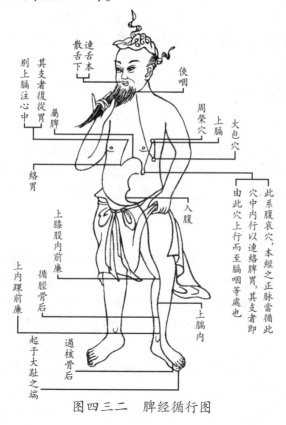

图四三二　脾经循行图

脾经循行歌

太阴脾起足大趾，上循内侧白肉际，核骨之后内踝前，上腨循胻经膝里，股内前廉入腹中，属脾络胃与膈通，夹喉连舌散舌下，支络从胃注心中。

【注】足太阴脾经之脉，起于足大趾之端，隐白穴也。从隐白循指内侧白肉际，大都穴也。从大都过核骨后，太白穴也。从太白循公孙穴、商丘穴，上内踝前廉，三阴交穴也。从三阴交上腨内循胫骨后，漏谷穴也。从漏谷交出厥阴之前，地机穴、阴陵泉穴也。从阴陵泉上膝股内前廉，血海穴、箕门穴、冲门穴也。从冲门入腹，属脾络胃，循行府舍、腹结、大横、腹哀、食窦、天溪、胸乡、周荣、大包等穴而上行咽喉，夹咽，连舌本，散舌下也。其支者，从胃之络，别行上膈，注心中，以交于手少阴心经也。

脾经穴歌

足太阴脾由足踇，隐白先从内侧起，大都太白继公孙，商丘直上三阴坞，漏谷地机阴陵泉，血海箕门冲门前，府舍腹结大横上，腹哀食窦天溪连，胸乡周荣大包尽，二十一穴太阴全。

脾经分寸歌

大趾端内侧隐白，节后陷中求大都，太白内侧核骨下，节后一寸公孙呼。商丘内踝微前陷，踝上三寸三阴交，再上三寸漏谷是，踝上五寸地机朝。膝下内侧阴陵泉，血海膝髌上内廉，箕门穴在鱼腹上，动脉应手越筋间。冲门横骨两端动，府舍上行七分看，腹结上行三寸入，大横上行一寸三。腹哀上行三寸半，食窦上行三寸间，天溪上行一寸六，胸乡周荣亦同然。外斜腋下六寸许，大包九肋季胁端。

【注】隐白穴，在足大趾内侧端后，去爪甲角如韭叶许，是其

穴也。从隐白行足大趾内侧,次节末骨缝,赤白肉际陷中,大都穴也。从大都行足大趾后内侧,内踝前核骨下,赤白肉际陷中,太白穴也。从太白上行,足大趾本节后一寸,内踝前陷中,公孙穴也。从公孙上行,内踝下微前陷中,商丘穴也。从商丘上行,内踝踝尖上三寸,夹骨陷中,三阴交穴也。从三阴交上行三寸,夹骨陷中,漏谷穴也。从漏谷上行五寸,在膝下五寸内侧,夹骨陷中,伸足取之,地机穴也。从地机上行膝下,内侧曲膝横纹头陷中,阴陵泉穴也。

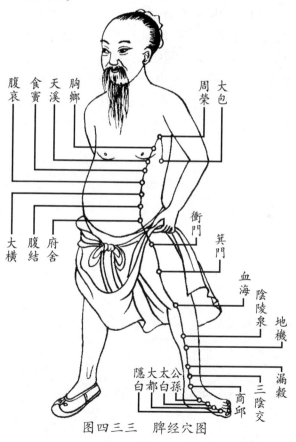

图四三三　脾经穴图

从阴陵泉上行，在膝髌上一寸，内廉白肉际陷中，血海穴也。从血海上行，在鱼腹上越两筋间，阴股内廉，动脉应手，不禁重按，箕门穴也。从箕门上行，横骨两端约纹中动脉，去腹中行旁开三寸半，冲门穴也。

从冲门上行七分，去腹中行，亦旁开三寸半，府舍穴也。从府舍上行三寸，去腹中行，亦旁开三寸半，腹结穴也。从腹结上行一寸三分，去腹中行，亦旁开三寸半，大横穴也。从大横上行三寸半，去腹中行，亦旁开三寸半，腹哀穴也。从腹哀上行三寸，或从乳上三肋间，动脉应手处，往下六寸四分，去胸中行旁开六寸，举臂取之，食窦穴也。从食窦上行一寸六分，去胸中行旁开六寸，仰而取之，天溪穴也。从天溪上行一寸六分，去胸中行亦旁开六寸，仰而取之，胸乡穴也。从胸乡上行一寸六分，去胸中行亦旁开六寸，仰而取之，周荣穴也。从周荣外斜下行，过少阳胆经渊液穴下三寸，至液下六寸许，出九肋间季胁端，大包穴也（图四三三）。

御纂医宗金鉴　卷八十二

心脏经文

经云:心者,君主之官,神明出焉。又云:心居肺管之下,膈膜之上,附着脊之第五椎。其合脉也,其荣色也,开窍于耳,又曰开窍于舌。又云:是经少血少气。

《难经》曰:心重十二两,中有七孔三毛,盛精汁三合,主藏神。

张介宾曰:心象尖圆,形如莲蕊。其中有窍,多寡不同,以导引天真之气。下无透窍,上通乎舌,共有四系,以通四脏。心外有赤黄脂裹,是为心包络。心下有膈膜,与脊胁周回相着,遮蔽浊气,使不得上熏心肺,所谓膻中也(图四三四)。

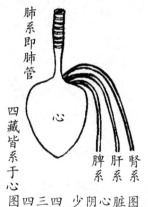

图四三四　少阴心脏图

心经循行经文

心手少阴之脉,起于心中,出属心系,下膈络小肠。其支者,从心系上夹咽,系目系。其直者,复从心系却上肺,下出腋下,循臑内后廉,行手太阴肺、心主之后,下肘内,循臂内后廉,抵掌后锐骨之端,入掌内后廉,循小指之内出其端(图四三五)。

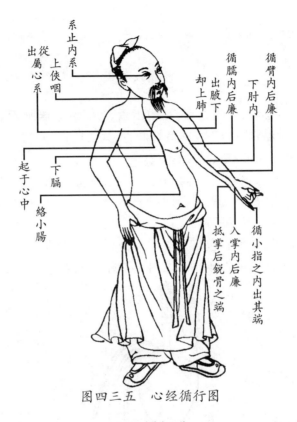

系止内系
从属心系
出属心系
上侠咽
循臑内后廉
下肘内
循臂内后廉
出腋下
却上肺

起于心中
下膈
络小肠

循小指之内出其端
入掌内后廉
抵掌后锐骨之端

图四三五　心经循行图

心经循行歌

　　手少阴脉起心中，下膈直与小肠通。支者还从肺系走，直上喉咙系目瞳。直者上肺出腋下，臑后肘内少海从，臂内后廉抵掌中，锐骨之端注少冲。

　　【注】手少阴心经之脉，起于心中，出属心系，由心系下膈，络小肠。其经之支者，从心系上行夹咽，系目之系。其经之直者，复从心系退上通肺，行手太阴肺、心主之后，下出行腋下，极泉穴也。从极泉穴循臑内后廉，青灵穴也。从青灵穴下肘内循臂内后廉，少海穴也。从少海穴抵掌后锐骨之端，灵道、通里、阴

郄、神门等穴也。从神门穴入掌内后廉，少府穴也。从少府穴循小指之内，出其端，少冲穴而终，以交于手太阳小肠经也。

心经穴歌

手少阴心起极泉，青灵少海灵道全，通里阴郄神门下，少府少冲小指边。

心经分寸歌

少阴心起极泉中，腋下筋间动引胸，青灵肘上三寸取，少海肘后端五分，灵道掌后一寸半，通里腕后一寸同，阴郄腕后内半寸，神门掌后锐骨隆，少府小指本节末，小指内侧取少冲。

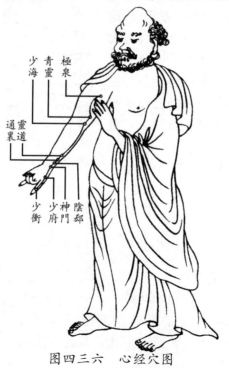

图四三六　心经穴图

【注】极泉穴,在腋下臂内筋间动脉引胸中,是其穴也。从极泉下行至肘,在肘上三寸,伸肘举臂取之,青灵穴也。从青灵下行肘内廉,节后大骨外上去肘端五分,肘内横纹头,屈肘向头取之,少海穴也。从少海下行掌后一寸五分,灵道穴也。从灵道下行五分,循腕侧外腕后一寸陷中,通里穴也。从通里内行五分,掌后脉中腕后五分,阴郄穴也。从阴郄行掌后锐骨端陷中,神门穴也。从神门行手小指本节末,外侧骨缝陷中,少府穴也。从少府行小指内,中行去爪甲角如韭叶,少冲穴也(图四三六)。

小肠经文

经云:小肠者,受盛之官,化物出焉。又云:小肠后附于脊,前附于脐,上左回叠,积十六曲,大二寸半,径八分分之少半,长三丈二尺,受谷二斗四升,水六升三合合之大半。又云:小肠上口在脐上二寸近脊,水谷由此而入。复下一寸,外附于脐,为水分穴,当小肠下口,至是而泌别清浊,水液渗入膀胱,滓秽流入大肠。又云:是经多血少气。

《难经》曰:小肠重二斤十四两(图四三七)。

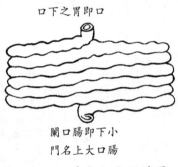

口下之胃即口

阑口肠即下小
门名上大口肠

图四三七　手太阳小肠腑图

小肠经循行经文

小肠手太阳之脉,起于小指之端,循手外侧,上腕出踝中,直上循臂骨下廉,出肘内侧两骨之间,上循臑外后廉,出肩解绕肩胛,交肩上入缺盆,络心循咽,下膈抵胃,属小肠。其支者,从缺盆循颈上颊,至目锐眦,却入耳中。其支者,别颊上颇抵鼻,至目内眦,斜络于颧(图四三八)。

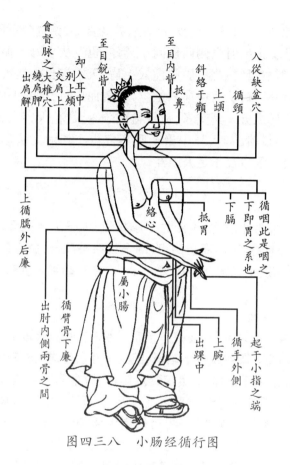

图四三八　小肠经循行图

小肠经循行歌

　　手太阳经小肠脉,小指之端起少泽,循手外侧出踝中,循臂骨出肘内侧,上循臑外出后廉,直过肩解绕肩胛,交肩下入缺盆内,向腋络心循咽嗌,下膈抵胃属小肠。一支缺盆贯颈颊,至目锐眦却入耳,复从耳前仍上颊,抵鼻升至目内眦,斜络于颧别络接。

　　【注】手太阳小肠之脉,从小指内侧少阴之脉少冲穴循小指之端少泽穴起,循手外侧前谷、后溪穴,从后溪上腕至腕骨穴,从

腕骨出踝中,入阳谷、养老穴也。从养老直上,循臂骨下廉,支正穴也。从支正出肘内侧两筋间,小海穴也。从小海上循臑外后廉,出肩解肩贞穴,绕肩胛臑俞穴上肩,天宗穴也。从天宗循行秉风、曲垣等穴,从肩中俞入缺盆穴,散而内行,络心循咽下膈,抵胃属小肠之分。其支者,从缺盆循颈入天窗、天容穴,上颊颧髎穴,至目锐眦,却入耳中聚于听宫穴也。其别支从颊上𬐚抵鼻,至目内眦,以交于足太阳经。

小肠经穴歌

手太阳经小肠穴,少泽先于小指设,前谷后溪腕骨间,阳谷须同养老列,支正小海上肩贞,臑俞天宗秉风合,曲垣肩外复肩中,天窗循次上天容,此经穴数一十九,还有颧髎入听宫。

小肠经分寸歌

小指端外为少泽,前谷本节前外侧,节后横纹取后溪,腕骨腕前骨陷侧。阳谷锐骨下陷肘,腕上一寸名养老,支正外侧上四寸,小海肘端五分好,肩贞肩端后陷中,臑俞肩臑骨陷考肩臑骨陷者,下胛骨上举臂陷中取之也。天宗肩骨下陷中,秉风肩上小髃空肩上髃骨后,举肩有空,曲垣肩中曲髃陷,外俞上髃一寸从即外肩俞。肩胛上廉,去脊三寸。中俞大椎二寸旁,天窗曲颊动陷详,天容耳下曲颊后,颧髎面𬐚锐骨量面𬐚骨下廉锐骨端陷中,听宫耳中珠子上耳中珠子大如赤小豆,此为小肠手太阳。

【注】少泽穴,在手小指外侧端,去爪甲角一分陷中,是其穴也。从少泽上行,手小指外侧本节前陷中,前谷穴也。从前谷上行,手小指本节后,外侧横纹尖上陷中,仰手握拳取之,后溪穴也。从后溪上行,手掌外侧,腕前起骨下罅缝陷中,腕骨穴也。从腕骨上行,手掌外侧,腕下锐骨下陷中,阳谷穴也。从阳谷上行,手下锐骨上,一空腕后一寸许陷中,养老穴也。从养老上行

外廉四寸,支正穴也。从支正上行,肘外大骨外,去肘端五分陷中,屈手向头取之,小海穴也。

　　从小海上行,肩曲胛骨下,大骨旁两骨解间,肩端后陷中,肩贞穴也。从肩贞上行肩端,臑上肩骨下,胛骨上廉陷中,举臂取之,臑俞穴也。从臑俞上行,肩骨下陷中,天宗穴也。从天宗上行,肩上小髃骨,举臂有空,秉风穴也。从秉风上行肩中央,曲胛陷中,按之应手痛,曲垣穴也。从曲垣上行,肩胛上廉,去脊旁开三寸陷中,肩外俞穴也。从肩外俞上行,肩胛内廉,去脊督脉之大椎穴旁开二寸陷中,肩中俞穴也。从肩中俞上行,颈大筋前曲,颊下动脉应手陷中,天窗穴也。从天窗上行,耳下曲颊后,天容穴也。从天容上行,面顑骨下廉,锐骨端陷中,颧髎穴也。从颧髎上行耳中之珠,听宫穴也(图四三九)。

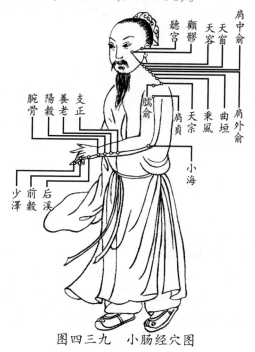

图四三九　小肠经穴图

膀胱经文

经云:膀胱者,州都之官,
津液藏焉,气化则能出矣。又
云:膀胱当十九椎,居肾之下,
大肠之前。有下口,无上口。
当脐上一寸水分穴处,为小肠
下口,乃膀胱上际,水液由此别
回肠随气泌渗而入。其出入皆
由气化,入气不化,则水归大
肠,而为泄泻。出气不化,则闭
塞下窍,而为癃肿也。是经多血少气。

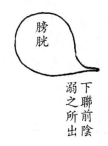

图四四〇　足太阳膀胱腑图

《难经》曰:膀胱重九两二铢,纵广九寸,盛溺九升九合,口
广二寸半(图四四〇)。

膀胱循行经文

膀胱足太阳之脉,起于目内眦,上额交颠。其直者,从颠入
络脑,还出别下项,循肩髆,内夹脊,抵腰中,入循膂络肾,属膀
胱。其直者,从腰中下夹脊,贯臀入腘中。其支者,从髆内左右,
别下贯胛,夹脊内,过髀枢,循髀外从后廉下合腘中,以下贯腨
内,出外踝之后,循京骨,至小趾外侧(图四四一)。

膀胱经循行歌

足太阳经膀胱脉,目内眦上起额尖。支者颠上至耳角,直者
从颠脑后悬,络脑还出别下项,仍循肩膊夹脊边,抵腰膂肾膀胱
内,一支下与后阴连。贯臀斜入委中穴,一支膊内左右别,贯胛
夹脊过髀枢,臂内后廉腘中合,下贯腨内外踝后,京骨骨下趾
外侧。

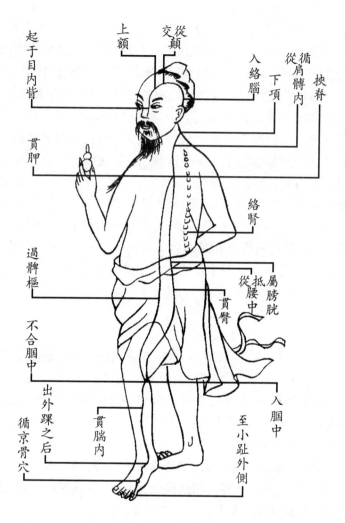

从
上　交颠
额

从肩髆内　挟
循　　　脊
入络脑
下项

起于目内眦

贯胛

络肾

过髀枢

抵　属
从　腰　膀
贯　中　胱
臀

不合腘中

出外踝之后

循京骨穴

贯腨内

入腘中

至小趾外侧

此系肾膀胱俞穴，因其正经必由腰中而入，自内而连络肾与膀胱，故图与经文颠倒，实则两肾在腰以上，而膀胱又居于小腹之前也。

图四四一　膀胱经循行图

【注】足太阳之脉，起目内眦睛明穴，从睛明循行攒竹、曲差、五处，上额交颠，入承光穴，从承光循行通天穴。其支者，从

颠至耳上角,交于足少阳之经。其直者,从通天入络于大杼穴,从大杼循行肩髃内风门穴,从风门循行肺俞穴,夹脊抵腰中厥阴俞穴,从厥阴俞穴循行心俞、膈俞、肝俞、胆俞、脾俞、胃俞、三焦俞,入循膂络肾,从肾俞穴循行气海俞,从腰中下夹脊大肠俞穴,从大肠俞循行关元俞、膀胱俞、中膂俞、白环俞等穴,别行上髎、次髎、中髎、下髎等穴。其支者,又复上肩膊内,从附分穴循行贯胛魄户穴,从魄户循行夹脊内膏肓、神堂、譩譆、膈关、魂门、阳纲、意舍、胃仓、肓门、志室、胞肓等穴,过髀枢秩边穴,从秩边穴循髀外从后廉、承扶、浮阳、委阳穴,下合腘中委中穴,从委中循行合阳穴,从合阳下贯腨内承筋穴,从承筋循行承山、飞扬、附阳等穴,从附阳穴循行出外踝之后昆仑穴,从昆仑穴循行仆参、申脉、金门等穴,循京骨即本经之京骨穴也。从京骨循行束骨、通谷穴,至小指外侧至阴穴而终,以交于足之少阴经也。

膀胱经穴歌

足太阳经六十三,睛明攒竹曲差参,五处承光接通天,络却玉枕天柱边。大杼风门引肺俞,厥阴心膈肝胆居,脾胃三焦肾俞次,大肠小肠膀胱如,中膂白环皆二行,去脊中间二寸许,上髎次髎中后下,会阳须下尻旁取。还有附分在三行,二椎三寸半相当,魄户膏肓与神堂,譩譆膈关魂门旁,阳纲意舍及胃仓,肓门志室连胞肓,秩边承扶殷门穴,浮郄相邻是委阳,委中再下合阳去,承筋承山相次长。飞扬附阳达昆仑,仆参申脉过金门,京骨束骨近通谷,小趾外侧寻至阴。

膀胱经分寸歌

足太阳兮膀胱经,目内眦角始睛明,眉头陷中攒竹取,曲差神庭旁寸五,五处直行后五分,承通络却玉枕穴,后循俱是寸五行。天柱项后发际内,大筋外廉之陷中,自此脊中开二寸,第一大杼二风门,三椎肺俞厥阴四,心五督六膈七论,肝九胆十脾十一,胃俞十二椎下寻,十三三焦十四肾,气海俞在十五椎,大肠十六小十八,膀胱俞穴十九椎,中膂内俞二十下,白环俞穴廿一椎,小肠俞至白环内,腰空上次中下髎,会阳阴微尻骨旁,背开二寸二行了,别从脊中三寸半,第二椎下为附分,三椎魄户四膏肓,第五椎下神堂尊,第六譩譆膈关七,第九魂门阳纲十,十一意舍之穴存,十二会仓穴已分,十三肓门端正在,十四志室不须论,十九胞肓廿秩边,背部三行下行循。承扶臀下股上约,下行六寸是殷门,从殷外斜上一寸,曲膝得之浮郄寻,委阳承扶下六寸,从郄内斜并殷门。委中膝腘约纹里,此下三寸寻合阳,承筋脚跟上七寸,穴在腨肠之中央,承山腿肚分肉间,外踝七寸上飞扬,附阳外踝上三寸,昆仑外跟陷中央,仆参亦在踝骨下,申脉踝下五分张,金门申脉下一寸,京骨外侧大骨当,束骨本节后陷中,通谷节前限中量,至阴小趾外侧端,去爪甲之韭叶方。

【注】睛明穴,在目内眦外一分宛宛中,是其穴也。从睛明上行眉头陷者中,攒竹穴也。从攒竹上行发际间,夹督脉之神庭穴旁开一寸五分,正头取之,曲差穴也。从曲差后行五分,夹督脉之上星,旁开一寸五分,五处穴也。从五处后行一寸五分,承光穴也。从承光后行一寸五分,夹督脉之百会穴,旁开一寸五分,通天穴也。从通天后行一寸五分,络却穴也。从络却后行一寸五分,玉枕穴也。从玉枕夹项后大筋外廉,下行发际陷中,天柱穴也。

从天柱下行,以项后第一椎下,两旁相去脊中各二寸陷中,正坐取之,大杼穴也。从大杼下行,二椎下两旁,各去脊中二寸,正坐取之,风门穴也。从风门行三椎下,去脊中各二寸,又以手搭背,左取右,右取左,当中指末是穴之处,正坐取之,肺俞穴也。从肺俞行四椎下,去脊中二寸,正坐取之,厥阴俞穴也。从厥阴俞行五椎下,去脊中二寸,正坐取之,心俞穴也。从心俞行六椎下,去脊中二寸,正坐取之,督俞穴也。从督俞行七椎下,去脊中二寸,正坐取之,膈俞穴也。从膈俞行九椎下,去脊中二寸,正坐取之,胆俞穴也。从胆俞行十一椎下,去脊中二寸,正坐取之,脾俞穴也。从脾俞行十二椎下,去脊中二寸,正坐取之,胃俞穴也。从胃俞行十三椎下,去脊中二寸,正坐取之,三焦俞穴也。从三焦俞行十四椎下,与脐平,去脊中二寸,正坐取之,肾俞穴也。从肾俞行十五椎下,去脊中二寸,正坐取之,气海俞穴也。从气海俞行十六椎下,去脊中二寸,伏而取之,大肠俞穴也。从大肠俞行十七椎下,去脊中二寸,伏而取之,关元俞穴也。从关元俞行十八椎下,去脊中二寸,伏而取之,小肠俞穴也。从小肠俞行十九椎下,去脊中二寸,伏而取之,膀胱俞穴也。从膀胱俞行二十椎下,去脊中二寸,夹脊胂起肉间,伏而取之,中膂俞穴也。从中膂俞行二十椎下,去脊中二寸,伏而取之,白环俞穴也。从白环俞行腰髁骨下一寸,夹脊两旁第一空陷中,上髎穴也。从上髎行夹脊旁第二空陷中,次髎穴也。从次髎行夹脊旁第三空陷中,中髎穴也。从中髎行夹脊旁第四空陷中,下髎穴也。从下髎行阴尾尻骨两旁五分许,会阳穴也。

自大杼别脉,其支者从肩膊内循行第二椎下,附项内廉两旁相去脊中各三寸半,正坐取之,附分穴也。从附分下行第三椎下,去脊中各三寸半,正坐取之,魄户穴也。从魄户下行第四椎下、五椎上,此穴居中,去脊中各三寸半,正坐曲脊取之,膏肓穴也。如取其穴,先令病人正坐曲脊伸两手,以臂著膝前令正,直手大指与膝头齐,以物支肘,勿令臂动,乃从胛骨上角,摸索至胛骨下头,其间当有四肋三间,依胛骨之际,相去骨际如容侧指许,按其中一间空处,自觉牵引肩,是其穴也。从膏肓下行第五椎下,去脊中各三寸半陷中,正坐取之,神堂穴也。从神堂下行第六椎下,去脊中各三寸半,正坐取之,譩譆穴也,以手重按,病人呼:"譩譆",是其穴处,盖因其痛也。从譩譆下行第七椎下,去脊中各三寸半陷中，正坐开肩取之，膈关穴也。从膈关下行第九椎下，相去脊中各三寸半陷中，正坐取之，魂门穴也。从魂门下行第十椎下，去脊中三寸半陷中，正坐取之，阳纲穴也。从阳纲下行第十一椎下，去脊中三寸半，正坐取之，意舍穴也。从意舍下行第十椎下，去脊中各三寸半，正坐取之，胃仓穴也。从胃仓下行第十三椎下，去脊中各三寸半，正坐取之，肓门穴也。从肓门下行第十四椎下，去脊中各三寸半陷中，正坐取之，志室穴也。从志室下行第十九椎下，去脊中各三寸半，伏而取之，胞肓穴也。从胞肓下行第二十一椎下，去脊中各三寸半陷中，伏而取之，秩边穴也。

　　从秩边下行在尻臀下，阴股上约纹中，承扶穴也。从殷门外循斜上一寸，屈膝得之，浮郄穴也，故在委阳穴上一寸也。从浮郄下行，仍在承扶穴下六寸，屈伸取之，委阳穴也，而与会阳下合腘中也。从委阳下行，腘中央约纹动脉陷中，令人仰颏至地，伏卧取之，委中穴也。从委中下行，膝腘约纹下三寸，合阳穴也。从合阳下行，腨肠中央陷中，脚跟上七寸，承筋穴也。从承筋下行，腿肚下尖分肉间陷中，承山穴也。从承山斜行，足外踝后上七寸陷中，飞扬穴也。从飞扬下行，足外踝上三寸筋骨之间，附阳穴也。从附阳下行，足外踝后五分，跟骨上陷中，细动脉应手，昆仑穴也。从昆仑下行，足跟骨下陷中，拱足取之，仆参穴也。从仆参行足外踝下五分陷中，容爪甲许白肉际，申脉穴也。从申脉下行一寸，金门穴也。从金门行足外侧大骨下，赤白肉际陷中，京骨穴也。按而得之，小趾本节后大骨，名京骨，其穴在骨下。从京骨行足小趾外侧，本节后陷中赤白肉际，束骨穴也。从束骨行足小趾外侧，本节前陷中，通谷穴也。从通谷行足小趾外侧，去爪甲角如韭叶，至阴穴也（见图四四二）。

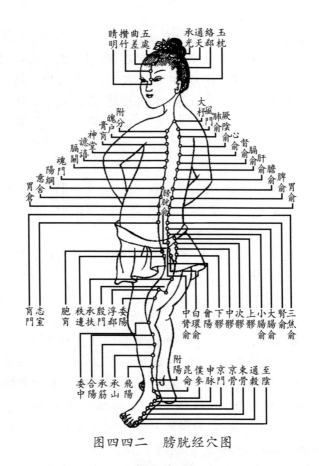

图四四二　膀胱经穴图

心包络解

　　张介宾曰:心包一脏,《难经》言其无形。滑寿曰:心包一名手心主。以藏象校之,在心下横膜之上,竖膜之下,其与横膜相粘,而黄脂裹者心也;脂膜之外,有细筋膜如丝,与心肺相连者,心包

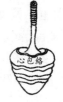

图四四三 手厥阴心包络图

也。此说为是,凡言无形者非。《灵兰秘典论》有:十二官,独少心包一官。而有"膻中者,臣使之官,喜乐出焉"二句。今考心包,脏居膈上,经始胸中,正值膻中之所,位居相火,代君行事,实臣使也。此一官即此经之谓欤(图四四三)。

心包络经循行经文

手厥阴心主包络之脉,起于胸中,出属心包络,下膈历络三焦。其支者,循胸中出胁下腋三寸,上抵腋下,循臑内,行太阴少阴之间,入肘中,下臂行两筋之间,入掌中,循中指出其端;其支者,别掌中循小指次指出其端(图四四四)。

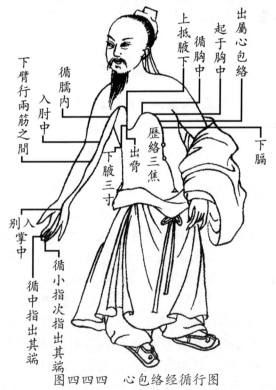

图四四四 心包络经循行图

心包络经循行歌

手厥阴心主起胸,属包下膈三焦宫,支者循胸出胁下,胁下连腋三寸同,仍上抵腋循臑内,太阴少阴两经中,指透中冲支者别,小指次指络相通。

【注】手厥阴心包络之脉,起于胸中,出而外行天池穴,属心包络之经也。内行下膈,历络三焦者,散布于腹之上、中、下也。其支者,循胸中出腋下三寸,即天池穴处也。从天池循臑内至天泉,从天泉穴行手太阴、手少阴两脉之间,入肘内曲泽穴,下臂行两筋之间,郄门、间使、内关、大陵四穴,入掌中劳宫穴,从劳宫循中指出其端,中冲穴也。其本支之别支,别行掌中,循小指次指之端,以交于手少阳三焦经也。

心包络经穴歌

心包九穴天池近,天泉曲泽郄门认,间使内关逾大陵,劳宫中冲中指尽。

心包络经分寸歌

心络起自天池间,乳后旁一腋下三,天泉绕腋下二寸,曲泽屈肘陷中参,郄门去腕后五寸,间使腕后三寸然,内关去腕后二寸,大陵掌后横纹间,劳宫屈拳名指取,中指之末中冲端。

【注】天池穴,在乳旁一二寸许,直腋下行三寸,胁之撅起肋骨间,是其穴也。从天池穴斜上,绕腋循臂内廉下行二寸,举臂取之,天泉穴也。从天泉穴下行,肘内廉大筋内侧,横纹头下陷中动脉,曲泽穴也。从曲泽穴下行,掌后去腕五寸,郄门穴也。从郄门穴下行,掌后去腕三寸,两筋间陷中,间使穴也。从间使穴下行,掌后去腕二寸两筋间,内关穴也。从内关穴下行,掌后骨下横纹中两筋间陷中,大陵穴也。从大陵穴下行,掌中央动

脉,屈无名指取之,劳宫穴也。从劳宫穴下行,手中指之端,去爪甲角如韭叶许陷中,中冲穴也(图四四五)。

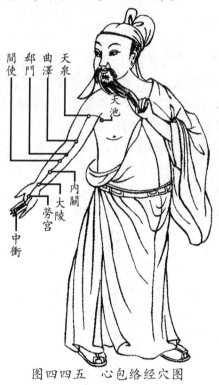

图四四五　心包络经穴图

御纂医宗金鉴　卷八十三

肾脏经文

经云:肾者,作强之官,伎巧出焉。又云:肾附于脊之十四椎下。是经常少血多气。其合骨也,其荣发也,开窍于二阴。

《难经》曰:肾有两枚,重一斤二两,主藏精与志。

《中藏经》曰:肾者,精神之舍,性命之根。

张介宾云:肾有两枚,形如豇豆。相并而曲,附于脊之两旁,相去各一寸五分,外有黄脂包裹,各有带二条,上条系于心,下条趋脊下大骨,在脊骨之端,如半手许,中有两穴,是肾带经过处,上行脊髓至脑中,连于髓海(图四四六)。

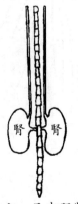

图四四六　足少阴肾脏图

肾经循行经文

肾足少阴之脉,起于小趾之下,斜趋足心之涌泉穴,出于然谷之下,循内踝之后,别入跟中,以上腨内,出腘内廉,上股内后廉,贯脊属肾,络膀胱。其直者,从肾上贯肝膈,入肺中,循喉咙,夹舌本。其支者,从肺出络心,注胸中(图四四七)。

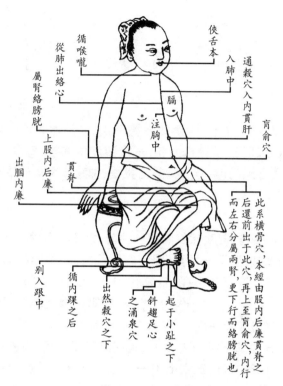

图四四七　肾经循行图

肾经循行歌

足肾经脉属少阴,小趾斜趋涌泉心,然骨之下内踝后,别入跟中腨内侵,出腘内廉上股内,贯脊属肾膀胱临。直者属肾贯肝膈,入肺循喉舌本寻。支者从肺络心内,仍至胸中部分深。

【注】足少阴肾经之脉,起自足太阳小趾之下至阴穴,斜趋足心涌泉穴,出然谷穴之下,循内踝后太溪穴,从太溪别入跟中大钟穴,从大钟循行水泉、照海、复溜、交信穴,上腨内筑宾穴也。从筑宾出腘内廉阴谷穴,从阴谷上股内后廉横骨穴,从横骨内贯行脊属肾络膀胱也。其直者,从肾外行大赫、气穴、四满、中注、

肓俞、商曲、石关、阴都、通谷等穴，入内贯肝与膈，外循幽门、步廊、神封、灵墟、神藏、或中、俞府等穴，入肺中循喉咙，夹舌本而终。其支者，从肺出络心，注胸中，以交于手厥阴经也。

肾经穴歌

足少阴肾二十七，涌泉然谷照海出，太溪水泉连大钟，复溜交信筑宾立，阴谷横骨趋大赫，气穴四满中注得，肓俞商曲石关蹲，阴都通谷幽门值，步廊神封出灵墟，神藏或中俞府毕。

肾经分寸歌

足掌心中是涌泉，然谷内踝一寸前，太溪踝后跟骨上，大钟跟后踵中边，水泉溪下一寸觅，照海踝下四分真，复溜踝后上二寸，交信后上二寸联，二穴只隔筋前后，太阴之后少阴前前傍骨是复溜，后傍骨是交信，二穴只隔一条筋，筑宾内踝上腨分，阴谷膝下曲膝间。横骨大赫并气穴，四满中注亦相连，五穴上行皆一寸，中行旁开五分边，肓俞上行亦一寸，但在脐旁半寸间，商曲石关阴都穴，通谷幽门五穴联，五穴上下一寸取，各开中行五分前，步廊神封灵墟穴，神藏或中俞府安，上行寸六旁二寸，俞府璇玑二寸观。

【注】涌泉穴，在足心陷中，伸腿屈足，卷指宛宛中，是其穴也。从涌泉上行足内踝，前起大骨下陷中，然谷穴也。从然谷行足内踝后五分，跟骨上动脉陷中，太溪穴也。从太溪行足跟后，跟中大骨上两筋间，大钟穴也。从大钟行太溪下一寸，内踝下，水泉穴也。从水泉行足内踝下四分，前后有筋，上有踝骨，下有软骨之中陷中，照海穴也。从照海行足内踝后，除踝上二寸许，前傍骨陷中，复溜穴也。从复溜斜外，上行复溜穴之后，二寸许后傍筋，交信穴也。从交信斜外上行，过三阴交穴，上腨分中，筑宾穴也，腨者俗名腿肚也。从筑宾上行，膝下内辅骨后，大筋下小筋上，按之应手，屈膝得之，阴谷穴也。

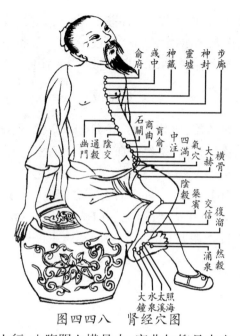

图四四八　肾经穴图

从阴谷上行,入腹阴上横骨中,宛曲如仰月中央,去任脉之中行旁开五分,横骨穴也。从横骨上行一寸,大赫穴也,亦去中行旁开五分。从大赫上行一寸,气穴穴也,亦去中行旁开五分。从气穴穴上行一寸,四满穴也,亦去中行旁开五分。从四满上行一寸,中注穴也,亦去中行旁开五分。从中注上行一寸,肓俞穴也,直脐旁去脐中五分。从肓俞上行二寸,商曲穴也,亦去中行旁开五分。从商曲上行一寸,石关穴也,亦去中行旁开五分。从石关上行一寸,阴都穴也,亦去中行旁开五分。从阴都上行一寸陷中,通谷穴也,亦去中行旁开五分。从通谷上行一寸陷中,幽门穴也,亦去中行旁开五分。从幽门上行一寸六分陷中,去中行旁开二寸,仰而取之,步廊穴也。从步廊上行一寸六分,亦去中行旁开二寸,仰而取之,神封穴也。从神封上行一寸六分,亦去中行旁开二寸陷中,仰而取之,灵墟穴也。从灵墟上行一寸六分,亦去中行旁开二寸陷中,仰而取之,神藏穴也。从神藏上行一寸六分,亦去中行旁开二寸陷中,仰而取之,或中穴也。从或中上行巨骨,下夹任脉之璇玑,中行旁开二寸陷中,仰而取之,是其穴也(图四四八)。

三焦经文

经云:上焦如雾,中焦如沤,下焦如渎。又云:三焦者,决渎之官,水道出焉。又云:是经少血多气。

《中藏经》云:三焦者,人之三元之气也,号曰中清之腑。总领五脏六腑,营卫经络,内外左右上下之气也。三焦通则内外左右上下皆通也。其于周身灌体,和内调外,荣左养右,导上宣下,莫大于此也(图四四九)。

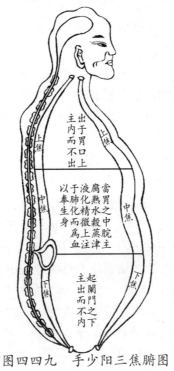

图四四九　手少阳三焦腑图

三焦经循行经文

三焦手少阳之脉,起于小指次指之端,上出次指之间,循手表腕,出臂外两骨之间,上贯肘,循臑外,上肩而交出足少阳之后,入缺盆,布膻中,散络心包,下膈循属三焦。其支者,从膻中上出缺盆,上项侠耳后,直上出耳上角,以屈下颊,至颐;其支者,从耳后入耳中,出走耳前,过客主人前交颊,至目锐眦(图四五〇)。

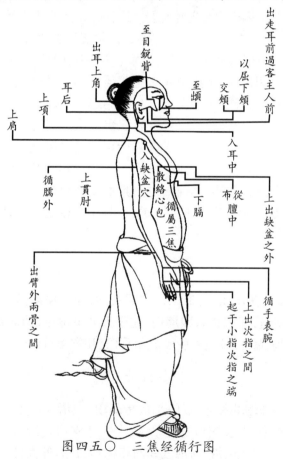

图四五〇　三焦经循行图

三焦经循行歌

手经少阳三焦脉，起自小指次指端，两指歧骨手腕表，上出臂外两骨间，肘后臑外循肩上，少阳之后交别传，下入缺盆膻中分，散络心包膈里穿。支者膻中缺盆上，上项耳后耳角旋，屈下至颐仍注颊；一支出耳入耳前，却从上关交曲颊，至目锐眦乃尽焉。

【注】手少阳三焦之脉，起于手小指次指外侧之端关冲穴，从关冲上出两指之间液门、中渚穴，循手腕表阳池穴也。从阳池出臂外两骨之间，外关、支沟、会宗、三阳络、四渎、天井等穴，上贯肘，清冷渊穴也，从清冷渊穴循臂臑外，上肩循消泺、臑会、肩髎、天髎穴，从天髎穴而交出足少阳经之后，入缺盆，布膻中，散络心包，下膈内而循行之分，皆属三焦经也。其支者，从膻中上外出缺盆，上项天牖穴，从天牖穴循系耳后翳风、瘈脉、颅息穴，从颅息直上出耳上角角孙穴、丝竹空穴也。由角孙、丝竹空穴绕耳以屈下至颐、和髎、耳门穴也。其本支之别支者，从耳后出走耳前，过足少阳经客主人穴之前，交颊至目锐之外眦，以交于足少阳胆经也。

三焦经穴歌

手少三焦所从经，二十二穴起关冲，液门中渚阳池历，外关支沟会宗逢，三阳络入四渎内，注于天井清冷中，消泺臑会肩髎穴，天髎天牖经翳风，瘈脉颅息角耳门，和髎上行丝竹空。

三焦经分寸歌

无名外侧端关冲，液门小次指陷中，中渚液门上一寸，阳池腕前表陷中，外关腕后二寸陷，关上一寸支沟名，外关一寸会宗平，斜上一寸三阳络，肘前五寸四渎称，天井肘外大骨后，肘上一

寸骨罅中。井上一寸清冷渊,消泺臂肘分肉端,臑会肩端前二
寸,肩髎臑上陷中看,天髎肩井后一寸,天牖耳下一寸间,翳风耳
后尖角陷,瘈脉耳后青脉看,颅息青络脉之上,角孙耳上发下间,
耳门耳前缺处陷,和髎横动脉耳前,欲觅丝竹空何在,眉后陷中
仔细观。

【注】关冲穴,在手四指外侧端,去爪甲角如韭叶许,是其穴
也。从关冲上行手小指次指歧骨间陷中,握掌取之,液门穴也。
从液门上行一寸陷中,中渚穴也。从中渚由四指本节直上,行手
表腕上陷中,阳池穴也。从阳池上行手腕后二寸,两骨间陷中,
外关穴也。从外关上行一寸,两骨间陷中,支沟穴也。从支沟外
开一寸,会宗穴也。以支沟会宗二穴相并平直,空中相离一寸
也。从会宗内斜上行一寸,臂上大交脉,三阳络穴也。从三阳络
上行肘前五寸外廉陷中,四渎穴也。从四渎斜外上行,肘外大骨
尖后,肘上一寸,两筋叉骨罅中,屈肘拱胸取之,天井穴也。

从天井上行一寸,伸肘举臂取之,清冷渊穴也。从清冷渊上
行,肩下臂外肘上分肉间,消泺穴也。从消泺上行,臑外去肩端三
寸宛宛中,臑会穴也。从臑会上行,肩端臑上陷中,斜举臂取之,
肩髎穴也。从肩髎上行肩,缺盆中直,是少阳经之肩井穴;后一
寸,天髎穴也。从天髎上行,颈大筋外缺盆上,手太阳经天容穴
后,足太阳经天柱穴前,足少阳胆经完骨穴下,发际中上斜夹耳后
一寸,天牖穴也。从天牖上行,耳后尖角陷中,按之引耳中痛,翳
风穴也。从翳风上行,耳后中间鸡足青络脉中,瘈脉穴也。从瘈
脉行耳后上间青络脉中,颅息穴也。从颅息上行,耳上上间,发际
下开口有空,角孙穴也。从角孙绕行耳前,起肉当耳缺处陷中,耳
门穴也。从耳门行耳前,兑发下横动脉中,和髎穴也兑发下即鬓角
也。从和髎上行眉后陷中,丝竹空穴也(图四五一)。

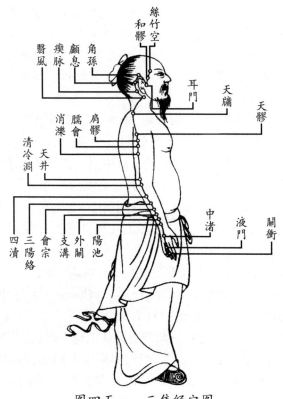

图四五一　三焦经穴图

胆腑经文

经云:胆者,中正之官,决断出焉。又云:是经多血少气。又曰:凡十一脏皆取决于胆也。

《难经》曰:胆在肝之短叶间,重三两三铢,长三寸,盛精汁三合。

《中藏经》曰:胆者清净之腑,号曰将军,主藏而不泻(图四五二)。

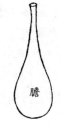

图四五二　足少阳胆腑图

胆经循行经文

胆足少阳之脉,起于目锐眦,上抵头角,下耳后,循颈行手少阳之前,至肩上却交出手少阳之后,入缺盆。其支者,从耳后入耳中,出走耳前,至目锐眦后。其支者,别锐眦,下大迎,合手少阳抵于頔,下加颊车,下颈合缺盆以下胸中,贯膈,络肝属胆,循胁里,出气街,绕毛际横入髀厌中。其直者,从缺盆下腋循胸,过季胁,下合髀厌中,以下循髀阳,出膝外廉,下外辅骨之前,直下抵绝骨之端,下出外踝之前,循足跗上入小趾次趾之间;其支者,别跗上入大趾之间,循大趾歧骨内,出其端,还贯爪甲,出三毛(图四五三)。

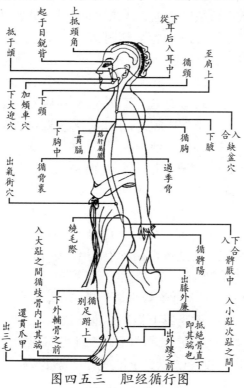

图四五三 胆经循行图

胆经循行歌

足脉少阳胆之经,始从两目锐眦生,抵头循角下耳后,脑空风池次第行,手少阳前至肩上,交少阳右上缺盆。支者耳后贯耳内,出走耳前锐眦循,一支锐眦大迎下,合手少阳抵项根,下加颊车缺盆后,入胸贯膈络肝经,属胆仍从胁里过,下入气街毛际萦,横入髀厌环跳内。直者缺盆下腋膺,过季胁下髀厌内,出膝外廉是阳陵,外辅绝骨踝前过,足跗小趾次趾分:一支别从大趾去,三毛之际接肝经。

【注】足少阳胆经之脉,起于目之锐眦瞳子髎穴,循听会、客主人穴,上抵头角颔厌穴也。从颔厌循悬颅、悬厘、曲鬓、率谷,折而下行于耳后之天冲、浮白、窍阴、完骨等穴;折外上行至眉头之本神、阳白、临泣、目窗、正营、承灵、脑空等穴;循颈至风池穴,过手少阳经天牖穴之前,至肩上本经之肩井穴;从肩井穴却交出于手少阳之后,入缺盆处也。其支者,从耳后入耳中,出走耳前至目锐眦后,此一小支之脉,行于头之无穴处也。又其支者,别锐眦下手阳明之大迎穴,合手少阳抵于颐,下加颊车,下颈合缺盆穴,以下入胸中,贯膈,络肝属胆,循胁里,出气街,散布脏腑,外绕毛际,横入髀厌中环跳穴也。其支者,从缺盆下腋渊液穴,从渊液穴循胸辄筋穴也。从辄筋、日月穴过季胁至京门穴;从京门循行带脉、五枢、维道、居髎,下合髀厌中环跳穴也。从环跳穴以下循髀阳风市穴,从风市循行中渎、阳关,出膝外廉阳陵泉穴也。从阳陵泉穴循行阳交、外丘、光明等穴,下外辅骨之前阳辅穴也。从阳辅穴直下抵绝骨之端悬钟穴,从悬钟下出外踝之前丘墟穴,从丘墟穴循足跗上临泣穴也。从临泣入小指次指之间侠溪、窍阴穴也。其支者,别跗上入大趾之间,循大趾歧骨内,出其端,还贯爪甲出三毛,以交于足厥阴肝经也。

胆经穴歌

足少阳经瞳子髎,四十三穴行迢迢,听会客主颔厌集,悬颅悬厘曲鬓翘。率谷天冲浮白次,窍阴完骨本神至,阳白临泣开目窗,正营承灵脑空是。风池肩井渊液长,辄筋日月京门乡,带脉五枢维道续,居髎环跳市中渎。阳关阳陵复阳交,外丘光明阳辅高,悬钟丘墟足临泣,地五侠溪窍阴毕。

胆经分寸歌

足少阳兮四十三,头上廿穴分三折,起自瞳子至风池,积数陈之依次第。外眦五分瞳子髎,耳前陷中寻听会,上行一寸客主人,内斜曲角上颔厌,后行颅中厘下穴,曲鬓耳前上发际,率谷入发寸半安,天冲耳后斜二寸,浮白下行一寸间,窍阴穴在枕骨下,完骨耳后入发际,量得四分须用记,本神神庭旁三寸,入发四分耳上系,阳白眉上一寸许,上行五分是临泣。临后寸半目窗穴,正营承灵及脑空,后行相去一寸五,风池耳后发陷中。肩井肩上陷中取,大骨之前寸半明,渊液腋下行三寸,辄筋复前一寸行,日月乳下二肋缝,下行五分是穴名。脐上五分旁九五,季肋夹脊是京门,季下寸八寻带脉,带下三寸穴五枢,维道章下五三定,维下三寸居髎名,环跳髀枢宛中陷,风市垂手中指终。膝上五寸中渎穴,膝上二寸阳关寻,阳陵膝下一寸住,阳交外踝上七寸,外丘外踝七寸同,此系斜属三阳分,踝上五寸定光明,踝上四寸阳辅穴,踝上三寸是悬钟,丘墟踝前陷中取,丘下三寸临泣存,临下五分地五会,会下一寸侠溪轮,欲觅窍阴穴何在?小趾次趾外侧寻。

【注】瞳子髎,在目锐眦去眦五分,是其穴也。从瞳子髎下外斜行,耳前起骨上面,下一寸耳珠下动脉宛宛中,开口有空,侧卧张口取之,听会穴也。从听会上直行一寸,开口有空,侧卧张口取之,客主人穴也。从客主人上内斜行,两太阳曲角上廉,颔

厌穴也。从颔厌后行耳前曲角上,两太阳之中,悬颅穴也。从悬颅后行,耳前曲角上,两太阳下廉,悬厘穴也。从悬厘后行,耳前入发际曲隅陷中,鼓颌有空,曲鬓穴也。从曲鬓后行耳上,入发际寸半陷者宛宛中,嚼牙取之,率谷穴也。从率谷后行耳后三分许,入发际二寸,天冲穴也。从天冲下行耳后,入发际一寸,浮白穴也。从浮白下行耳后,高上枕骨下,摇动有空,窍阴穴也。从窍阴行耳后,入发际四分,完骨穴也。

从完骨折上行,神庭旁三寸,直耳上入发际四分,本神穴也。从本神行眉上一寸,直瞳子,阳白穴也。从阳白上直行,入发际五分陷中,正睛取之,临泣穴也。从临泣后行一寸,目窗穴也。从目窗后行一寸,正营穴也。从正营后行一寸五分,承灵穴也。从承灵后行一寸五分,脑空穴也。从脑空下行耳后,下发际陷中,大筋外廉,按之引于耳中,风池穴也。

从风池下行肩上,会其支者,合缺盆上大骨前一寸半,以三指按取,当中指下陷中,肩井穴也。从肩井下行腋下三寸宛宛中,举臂取之,渊液穴也。从渊液下行,复前一寸三肋端,横直蔽骨旁七寸五分半,直两乳,侧卧屈上足取之,辄筋穴也。从辄筋行乳下二肋端缝下五分,日月穴也。从日月行监骨腰中季肋本,夹脊脐上五分,旁开九寸半,侧卧屈上足伸下足举臂取之,京门穴也。从京门下行季胁下一寸八分陷中,脐上二分,旁开八寸半,带脉穴也。从带脉下三寸,五枢穴也。从五枢下行,过肝经之章门穴下五寸三分,维道穴也。从维道下行三寸,监骨上陷中,居髎穴也。从居髎下行髀枢中,侧卧伸下足屈上足取之,环跳穴也。

从环跳下行膝上外廉两筋中,以手着腿中指尽处,风市穴也。从风市下髀骨外,膝上外廉五寸,分肉间陷中,中渎穴也。从中渎下行膝上二寸,犊鼻外陷中,阳关穴也。从阳关下行膝下一寸,外廉陷中,尖骨前筋骨间,蹲坐取之,阳陵泉穴也。从阳陵泉下行,足外踝上七寸,内斜三阳分肉间,阳交穴也。从阳交行外踝上七寸外斜,外丘穴也。从外丘下行外踝上五寸,光明穴也。从光明下行一寸,辅骨前绝骨端,内斜三分,阳辅穴也。从阳辅下行三寸,外踝骨尖内动脉中,寻按取之,悬钟穴也。从悬钟行外踝下,斜前陷中,丘墟穴也。从丘墟下行三寸,在足小趾四趾本节后,足跗间陷中,临泣穴也。从临泣下行五分,足小趾四趾本节后间陷中,地五会穴也。从地五会下行一寸,足小趾四趾本节前,歧骨间陷中,侠溪穴也。从侠溪下行足小趾四趾外侧端,去爪甲角如韭叶,窍阴穴也(图四五四)。

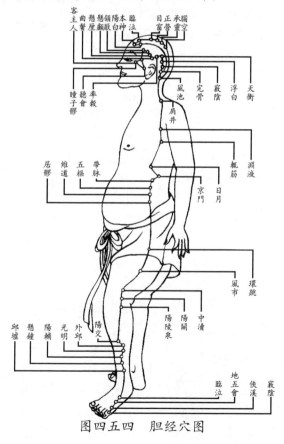

图四五四　胆经穴图

肝脏经文

经云:肝者,将军之官,谋虑出焉。又云:肝居膈下,上着脊之九椎下。是经常多血少气。其合筋也,其荣爪也。主藏魂,开窍于目。其系上络心肺,下亦无窍。

《难经》曰:肝重二斤四两,左三叶右四叶,凡七叶。肝之为脏,其治在左,其脏在右胁右肾之前,并胃着脊之第九椎(图四五五)。

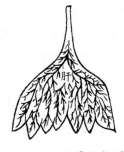

图四五五　足厥阴肝脏图

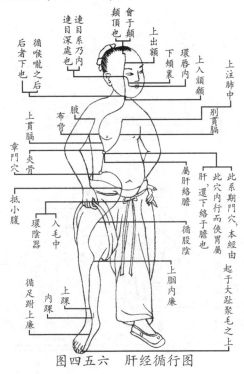

图四五六　肝经循行图

肝经循行经文

肝足厥阴之脉,起于大指聚毛之上,上循足跗上廉,去内踝一寸,上踝八寸,交出太阴之后,上腘内廉,循股阴入毛中,过阴器,抵小腹,夹胃,属肝络胆,上贯膈,布胁,循喉咙之后,上入颃颡,连目系,上出额与督脉会于颠。其支者,从目系下颊里,环唇内。其支者,复从肝别贯膈,上注肺(图四五六)。

肝经循行歌

厥阴足脉肝所终,大趾之端毛际丛,足跗上廉太冲分,踝前一寸入中封,上踝交出太阴后,循腘内廉阴股冲,环绕阴器抵小腹,夹胃属肝络胆逢,上贯膈里布胁肋,夹喉颃颡目系同,脉上颠会督脉出。支者还生目系中,下络颊里环唇内,支者便从膈肺通。

【注】足厥阴肝经之脉,起于足大趾聚毛之际大敦、行间穴,从行间上循足跗上廉太冲穴,从太冲穴去内踝一寸,至于中封穴也。从中封穴循行内踝五寸,入于蠡沟穴也。从蠡沟上踝七寸中都穴,上内踝八寸,交出于足太阴阴经之后,上踝内廉,膝关曲泉穴也。从曲泉循股阴阴包、五里穴,入于毛中之阴廉穴,过阴器入抵小腹,上行于章门穴,从章门循行期门穴,从期门内行,夹胃,属肝络胆,上贯膈,布胁肋,散布于脏腑,循喉咙之后,上入颃颡,连目系,上额,与督脉会于颠也。其有一支者,不上会于颠,但从目下颊里环唇内。又一支复从肝别贯膈,上注于肺,以交于手太阴肺经也。

肝经穴歌

足厥阴经一十四,大敦行间太冲是,中封蠡沟伴中都,膝关曲泉阴包次,五里阴廉上急脉,章门才过期门至。

肝经分寸歌

大敦足大端外侧,行间两指缝中间,太冲本节后二寸,中封内踝前一寸,蠡沟踝上五寸是,中都上行二寸中,膝关犊鼻下二寸,曲泉曲膝尽横纹。阴包膝上行四寸,气冲三寸下五里,阴廉气冲下二寸,急脉毛际旁二五,厥阴大络系睾丸,章门脐上二旁六,期门从章斜行乳,直乳二肋端缝已。

【注】大敦穴,在足大趾端,去爪甲后如韭叶许,外侧聚毛中,是其穴也。从大敦上行足大趾次趾歧骨缝间,动脉应手陷中,行间穴也。从行间上行二寸许,足跗间动脉应手陷中,太冲穴也。从太冲上行足内踝前一寸,筋里宛宛中,中封穴也。从中封上行内踝上五寸,蠡沟穴也。从蠡沟上行二寸,当胻骨中,中都穴也。从中都上行,犊鼻下二寸旁陷者中,膝关穴也。从膝关上行膝内辅骨下,大筋上小筋下陷中,屈膝横纹头取之,曲泉穴也。

从曲泉上行膝上四寸,股内廉两筋间,蜷足取之,看膝内侧有槽中,阴包穴也。从阴包上行,在足阳明胃经之气冲穴下三寸,阴股中动脉应手,五里穴也。从五里上行羊矢下,斜里三分,直上气冲下二寸,动脉陷中,阴廉穴也。

从阴廉上行阴上,中行两旁相去二寸半,按之隐指而坚,甚按则痛引上下,此厥阴之大络,为睾之系,急脉穴也。从急脉上行足太阴脾经之大横穴外,季肋直脐软骨端,脐上二寸,两旁开六寸,侧卧取肘尖尽处,章门穴也。从章门上行,足阳明胃经之不容穴旁一寸五分,上直乳第二肋端,期门穴也(图四五七)。

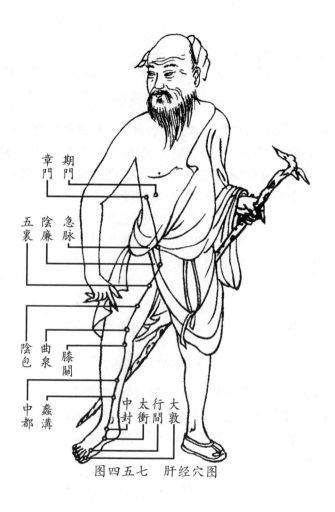

图四五七　肝经穴图

御纂医宗金鉴　卷八十四

奇经八脉总歌

正经经外是奇经,八脉分司各有名。任脉任前督于后,冲起会阴肾同行,阳跷跟外膀胱别,阴起跟前随少阴,阳维维络诸阳脉,阴维维络在诸阴,带脉围腰如束带,不由常度号奇经。

【注】脉有奇常。十二经者,常脉也;奇经则不拘于常,故谓之奇也。盖人之气血,常行于十二经脉。经脉满溢,流入他经,别道而行,故名奇经。奇经有八,曰:任、督、冲、带、阳跷、阴跷、阳维、阴维是也。任脉任于前,督脉督于后。冲脉为诸脉之海,带脉犹身之束带。阳跷为足太阳之别,阴跷为足少阴之别。阳维则维络诸阳,阴维则维络诸阴。阴阳相维,诸经乃调。故此八脉,譬犹图设沟渠,以备水潦,斯无滥溢之患。人有奇经亦若是也。

任脉循行经文

《素问·骨空论》曰:任脉者,起于中极之下,以上毛际,循腹里,上关元,至咽喉,上颐、循面、入目(图四五八)。

《灵枢·五音五味篇》曰:冲脉、任脉皆起于胞中,上循背里为经络之海。其浮而外者,循腹上行,会于咽喉,别而络口唇。

任脉循行歌

任脉起于中极下,会阴腹里上关元,循内上行会冲脉,浮外循腹至喉咽,别络口唇承浆已,过足阳明上颐间,循面入目至睛明,交督阴脉海名传。

【注】任脉者,起于中极之下。中极者,穴名也,在少腹聚毛处之上毛际也。中极之下谓曲骨之下会阴穴也。以上毛际,循腹里上关元者,谓从会阴循内上行,会于冲脉,为经络之海也。

其浮而外者,循腹上行,至于咽喉,别络口唇,至承浆而终。上颐
循面入目至睛明者,谓不直交督脉,由足阳明承泣穴上颐循面,
入目内眦之足太阳睛明穴,始交于督脉,总为阴脉之海也。

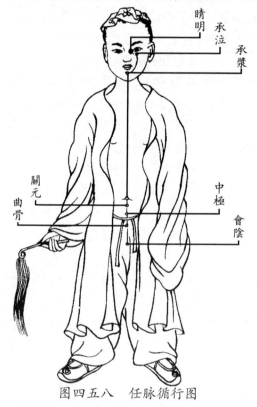

图四五八　任脉循行图

任脉穴歌

　　任脉中行二十四,会阴潜伏两阴间,曲骨之前中极在,关元
石门气海边,阴交神阙水分处,下脘建里中脘前,上脘巨阙连鸠
尾,中庭膻中玉堂联,紫宫华盖循璇玑,天突廉泉承浆端。

任脉分寸歌

任脉会阴两阴间,曲骨毛际陷中安,中极脐下四寸取,关元脐下三寸连,脐下二寸名石门,脐下寸半气海全。脐下一寸阴交穴,脐之中央即神阙,脐上一寸为水分,脐上二寸下脘列。脐上三寸名建里,脐上四寸中脘许,脐上五寸上脘在,巨阙脐上六寸五,鸠尾蔽骨下五分,中庭膻下寸六取,膻中却在两乳间,膻上寸六玉堂主,膻上紫宫三寸二,膻上华盖四八举四寸八分,膻上璇玑五寸八,玑上一寸天突起,天突喉下约四寸,廉泉颔下骨尖已,承浆颐前唇棱下,任脉中央行腹里。

【注】会阴穴,在前阴后阴之中间,任、督、冲三脉所起,督由会阴而行背,任由会阴而行腹,冲由会阴而行足也。从会阴上行,横骨上毛际陷中,动脉应手,脐下五寸,曲骨穴也。从曲骨上行,在脐下四寸,中极穴也。从中极上行,在脐下三寸,即关元穴也。从关元上行,在脐下二寸,石门穴也。从石门上行,在脐下一寸五分宛宛中,气海穴也。从气海上行,在脐下一寸,阴交穴也。从阴交上行,当脐之中,神阙穴也。从神阙上行,脐上一寸,水分穴也。从水分上行,脐上二寸,下脘穴也。从下脘上行,脐上三寸,建里穴也。从建里上行,在脐上四寸,中脘穴也。从中脘上行,在脐上五寸,上脘穴也。从上脘上行,在两歧骨下二寸,巨阙穴也。

从巨阙上行一寸,鸠尾穴也。从鸠尾上行一寸陷中,中庭穴也。从中庭上行一寸六分,膻中穴也。从膻中上行一寸六分陷中,玉堂穴也。从玉堂上行一寸六分陷中,紫宫穴也。从紫宫上行一寸六分陷中,华盖穴也。从华盖上行一寸陷中,璇玑穴也。从璇玑上行一寸,天突穴也。从天突上行,在颔下结喉上中央舌本下,仰而取之,廉泉穴也。从廉泉上行,在颐前下唇棱下陷中,承浆穴也(图四五九)。

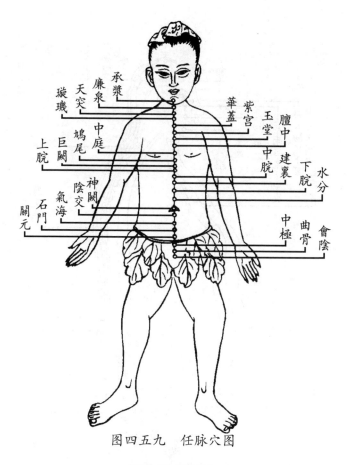

图四五九　任脉穴图

督脉循行经文

《素问·骨空论》曰:督脉者,起于少腹以下骨中央。女子入系廷孔,其孔,溺孔之端也,其络循阴器,合篡间,绕篡后。别绕臀,至少阴与巨阳中络者,合少阴上股内后廉,贯脊,属肾。与太阳起于目内眦,上额,交颠上,入络脑,还出别下项,循肩髆,内夹脊,抵腰中,入循膂,络肾。其男子循茎,下至篡,与女子等。其少腹直上者,贯脐中央,上贯心,入喉,上颐、环唇,上系两目之下中央(图四六○)。

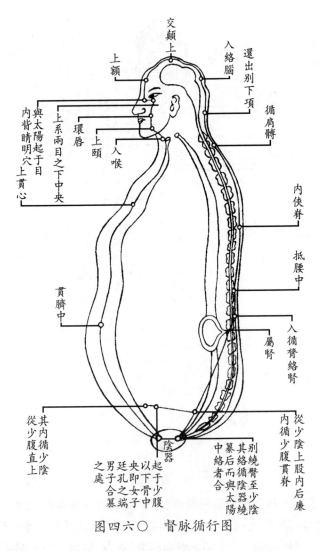

图四六〇　督脉循行图

督脉循行歌

督脉少腹骨中央,女子入系溺孔疆,男子之络循阴器,绕篡之后别臀方,至少阴者循腹里,会任直上关元行,属肾会冲街腹气,入喉上颐环唇当,上系两目中央下,始合内眦络太阳,上额交颠入络脑,还出下项肩髆场,夹脊抵腰入循膂,络肾茎篡等同乡,此是申明督脉路,总为阳脉之督纲。

【注】督脉者,起于少腹下骨中央,谓男女少腹以下,横骨内之中央,即女子入系廷孔之端,男子阴器合篡间也。男子阴茎尽处,精室孔、溺孔合并一路,合篡处也,即女子胞孔、溺孔合并之处。廷孔之端,即下文曰:与女子等也。其络循阴器,合篡间,绕篡后行,是谓本络外合太阳中络也。别络绕臀,是谓别络内并少阴腹里也。故经曰:至少阴与巨阳中络者,合也。至少阴者,循行上股内后廉,循腹里,与任脉上会于关元,贯脊属肾,夹肾上行,与冲脉会于腹气之街。故经曰:自少腹直上,贯脐中央,上贯心入喉,上颐环唇,内行至督脉龈交而终,外行系两目之下中央,循行目内眦,会于太阳。故经曰:与太阳起于目内眦,上额交颠上,入络脑,还出别下项,循肩髆内夹脊,抵腰中,入循膂,络肾,复会于少阴,此督脉之循行也。

督脉穴歌

督脉行脉之中行,二十八穴始长强,腰俞阳关入命门,悬枢脊中中枢长。筋缩至阳归灵台,神道身柱陶道开,大椎哑门连风府,脑户强间后顶排。百会前顶通囟会,上星神庭素髎对,水沟兑端在唇上,龈交上齿缝之内。

督脉分寸歌

尾闾骨端是长强,二十一椎腰俞当,十六阳关十四命,三一悬枢脊中央,十椎中枢筋缩九,七椎之下乃至阳,六灵五身三身柱,陶道一椎之下乡,一椎之上大椎穴,上至发际哑门行,风府一寸宛中取,脑户二五枕之方,再上四寸强间位,五寸五分后顶强,七寸百会顶中取,耳尖前后发中央,前顶前行八寸半,前行一尺

囟会量,一尺一寸上星位,前发尺二神庭当,鼻端准头素髎穴,水
沟鼻下人中藏,兑端唇上端上取,龈交唇内齿缝乡。

【注】督脉之别,起于长强者,即绕篡后,外合太阳,循行尾
间间,长强穴也。夹脊上项,散头上,下当肩左右,别走太阳,入
贯脊,谓督脉循外而上行也。故《难经》曰:起于下极之俞。即
长强尾间间也。并于脊里,即夹脊也。上至风府,入属于脑,即
上项散头也。从长强贯脊上行二十一椎下,腰俞穴也。十六椎
下,阳关穴也。十四椎下,命门穴也。十三椎下,悬枢穴也。十
一椎下,脊中穴也。十椎下,中枢穴也。九椎下,筋缩穴也。七
椎下,至阳穴也。六椎下,灵台穴也。五椎下,神道穴也。三椎
下,身柱穴也。一椎下,陶道穴也。一椎之上,大椎穴也。上至
上发际,哑门穴也。从哑门入发际,风府穴也。从风府上行一寸
五分枕骨上,脑户穴也。从脑户上行一寸五分,强间穴也。从强
间上行一寸五分,后顶穴也。从后顶上行一寸五分,直两耳尖顶
陷中,百会穴也。从百会前行一寸五分,前顶穴也。从前顶前行
一寸五分,囟会穴也。从囟会又前行一寸,上星穴也。从上星至
前发际,神庭穴也。前后发际,合骨度共一尺二寸也,从前发际
下至鼻端准头,素髎穴也。鼻柱下沟中央近鼻孔陷中,水沟穴
也。唇上端,兑端穴也。唇内齿上龈缝中,龈交穴也。凡二十八
穴,循行背之中行者也(图四六一)。

【按】督脉始于长强者,本自《灵枢·经脉篇》曰:督脉之别
名长强,夹脊上项,散头上下,当肩胛左右,别走太阳,入贯脊。
《难经》二十八难曰:督脉者,起于下极之俞,并于脊里之上,至
风府入属于脑,乃指穴而言也。前论督脉起于少腹者,是指循行
而言也。

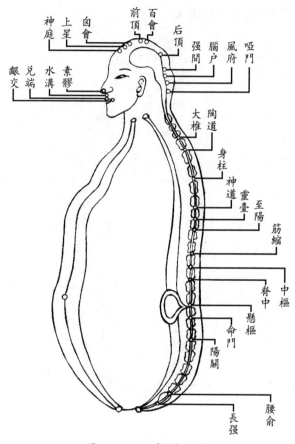

图四六一　督脉穴图

冲脉循行经文

《素问·骨空论》曰：冲脉者，起于气街，并少阴之经，夹脐上行，至胸中而散(图四六二)。

《灵枢·卫气篇》曰：请言气街。胸气有街，腹气有街，头气有街，胫气有街。故气在头者，止之于脑；气在胸者，止之膺与背俞；气在腹者，止之背俞。与冲脉在脐之左右之动脉者，气在胫者,止之于气街,与承山踝上。

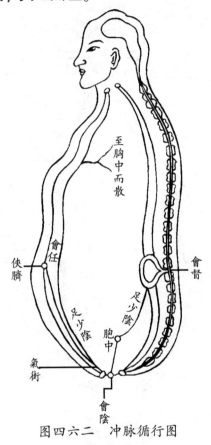

至胸中而散

會任

俠臍

足少陰

足少陰

胞中

會督

氣街

會陰

图四六二　冲脉循行图

冲脉循行歌

　　冲脉起于腹气街,后天宗气气冲来,并于先天之真气,相并夹脐上胸街,大气至胸中而散,会合督任充身怀,分布脏腑诸经络,名之曰海不为乖。

　　【注】冲脉者,起于气街,是起于腹气之街也。名曰气街者,是谓气所行之街也。一身之大气,积于胸中者,有先天之真气,

是所受者,即人之肾间动气也;有后天之宗气,是水谷所化者,即人之胃气也。此所谓起于腹气之街者,是起胃中谷气也;并于少阴者,是并于肾间动气也。其真气与谷气相并,夹脐上行,至胸中而散,是谓大气至胸中,分布五脏六腑诸经,而充身者也。《灵枢·顺逆肥瘦篇》曰:冲脉者,五脏六腑之海也。五脏六腑皆禀气焉。《灵枢·动俞篇》又曰:冲脉者十二经之海,与少阴之大络,起于肾下,出于气街也。《灵枢·五音五味篇》又曰:冲脉,任脉皆起于胞中者,即此之起于肾下之谓也。而谓起于肾下者,即并于少阴之经,肾间动气上行也。《素问·骨空论》曰:冲脉起于气冲者,即此出于气街之谓也。不曰起而曰出者,谓谷气由阳明胃经出,而会于气街也。

冲脉穴歌

冲脉夹脐起横骨,大气四注肓俞同,商石阴通幽门穴,至胸散布任流行。

冲脉分寸歌

冲脉分寸同少阴,起于横骨至幽门,上行每穴皆一寸,穴开中行各五分。

【注】冲脉起于足阳明,并于足少阴腹气之街,夹脐中行左右五分,而上行自少腹下尖阴上横骨穴,从横骨穴上行大赫、气穴、四满、中注、肓俞、商曲、石关、阴都、通谷、幽门等共十一穴,每穴上行相去各一寸,中行左右各五分(图四六三)。

【按】任、督、冲三脉,《素问·骨空论》曰:任脉起于中极之下,毛际以上。是外指少腹之分也。循腹里,是内指胞中也。督脉起于少腹以下骨中央,女子廷孔,男子阴器,合纂贯脊属肾,亦是外指少腹,内指胞中也。冲脉起于气街,并少阴之经,亦是指于胞中也。虽未明言胞中,而实未尝不起于胞中也。是以知任、

督、冲三脉,皆起于胞中。然三脉皆后天水谷所化,胃气出于气
街,会于胞中,与先天肾间动之真气并行而充身者也。由此观
之,三脉同出一源无疑矣。故王冰《内经注》《甲乙经》《针灸图
经》以任脉循背者谓之督脉;自少腹上谓之任脉,亦谓之督脉,则
是以背腹阴阳,别为名目耳。然冲脉亦起于胞中,并足少阴而上
行。是任脉、督脉、冲脉乃一源而三歧者。故人身之有腹背,犹
天地之有子午;任督之有前后,犹二陆之分阴阳也。胞中者,谓
男女丹田之通称也。在女子谓之女子胞,在男子即精室也。

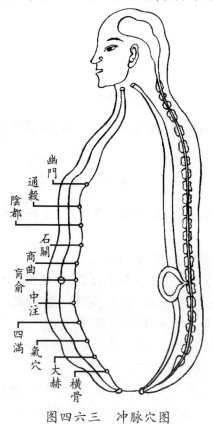

图四六三　冲脉穴图

带脉循行经文

《灵枢·经脉别篇》曰:足少阴上至腘中,别走太阳而合,上至肾,当十四椎,出属带脉(图四六四)。

《二十八难》曰:带脉者,起于季胁,回身一周。

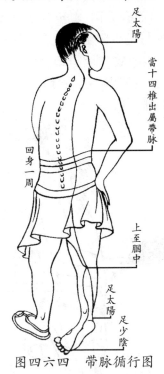

图四六四 带脉循行图

带脉循行歌

带脉足少阴经脉,上腘别走太阳经,合肾十四椎属带,起于季胁绕身行。

【注】带脉本由足少阴经之脉,上至腘中,别走太阳而合肾,当十四椎,出属带脉,故起于季胁,绕身一周行也。

带脉穴歌

带起少阳带脉穴,绕行五枢维道间,京门之下居髎上,周回季胁束带然。

【注】足少阴之正脉,出于然谷,循内踝后。其别者入跟中,上腨内,至腘中,别走而合太阳,上至肾之气穴穴,当十四椎内,与足少阴冲脉会,外与足少阳带脉合会,而不与冲脉偕行,出于季胁,属少阳带脉穴也。故《难经》曰:带脉者,起于季胁也。回身一周者,谓起于足少阳带脉穴,循行五枢穴、维道穴,不行居髎穴,回行如带,故曰带脉也。

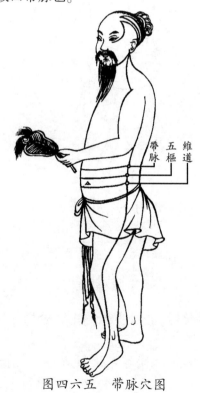

图四六五　带脉穴图

带脉分寸歌

带脉部分足少阳,季胁寸八是其乡,由带三寸五枢穴,过章五三维道当。

【注】带脉部分,在足少阳经季胁之下一寸八分,即带脉穴也。从带脉穴下三寸,即五枢穴也。从五枢下行,过肝经之章门穴下五寸三分,即维道穴也(图四六五)。

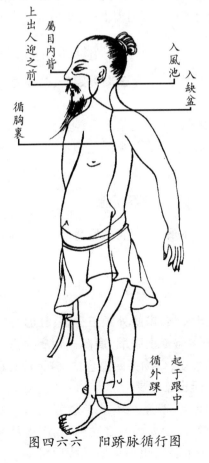

上出人迎之前
属目内眦
入風池
入缺盆
循胸裏
起于跟中
循外踝

图四六六　阳跷脉循行图

阳跷、阴跷脉循行经文

《灵枢·脉度篇》曰：跷脉者，少阴之别，起于然谷之后，上内踝之上，直上循阴股，入阴，上循胸里，入缺盆，上出人迎之前，入頄，属目内眦，合于太阳、阳跷而上行。气并相还，则为濡目，目气不荣，则目不合(图四六六)。

《二十八难》曰：阳跷脉者，起于跟中，循外踝上行，入风池；阴跷脉者，亦起于跟中，循内踝上行，至咽喉交贯冲脉。

阳跷脉循行歌

阳跷脉起于跟中，上合三阳外踝行，从胁循肩入颈頄，属目内眦太阳经。

【注】阳跷之脉，起于足跟之中，上合三阳外踝上行，从胁少阳居髎之穴，上循肩，入颈頄阳明之肩髃、承泣等穴，属目内眦而会太阳也。

阳跷脉穴歌

阳跷脉起申仆阳，居髎肩髃巨骨乡，臑俞地仓巨髎泣，终于睛明一穴强。

阳跷脉分寸歌

阳跷脉起足太阳，申脉外踝五分藏，仆参后绕跟骨下，附阳外踝三寸乡，居髎监骨上陷取，肩髃一穴肩尖当，肩上上行名巨骨，肩胛之上臑俞坊，口吻旁四地仓位，鼻旁八分巨髎疆，目下七分是承泣，目内眦出睛明昂。

【注】跷者足也，奇经涉于足者之名也。曰阳者，以其所行阳经也。阳跷者，谓足太阳经之别脉也，起于足太阳膀胱经，足外踝下五分陷中申脉穴也。从申脉绕后跟骨下，仆参穴也。从

仆参穴又前斜足外踝上三寸,附阳穴也。又与足少阳会于季胁软骨端下八寸三分,居髎穴也。又与手阳明会于髆骨头肩端上,肩髃穴也。从肩髃穴上行肩尖上两叉骨,巨骨穴也。又与手足太阳、阳维会于肩后大骨下胛上廉,臑俞穴也。又与手足阳明会于夹口吻旁四分,地仓穴也。从地仓穴行于鼻孔旁八分,巨髎穴也。又与任脉、足阳明会于目下七分,承泣穴也。又与手足太阳、足阳明、阴跷,会于目内眦外一分,睛明穴也(图四六七)。

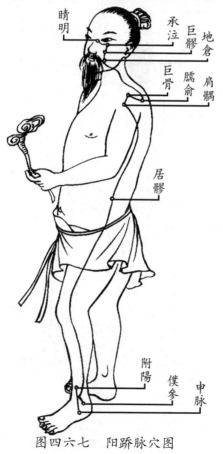

图四六七　阳跷脉穴图

阴跷脉循行歌

阴跷亦起于跟中,少阴之别内踝行,上循阴股入胸腹,上至咽喉至睛明。

【注】阴跷之脉,亦起于跟中,由少阴别脉然谷之穴上行内踝,循阴股,入胸腹,上至咽喉、睛明穴,亦会于太阳也(见图四六八)。

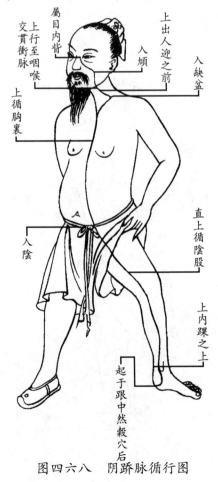

图四六八　阴跷脉循行图

阴跻脉穴歌

阴跻起于然谷穴,上行照海交信列,三穴原本足少阴,足之太阳睛明接。

阴跻脉分寸歌

阴跻脉起足少阴,足内踝前然谷寻,踝下一寸照海陷,踝上二寸交信真,目内眦外宛中取,睛明一穴甚分明。

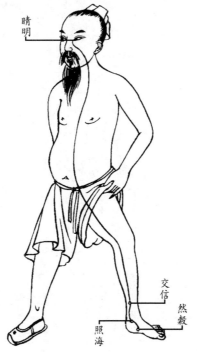

图四六九　阴跻脉穴图

【注】阴跻者,以其所行阴经,为足少阴之别脉也。起于足少阴肾经,足内踝前大骨下陷中,然谷穴也。从然谷穴循内踝之下一寸,照海穴也。从照海穴不循太溪穴,又郄于足内踝之上二寸

直行交信穴。从交信穴上循阴股，入阴而行，上循胸里入缺盆，上出人迎之前，入颃鼻旁，属目内眦外宛宛中睛明穴，合于太阳、阳跷，上行气并相还，则为濡目之用矣。故知阴跷脉气，若不与阳跷脉气并荣于目，则目不能合也。此阴跷循行之经脉也(图四六九)。

阳维、阴维脉循行经文

《二十八难》曰：阳维阴维者，维络于身，溢畜不能环流，灌溢诸经者也。故阳维起于诸阳之会，阴维起于诸阴交也。

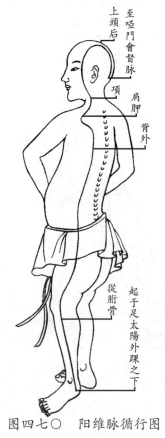

图四七○　阳维脉循行图

阳维脉循行歌

阳维脉起足太阳,外踝之下金门疆,从胁背肩项面头,维络诸阳会督场。

【注】阳维之脉,起于足太阳经外踝之下金门穴也。从胁骨、背外、肩胛、项旁、面上、头后至哑门穴,维络诸阳会于督脉也(图四七〇)。

阳维脉穴歌

阳维脉起穴金门,臑俞天髎肩井深,本神阳白并临泣,正营脑空风池巡,风府哑门此二穴,项后入发是其根。

阳维脉分寸歌

阳维脉起足太阳,外踝一寸金门藏,踝上七寸阳交位,肩后胛上臑俞当,天髎穴在缺盆上,肩上陷中肩井乡,本神入发四分许,眉上一寸阳白详,入发五分临泣穴,上行一寸正营场,枕骨之下脑空位,风池耳后陷中藏,项后入发哑门穴,入发一寸风府疆。

【注】阳维起于诸阳之会者,谓起于足太阳膀胱经之足外踝下一寸金门穴也。从金门穴行于足少阳胆经之足外踝上七寸,阳交穴也。又与手足太阳及跷脉会于肩后大骨下胛上廉,臑俞穴也。又与手足少阳会于缺盆中上毖骨际,天髎穴也。又会于肩上陷中,肩井穴也。从肩井穴上头,与足少阳会于眉上一寸,阳白穴也。从阳白穴上行于目上,直入发际,本神、临泣穴也。从临泣穴上行二寸,正营穴也。从正营穴循行枕骨下,脑空穴也。从脑空穴下行,至耳后大筋外廉,风池穴也。又与督脉会于项后风府、哑门穴。此阳维脉气所发也(图四七一)。

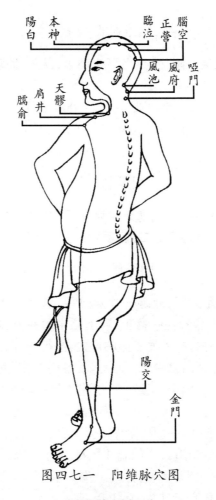

图四七一　阳维脉穴图

阴维脉循行歌

阴维脉起足少阴,内踝上行穴筑宾,循腹至乳上结喉,维络诸阴会于任。

【注】阴维之脉,起于足少阴经内踝上行筑宾之穴,循腹至乳上结喉,至廉泉穴,维络诸阴,会于任脉也(图四七二)。

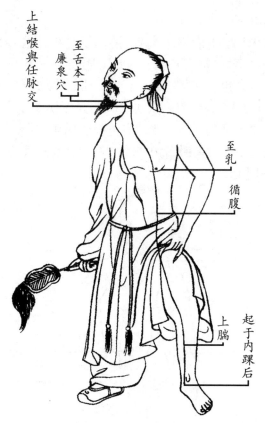

图四七二 阴维脉循行图

阴维脉穴歌

阴维之穴起筑宾,府舍大横腹哀循,期门天突廉舌本,此是阴维脉维明。

阴维脉分寸歌

阴维脉起足少阴,内踝之后寻筑宾,少腹之下称府舍,大横平脐是穴名,此穴去中三寸半,行至乳下腹哀明,期门直乳二肋缝,天突结喉下一寸。

【注】阴维起于诸阴之交者,谓起于足少阴肾经之足内踝后,上腨分中,名曰筑宾穴也。与足太阴交于少腹下,去腹中行三寸半,府舍穴也。又平脐去中行三寸半,大横穴也。又行至乳下二肋端缝之下二寸,腹哀穴也。又与足厥阴交于乳下二肋端缝,期门穴也。又与任脉交于结喉下一寸宛宛中,天突穴也。从天突穴上行,在颔下结喉上中央舌本下,廉泉穴,此阴维脉气所发也(见图四七三)。

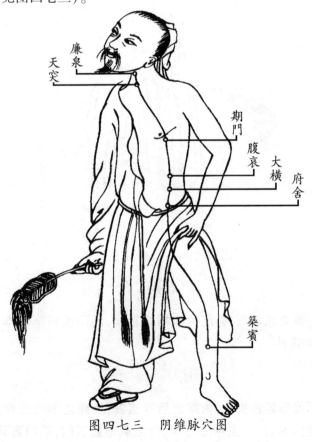

图四七三　阴维脉穴图

御纂医宗金鉴　卷八十五

头部主病针灸要穴歌

百会主治卒中风,兼治癫痫儿病惊,大肠下气脱肛病,提补诸阳气上升。

【注】百会穴,提补阳气上升。主治大人中风,痰火癫痫,小儿急、慢惊风,大肠下气,脱肛等证。针二分,灸五壮。

神庭主灸羊痫风,目眩头痛灸脑空,翳风专刺耳聋病,兼刺瘰疬项下生。

【注】神庭穴,主治风痫,羊癫。灸三壮,禁针刺。脑空穴,主治偏正头疼,目眩。刺四分,灸五壮。

翳风穴,主治耳聋及瘰疬。《针经》云:先将铜钱约二十文,令患者咬之,寻取穴中。针三分,禁灸。

上星通天主鼻渊,息肉痔塞灸能痊,兼治头风目诸疾,炷如小麦灼相安。

【注】上星、通天二穴,主治鼻渊,鼻塞,息肉,鼻痔。左鼻灸右,右鼻灸左,左右鼻俱病者,左右俱灸。灸后鼻中当去一块,形如朽骨状,其病自愈。兼治头风、目疾等证也。上星穴宜刺三分,留六呼,灸五壮。一云宜三棱针出血,以泻诸阳之热气。通天穴宜刺三分,留七呼,灸三壮。其壮如小麦大,始相宜也。

哑门风府只宜刺,中风舌缓不能言,颈项强急及瘛疭,头风百病与伤寒。

【注】哑门、风府二穴,主治中风舌缓,暴喑不语,伤风伤寒,头痛项急不得回顾及抽搐等病。哑门穴针二分,不可深入,禁灸。风府穴针三分,留三呼,禁灸。

头维主刺头风疼,目痛如脱泪不明,禁灸随皮三分刺,兼刺攒竹更有功。

【注】头维、攒竹二穴,主治头风疼痛如破,目痛如脱,泪出不明。头维穴随皮针三分,禁灸。攒竹穴刺一分,留六呼,禁灸。随皮者,针入即眠,针随皮刺去也。

率谷酒伤吐痰眩,风池主治肺中寒,兼治偏正头疼痛,颊车落颏风自痊。

【注】率谷穴,主治伤酒呕吐痰眩。刺三分,灸三壮。

风池穴,治肺受风寒及偏正头风。刺四分,灸三壮、七壮。炷宜小。

颊车穴,治落颏风。落颏风者,下颏脱落也。刺三分,灸三壮。炷如小麦。

临泣主治鼻不通,眵矇冷泪云翳生,惊痫反视卒暴厥,日晡发疟胁下疼。

【注】临泣穴,主治鼻塞目眩,生翳眵矇眼目诸疾,及惊痫反视,卒暴痰厥,疟疾晚发等病。刺三分,留七呼,禁灸。

水沟中风口不开,中恶癫痫口眼歪,刺治风水头面肿,灸治儿风急慢灾。

【注】水沟穴,主治中风口噤,牙关不开,卒中恶邪鬼击,不省人事,癫痫卒倒,口眼歪邪,风水面肿,及小儿急慢惊风等病。刺三分,留六呼,灸三壮至七壮,炷如小麦。然灸不及针。

承浆主治男七疝,女子瘕聚儿紧唇,偏风不遂刺之效,消渴牙疳灸功深。

【注】承浆穴,主治男子诸疝,女子瘕聚,小儿撮口,及偏风半身不遂,口眼㖞邪,口噤不开,消渴饮水不休,口齿疳蚀生疮等证。刺二分,留五呼,灸三壮。

迎香主刺鼻失臭,兼刺面痒若虫行,先补后泻三分刺,此穴须知禁火攻。

【注】迎香穴,主治鼻塞不闻香臭,浮肿风动,面痒状如虫行等证。针三分,禁灸。

口眼歪邪灸地仓,颊肿唇弛牙噤强,失音不语目不闭,瞤动视物目䀮䀮。

【注】地仓穴,主偏风口眼歪邪,牙关不开,齿痛颊肿,目不能闭,唇缓不收,饮食难进,失音不语,眼目瞤动,视物䀮䀮,昏夜无见等证。刺三分,留五呼,灸七壮,或二七壮,重者七七壮俱可。

听会主治耳聋鸣,兼刺迎香功最灵,中风瘛疭喎斜病,牙车脱臼齿根疼。

【注】听会穴,主治耳聋耳鸣,牙车脱臼,齿痛,中风,瘛疭,喎邪等证。针四分,灸三壮。兼泻迎香,功效如神。迎香穴,针三分,禁灸。

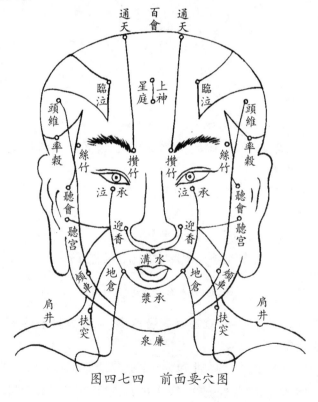

图四七四　前面要穴图

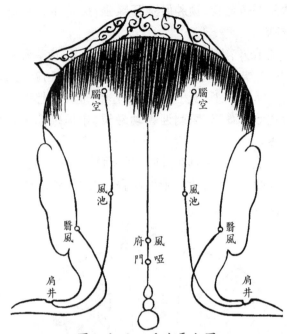

图四七五　后头要穴图

听宫主治耳聋鸣,睛明攒竹目昏蒙,迎风流泪眦痒痛,雀目攀睛白翳生。

【注】听宫穴,主治耳内蝉鸣,耳聋。刺三分,灸三壮。

睛明、攒竹二穴,主治目痛视不明,迎风泪,努肉攀睛,白翳眦痒,雀目诸证。睛明穴针分半,留六呼,禁灸。攒竹穴治证同前,刺三分,留六呼,禁灸(图四七四、图四七五)。

胸腹部主病针灸要穴歌

膻中穴主灸肺痈,咳嗽哮喘及气瘿,巨阙九种心疼病,痰饮吐水息贲宁。

【注】膻中穴,主治哮喘,肺痈,咳嗽,气瘿等证。灸七壮,禁针。

巨阙穴,主治九种心痛、痰饮吐水、腹痛息贲等证。针三分,留七呼,灸七壮。

　　上脘奔豚与伏梁,中脘主治脾胃伤,兼治脾痛疟痰晕,痞满翻胃尽安康。

　　【注】上脘穴,主治肾积奔豚,心积伏梁之证。针八分,留七呼,灸五壮。《千金》云:每日灸二七壮至百壮。孕妇不可灸。

　　中脘穴,主治内伤脾胃,心脾痛,疟疾痰晕,痞满翻胃等证。针八分,灸七壮。一云:二七壮至百壮。孕妇不可灸。

　　水分胀满脐突硬,水道不利灸之良,神阙百病老虚泻,产胀溲难儿脱肛。

　　【注】水分穴,主治鼓胀坚硬,肚脐突出,小便不利。灸五壮,禁针。孕妇不可灸。

　　神阙穴,主治百病及老人、虚人泄泻,又治产后腹胀,小便不通,小儿脱肛等证。灸三壮,禁针。一法:纳炒干净盐填满脐上,加厚姜一片盖定,上加艾炷,灸百壮,或以川椒代盐亦妙。

　　气海主治脐下气,关元诸虚泻浊遗,中极下元虚寒病,一切痼冷总皆宜。

　　【注】气海穴,主治一切气疾,阴证痼冷及风、寒、暑、湿、水肿,心腹鼓胀,诸虚,癥瘕等证。针八分,灸五壮。

　　关元穴,主治诸虚肾积,及虚老人泄泻,遗精,白浊等证。针八分,留七呼,灸七壮。《千金》云:妇人针之则无子。

　　中极穴,主治下元寒冷虚损,及妇人月事不调,赤白带下。针八分,留十呼,灸三壮。孕妇不可灸。

　　膺肿乳痈灸乳根,小儿龟胸灸亦同,呕吐吞酸灸日月,大赫专治病遗精。

　　【注】乳根穴,主治胸前肿,乳痈,小儿龟胸等证。针三分,灸三壮。

　　日月穴,主治呕吐吞酸。针七分,灸五壮。

　　大赫穴,主治遗精。针三分,灸五壮。

天枢主灸脾胃伤,脾泻痢疾甚相当,兼灸鼓胀癥瘕病,艾火多加病必康。

【注】天枢穴,主治内伤脾胃,赤白痢疾,脾泻及脐腹鼓胀,癥瘕等证。针五分,留七呼,灸五壮。《千金》云:魂魄之舍不可针,孕妇不可灸。

章门主治痞块病,但灸左边可拔根,若灸肾积脐下气,两边齐灸自然平。

【注】章门穴,主治痞块,多灸左边,肾积灸两边。针六分,留六呼,灸三壮。一云百壮。

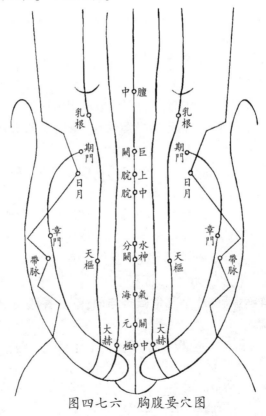

图四七六　胸腹要穴图

期门主治奔豚病,上气咳逆胸背疼,兼治伤寒胁硬痛,热入血室刺有功。

【注】期门穴,主治奔豚上气,咳逆胸满,胸背彻痛,胸痛腹硬,及伤寒热入血室。针四分,灸五壮。

带脉主灸一切疝,偏坠木肾尽成功,兼灸妇人浊带下,丹田温暖自然停。

【注】带脉穴,主治疝气偏坠木肾,及妇人赤白带下等证。针六分,灸五壮(图四七六)。

背部主病针灸要穴歌

腰俞主治腰脊痛,冷痹强急动作难,腰下至足不仁冷,妇人经病溺赤痊。

【注】腰俞穴,主治腰脊重痛,举动不得,俯仰艰难,腰以下至足冷痹不仁,及妇人经闭,溺血等证。刺二分,留七呼,灸五壮。

至阳专灸黄疸病,兼灸痞满喘促声,命门老虚腰痛证,更治脱肛痔肠风。

【注】至阳穴,主治身面俱黄,胸胁支满,喘促不宁。针五分,灸三壮。

命门穴,主治老人肾虚腰疼,及久痔脱肛,肠风下血等证。针五分,灸三壮。若年二十以上者不宜灸,灸恐绝子。

膏肓一穴灸劳伤,百损诸虚无不良,此穴禁针惟宜艾,千金百壮效非常。

【注】膏肓穴,主治诸虚百损,五劳七伤,身形羸瘦,梦遗失精,上气咳逆,痰火发狂,健忘,怔忡,胎前、产后劳瘵、传尸等证。灸七七壮至百壮。

大杼主刺身发热,兼刺疟疾咳嗽痰,神道惟灸背上病,怯怯短气艾火添。

【注】大杼穴,主治遍身发热,疟疾,咳嗽多痰。针五分,禁灸。

神道穴,主治背上冷痛,怯怯短气。灸七壮,禁针。

风门主治易感风,风寒痰嗽吐血红,兼治一切鼻中病,艾火多加嗅自通。

【注】风门穴,主治腠理不密,易感风寒,咳嗽吐痰,咯血鼻衄,及一切鼻中诸病。针三分,灸五壮。

肺俞内伤嗽吐红,兼灸肺痿与肺痈,小儿龟背亦堪灸,肺气舒通背自平。

【注】肺俞穴,主治内伤外感,咳嗽吐血,肺痿,肺痈,小儿龟背。针三分,留七呼,灸三壮。

膈俞主治胸胁痛,兼灸痰疟痃癖攻,更治一切失血证,多加艾灼总收功。

【注】膈俞穴,主治胸胁疼痛,痰疟痃癖,一切血痰。灸三壮,禁针。

肝俞主灸积聚痛,兼灸气短语声轻。更同命门一并灸,能使瞽目复重明。

【注】肝俞穴,主治左胁积聚疼痛,气短不语。若同命门穴一并灸之,即两目昏暗者,可使复明。肝俞穴灸七壮,禁针。命门穴针五分,灸三壮。

胆俞主灸胁满呕,惊悸卧睡不能安,兼灸酒疸目黄色,面发赤斑灸自瘥。

【注】胆俞穴,主治两胁胀满,干呕,惊悸,睡卧不安及酒疸,目睛发黄,面发赤斑等证。灸三壮,禁针。

脾俞主灸伤脾胃,吐泻疟痢疸瘕癥,喘急吐血诸般证,更治婴儿慢脾风。

【注】脾俞穴,主治内伤脾胃,吐泻疟痢,黄疸,食积,癥瘕,吐血,喘急,及小儿慢脾风证。灸五壮,禁针。

三焦俞治胀满疼,积块坚硬痛不宁,更治赤白休息痢,刺灸此穴自然轻。

【注】三焦俞穴,主治胀满积块,坚硬疼痛,及赤白痢疾不止等证。针二分,灸五壮。

胃俞主治黄疸病,食毕头目即晕眩,疟疾善饥不能食,艾火多加自可痊。

【注】胃俞穴,主治黄疸,食毕头眩,疟疾,善饥不能食等证。针三分,灸三壮。

肾俞主灸下元虚,令人有子效多奇,兼灸吐血聋腰痛,女疸妇带不能遗。

【注】肾俞穴,主治下元诸虚,精冷无子,及耳聋,吐血,腰痛,女劳疸,妇人赤白带下等证。灸三壮,禁针。

大肠俞治腰脊疼,大小便难此可通,兼治泄泻痢疾病,先补后泻要分明。

【注】大肠俞穴,主治腰脊疼痛,大小便不通,及泄泻,痢疾等证。针三分,灸三壮。

膀胱俞治小便难,少腹胀痛不能安,更治腰脊强直痛,艾火多添疾自痊。

【注】膀胱俞穴,主治小便不通,少腹胀痛,及腰脊强直疼痛等证。针三分,灸七壮。

譩譆主治久疟病,五脏疟灸脏俞平,意舍主治胁满痛,兼疗呕吐立时宁。

【注】譩譆俞穴,主治久疟。若五脏疟,灸五脏俞。五脏俞者,心、肝、脾、肺、肾俞也。俱针六分,灸二七壮。

意舍穴,主治两胁胀满,疼痛呕吐。针五分,灸三壮。

身柱主治羊痫风,咳嗽痰喘腰背疼,长强惟治诸般痔,百劳穴灸汗津津。

【注】身柱穴,主治风痫发狂,咳嗽痰喘,腰背疼痛等证。针五分,灸七七壮。

长强穴,主治诸般痔漏疼痛。针三分,灸三十壮。

百劳穴,主治满身发热,虚汗、盗汗津津不止。针五分,留三呼,泻五吸,灸以年为壮(图四七七)。

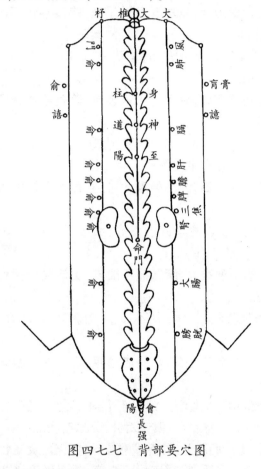

图四七七　背部要穴图

手部主病针灸要穴歌

尺泽主刺肺诸疾,绞肠痧痛锁喉风,伤寒热病汗不解,兼刺小儿急慢风。

【注】尺泽穴,主治咳唾脓血,喉痹,肺积息贲,及绞肠痧痛,

伤寒汗不出,小儿急慢惊风等证。刺三分,或三棱针出血,禁灸。

列缺主治嗽寒痰,偏正头疼治自痊,男子五淋阴中痛,尿血精出灸便安。

【注】列缺穴,主治咳嗽寒痰,偏正头疼,及男子淋漓,阴中疼痛,尿血精出等证。针二分,灸七壮,炷如小麦。

经渠主刺疟寒热,胸背拘急胀满坚,喉痹咳逆气数欠,呕吐心疼亦可痊。

【注】经渠穴,主治痎疟寒热,胸背拘急膨胀,喉痹,咳逆上气数欠,呕吐心疼等证。针二分,禁灸。

太渊主刺牙齿病,腕肘无力或痛疼,兼刺咳嗽风痰疾,偏正头疼效若神。

【注】太渊穴,主治牙齿疼痛,手腕无力疼痛,及咳嗽风痰,偏正头疼等证。针二分,灸三壮。

鱼际主灸牙齿痛,在左灸左右同然,更刺伤寒汗不出,兼治疟疾方欲寒。

【注】鱼际穴,主治牙齿痛,疟疾初起先觉发寒,伤寒汗不出等证。针二分。惟牙痛可灸,余证禁灸。

少冲主治心胆虚,怔忡癫狂不可遗,少商惟针双鹅痹,血出喉开功最奇。

【注】少冲穴,主治心虚胆寒,怔忡癫狂。针一分,灸三壮。

少商穴,主治双鹅风,喉痹。以三棱针刺微出血,禁灸。

少海主刺腋下瘰,漏臂痹痛羊痫风,灵道主治心疼痛,瘛疭暴暗不出声。

【注】少海穴,主治腋下瘰疬,漏臂与风吹肘臂疼痛也,及癫痫羊鸣等证。针五分,禁灸。

灵道穴,主治心痛,羊痫,瘛疭,肘挛,暴暗不能言等证。针三分,灸三壮。

通里主治温热病,无汗懊恼心悸惊,喉痹苦呕暴暗哑,妇人经漏过多崩。

【注】通里穴,主治温病,面热无汗,懊恼,心悸,惊恐,喉痹,苦呕,暴暗,声哑,及妇人经血过多,崩漏等证。针三分,灸三壮。

神门主治悸怔忡,呆痴中恶恍惚惊,兼治小儿惊痫证,金针补泻疾安宁。

【注】神门穴,主治惊悸,怔忡,呆痴,卒中鬼邪,恍惚振惊,及小儿惊痫等证。针三分,留七呼,灸三壮,炷如小麦。

少府主治久痎疟,肘腋拘急痛引胸,兼治妇人挺痛痒,男子遗尿偏坠疼。

【注】少府穴,主治痎疟久不愈,臂酸,肘腋挛急,胸中痛,及妇人阴挺,阴痒,阴痛;男子遗尿,偏坠等证。针二分,灸三壮。

曲泽主治心痛惊,身热烦渴肘掣疼,兼治伤寒呕吐逆,针灸同施立刻宁。

【注】曲泽穴,主治心痛,善惊,身热烦渴,臂肘摇动,掣痛不能伸,伤寒,呕吐,气逆等证。针三分,留七呼,灸三壮。

间使主治脾寒证,九种心疼疟渴生,兼治瘰疬生项下,左右针灸自然平。

【注】间使穴,主治脾寒证,九种心痛,脾疼,疟疾,口渴,及瘰疬久不愈。患左灸右,患右灸左,针六分,留七呼,灸五壮。

内关主刺气块攻,兼灸心胸胁痛疼,劳热疟疾审补泻,金针抽动立时宁。

【注】内关穴,主治气块上攻心胸,胁肋疼痛,劳热,疟疾等证。针五分,灸五壮。

痰火胸疼刺劳宫,小儿口疮针自轻,兼刺鹅掌风证候,先补后泻效分明。

【注】劳宫穴,主治痰火胸痛,小儿口疮及鹅掌风等证。针二分,禁灸。

商阳主刺卒中风,暴仆昏沉痰塞壅,少商中冲关冲少,少泽三棱立回生。

【注】中冲穴,《乾坤生意》云:此为十井穴。凡初中风跌倒,卒暴昏沉,痰盛不省人事,牙关紧闭,药水不下,急以三棱针刺中冲、少商、商阳、关冲、少冲、少泽,使血气流通,实起死回生急救之妙诀也。

三里三间并二间,主治牙疼食物难,兼治偏风眼目疾,针灸三穴莫教偏。

【注】三里、三间、二间三穴,主治牙齿疼痛,食物艰难,及偏风眼目诸疾,三穴并针灸之。三里穴针二分,灸三壮。二间穴针三分,灸三壮。三间穴针三分,灸三壮。

合谷主治破伤风,痹痛筋急针止疼,兼治头上诸般病,水肿产难小儿惊。

【注】合谷穴,主治破伤风,风痹,筋骨疼痛,诸般头痛,水肿,产难,及小儿急惊风等证。针三分,留六呼,灸三壮。

阳溪主治诸热证,瘾疹痂疥亦当针,头痛牙痛咽喉痛,狂妄惊中见鬼神。

【注】阳溪穴,主治热病烦心,瘾疹,痂疥,厥逆,头痛,牙疼,咽喉肿痛,及狂妄,惊恐见鬼等证。针三分,留七呼,灸三壮。

曲池主治是中风,手挛筋急痛痹风,兼治一切疟疾病,先寒后热自然平。

【注】曲池穴,主治中风,手挛,筋急,痹风,疟疾先寒后热等证。针五分,灸七壮。

肩井一穴治仆伤,肘臂不举浅刺良,肩髃主治瘫痪疾,手挛肩肿效非常。

【注】肩井穴,主治仆伤,肘臂疼痛不举。针五分,灸五壮,孕妇禁针。

肩髃穴,主治瘫痪,手挛肩肿。针六分,灸五壮。

少泽主治衄不止,兼治妇人乳肿疼,大陵一穴何专主? 呕血疟疾有奇功。

【注】少泽穴,主治鼻衄不止,妇人乳肿。针一分,灸三壮。

大陵穴,主治呕血,疟疾。针六分,灸三壮。

前谷主治癫痫疾,颈项肩臂痛难堪,更能兼治产无乳,小海喉龈肿痛痊。

【注】前谷穴,主治癫痫,颈项颊肿引耳疼痛,及妇人产后无乳等证。针一分,留三呼,灸三壮。

小海穴,主治咽喉,牙龈肿痛等证。针二分,灸五壮。

腕骨主治臂腕疼,五指诸疾治可平,后溪能治诸疟疾,能令癫痫渐渐轻。

【注】腕骨穴,主治臂、腕、五指疼痛。针二分,灸三壮。

后溪穴,主治疟疾,癫痫。针一分,灸一壮。

阳谷主治头面病,手膊诸疾有多般,兼治痔漏阴痿疾,先针后灸自然痊。

【注】阳谷穴,主治头面项肿,手膊疼痛不举,及痔漏、阴痿等证。针二分,灸三壮。

支正穴治七情郁,肘臂十指尽皆挛,兼治消渴饮不止,补泻分明自可安。

【注】支正穴,主治七情郁结不舒,肘臂十指筋挛疼痛,及消渴饮水不止等证。针三分,灸三壮。

液门主治喉龈肿,手臂红肿出血灵,又治耳聋难得睡,刺入三分补自宁。

【注】液门穴,主治咽喉外肿,牙龈痛,手臂红肿,耳暴聋,不得眠等证。针三分,留二呼,灸三壮。

中渚主治肢木麻,战振蜷挛力不加,肘臂连肩红肿痛,手背痛毒治不发。

【注】中渚穴,主治四肢麻木、战振、蜷挛无力,肘臂连肩红肿疼痛,手背痛毒等证。针二分,灸三壮。

　　阳池主治消渴病,口干烦闷疟热寒,兼治折伤手腕痛,持物不得举臂难。

　　【注】阳池穴,主治消渴,口干烦闷,寒热疟,或因折伤手腕,持物不得,臂不能举等证。针二分,禁灸。

　　外关主治脏腑热,肘臂胁肋五指疼,瘰疬结核连胸颈,吐衄不止血妄行。

　　【注】外关穴,主治五脏六腑结热,鼻衄吐血不止,及肘臂胁肋手指节痛,瘰疬结核,绕颈连胸,肿痛不消等证。针三分,留七呼,灸三壮。

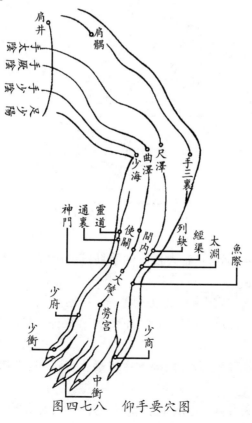

图四七八　仰手要穴图

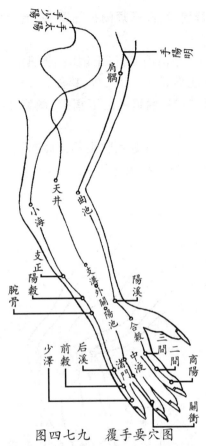

图四七九　覆手要穴图

　　支沟中恶卒心痛,大便不通胁肋疼,能泻三焦相火盛,兼治血脱晕迷生。

　　【注】支沟穴,主治鬼击卒心痛,凡三焦相火炽盛及大便不通,胁肋疼痛,妇人产后血晕,不省人事等证。针二分,留七呼,灸七壮。

　　天井主泻瘰疬疹,角孙惟主目翳生,耳门耳聋聤耳病,丝竹空穴治头风。

　　【注】天井穴,主治瘰疬,瘾疹。针三分,灸五壮。

角孙穴,主治目中生翳。针三分,灸三壮。

耳门穴,主治耳聋,聤耳脓汁。针三分,留三呼,禁灸。

丝竹空穴,主治头痛,目赤目眩,视物眽眽。针三分,留三呼,禁灸(图四七八、图四七九)。

足部主病针灸要穴歌

隐白主治心脾痛,筑宾能医气疝疼,照海穴治夜发痉,兼疗消渴便不通。

【注】隐白穴,主治心脾疼痛。针一分,灸三壮。

筑宾穴,主治气疝。针三分,灸五壮。

照海穴,主治夜发痉证,及消渴,大便闭。针三分,灸三壮。

大都主治温热病,伤寒厥逆呕闷烦,胎产百日内禁灸,千金主灸大便难。

【注】大都穴,主治温热病汗不出,伤寒手足逆冷,腹满,呕吐,闷乱,及大便难等证。针三分,留七呼,灸三壮。凡妇人怀孕,及生产后未满百日,俱不宜灸。

太白主治痔漏疾,一切腹痛大便难,痞疸寒疟商丘主,兼治呕吐泻痢痓。

【注】太白穴,主治痔漏,腹中疼痛,大便不通等证。针三分,留七呼,灸三壮。

商丘穴,主治痞气,黄疸,寒疟及呕、吐、泻、痢等证。针三分,留七呼,灸三壮。

公孙主治痰壅膈,肠风下血积块疴,兼治妇人气蛊病,先补后泻自然瘥。

【注】公孙穴,主治痰壅胸膈,肠风下血积块,及妇人气蛊等证。针四分,灸三壮。

三阴交治痞满坚,痼冷疝气脚气缠,兼治不孕及难产,遗精带下淋沥痓。

【注】三阴交穴,主治痞满,痃冷,疝气,遗精,及妇人脚气,月信不调,久不成孕,难产,赤白带下淋沥等证。针三分,灸三壮。

血海主治诸血疾,兼治诸疮病自轻,阴陵泉治胁腹满,刺中下部尽皆松。

【注】血海穴,主治女子崩中漏下,月信不调,带下,及男子肾藏风,两腿疮痒湿痛等证。针五分,灸五壮。

阴陵泉穴,主治胁腹胀满,阴痛,足膝红肿,小便不通,小便失禁不觉,下部等证。针五分,留七呼,灸三壮。

涌泉主刺足心热,兼刺奔豚疝气疼,血淋气痛疼难忍,金针泻动自安宁。

【注】涌泉穴,主治足发热,奔豚,疝气疼痛,血淋,气痛等证。针三分,留三呼,灸三壮。

然谷主治喉痹风,咳血足心热遗精,疝气温疟多渴热,兼治初生儿脐风。

【注】然谷穴,主治喉痹,唾血,遗精,温疟,疝气,足心热,及小儿撮口脐风。针三分,留三呼,灸三壮。凡针不宜见血。

太溪主治消渴病,兼治房劳不称情,妇人水蛊胸胁满,金针刺后自安宁。

【注】太溪穴,主治消渴,房劳,不称心意,及妇人水蛊,胸胁胀满等证。针三分,留七呼,灸三壮。

阴谷舌纵口流涎,腹胀烦满小便难,疝痛阴痿及痹病,妇人漏下亦能痊。

【注】阴谷穴,主治舌纵涎下,腹胀,烦满,溺难,小腹疝急引阴,阴股内廉痛为痿痹,及女人漏下不止。针四分,留七呼,灸三壮。

复溜血淋宜乎灸,气滞腰疼贵在针,伤寒无汗急泻此,六脉沉伏即可伸。

【注】复溜穴主治血淋,气滞腰痛,伤寒无汗,六脉沉匿者。针三分,留三呼,灸五壮。

大敦治疝阴囊肿,兼治脑衄破伤风,小儿急慢惊风病,炷如小麦灸之灵。

【注】大敦穴,主治诸疝,阴囊肿,脑衄,破伤风,及小儿急慢惊风等证。针二分,留十呼,灸三壮。

行间穴治儿惊风,更刺妇人血蛊癥,浑身肿胀单腹胀,先补后泻自然平。

【注】行间穴,主治小儿急慢惊风,及妇人血蛊癥瘕,浑身肿,单腹胀等证。针三分,留十呼,灸三壮。

太冲主治肿胀满,行动艰辛步履难,兼治霍乱吐泻证,手足转筋灸可瘥。

【注】太冲穴,主治肿满,行步艰难,及霍乱吐泻,手足转筋等证。针三分,留十呼,灸三壮。

中封主治遗精病,阴缩五淋溲便难,鼓胀瘿气随年灸,三里合灸步履艰。

【注】中封穴,主治梦泄遗精,阴缩,五淋,不得尿,鼓胀,瘿气。此穴合足三里并灸治行步艰辛。中封穴针四分,留七呼,灸三壮。足三里穴针五分,留七呼,灸三壮。

曲泉癀疝阴股痛,足膝胫冷久失精,兼治女子阴挺痒,少腹冷痛血瘕癥。

【注】曲泉穴,主治癀疝,阴股痛,男子失精,膝胫冷痛,及女子阴挺出,少腹疼痛,阴痒,血瘕等证。针六分,留七呼,灸三壮。

伏兔主刺腿膝冷,兼刺脚气痛痹风,若逢穴处生疮疖,说与医人莫用功。

【注】伏兔穴,主治腿膝寒冷,脚气痛痹。针五分,禁灸。凡此穴处生疮疖者危。

阴市主刺痿不仁,腰膝寒如注水侵,兼刺两足拘挛痹,寒疝少腹痛难禁。

【注】阴市穴,主治痿痹不仁,不得屈伸,腰膝寒如注水,两

足拘挛痹痛,寒疝,少腹疼痛等证。针三分,留七呼,禁灸。

足三里治风湿中,诸虚耳聋上牙疼,噎膈鼓胀水肿喘,寒湿脚气及痹风。

【注】足三里穴,治中风,中湿,诸虚,耳聋,上牙疼,水肿,心腹鼓胀,噎膈哮喘,寒湿脚气,上、中、下三部痹痛等证。针五分,留七呼,灸三壮。此穴三十外方可灸,不尔反生疾。

解溪主治风水气,面腹足肿喘嗽频,气逆发噎头风眩,悲泣癫狂悸与惊。

【注】解溪穴,主治风气面浮,腹胀,足肿,喘满,咳嗽,气逆发噎,头痛,目眩,悲泣癫狂,惊悸,怔忡等证。针五分,留五呼,灸三壮。

陷谷主治水气肿,善噫痛疝腹肠鸣,无汗振寒痰疟病,胃脉得弦泻此平。

【注】陷谷主治面目浮肿,及水病善噫,疝气少腹痛,肠鸣腹痛,疟疾振寒无汗等证,或胃脉得弦。皆宜针五分,留七呼,灸三壮。

内庭主治痞满坚,左右缪灸腹响宽,兼刺妇人食蛊胀,行经头晕腹疼安。

【注】内庭穴,主治痞满坚硬。针三分,留十呼,灸三壮。患右灸左,患左灸右,但觉腹响是其效验。兼治妇人食蛊,行经头晕,少腹痛等证。

厉兑主治尸厥证,惊狂面肿喉痹风,兼治足寒膝髌肿,相偕隐白梦魇灵。

【注】厉兑穴,主治尸厥口噤气绝,状如中恶,面肿喉痹惊狂,好卧足寒,膝髌肿痛等证。针一分,留一呼,灸一壮。此穴合隐白穴同针,治梦魇不宁。针一分,灸三壮。

飞阳主治步艰难,金门能疗病癫痫,足腿红肿昆仑主,兼治齿痛亦能安。

【注】飞阳穴,主治步履艰难。针三分,灸三壮。

金门穴,主治癫狂羊痫风。针一分,灸三壮。

昆仑穴,主治足腿红肿,牙齿疼痛。针三分,灸三壮。

昼发痉证治若何,金针申脉起沉疴,上牙疼兮下足肿,亦针此穴自平和。

【注】申脉穴,主治昼发痉证,足肿牙疼。针三分,留七呼,灸三壮,灸不及针。

环跳主治中风湿,股膝筋挛腰痛疼,委中刺血医前证,开通经络最相应。

【注】环跳穴,主治腰、胯、股、膝中受风、寒、湿气,筋挛疼痛。针一寸,留十呼,灸三壮。

委中穴治证同环跳穴,但此穴禁灸,针五分。

阳陵泉治痹偏风,兼治霍乱转筋疼,承山主针诸痔漏,亦治寒冷转筋灵。

【注】阳陵泉穴,主治冷痹偏风,霍乱转筋。针六分,灸三壮。

承山穴,主治痔漏疼痛,寒冷转筋。针七分,灸五壮,灸不及针。

阳辅主治膝酸痛,腰间溶溶似水浸,肤肿筋挛诸痿痹,偏风不遂灸功深。

【注】阳辅穴,主治膝胻酸疼,腰间寒冷,肤肿筋挛,百节酸疼,痿痹,偏风不遂等证。针三分,留七呼,灸三壮。

风市主治腿中风,两膝无力脚气冲,兼治浑身麻搔痒,艾火烧针皆就功。

【注】风市穴,主治腿中风湿,疼痛无力,脚气,浑身搔痒麻痹等证。针五分,灸五壮。

悬钟主治胃热病,腹胀肋痛脚气疼,兼治脚胫湿痹痒,足指疼痛针可停。

【注】悬钟穴,主治胃热,腹胀,胁痛,脚气,脚胫湿痹,浑身搔痒,趾疼等证。针六分,灸五壮。

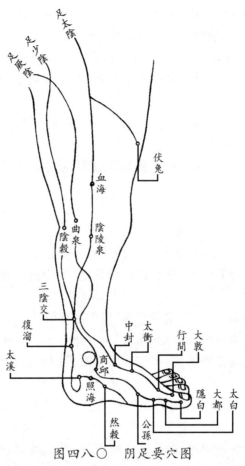

图四八〇　阴足要穴图

　　丘墟主治胸胁痛,牵引腰腿髀枢中,小腹外肾脚腕痛,转筋足胫不能行。

　　【注】丘墟穴,主治胸胁满痛不得息,牵引腰、腿、髀枢中疼痛,少腹外肾痛,脚腕转筋痛,足胫难行等证。针五分,灸三壮。

　　颈漏腹下马刀疮,连及胸胁乳痈疡,妇人月经不利病,下临泣穴主治良。

　　【注】临泣穴,主治颈漏,腋下马刀,连及胸胁,妇人乳痈,月

信不调等证。针二分,灸三壮。

　　侠溪主治胸胁满,伤寒热病汗难出,兼治目赤耳聋痛,颔肿口噤疾堪除。

　　【注】侠溪穴,主治胸胁支满,伤寒热病汗不出,目赤,耳聋,胸痛,颔肿,口噤等证。针三分,灸三壮。

　　窍阴主治胁间痛,咳不得息热躁烦,痈疽头痛耳聋病,喉痹舌强不能言。

　　【注】窍阴穴,主治胁痛,咳逆不得息,发热躁烦,痈疽口干,头痛喉痹,舌强耳聋等证。针一分,灸三壮(图四八〇、图四八一)。

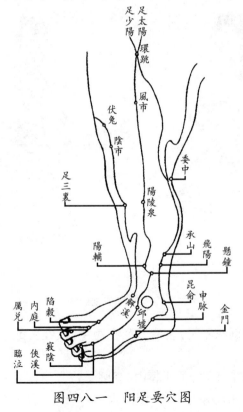

图四八一　阳足要穴图

御纂医宗金鉴 卷八十六

灸难产穴歌

横逆难产灸奇穴,妇人右脚小指尖。炷如小麦灸三壮,下火立产效通仙。

【注】妇人横产,子手先出,诸符药不效者,灸此。其穴在右脚小趾爪甲外侧尖上,即至阴穴也。灸三壮,艾炷如小麦,下火立产(图四八二)。

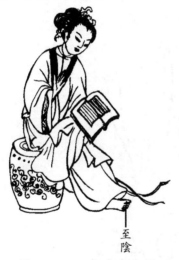

图四八二 灸难产穴图

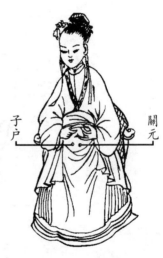

图四八三 针子户穴图

针子户穴歌

子户能刺衣不下,更治子死在腹中,穴在关元右二寸,下针一寸立时生。

【注】胞衣不出,子死腹中,宜刺子户穴,针入一寸。其穴在任脉经之关元穴旁右二寸(图四八三)。

灸遗精穴歌

精宫十四椎之下,各开三寸是其乡。左右二穴灸七壮,夜梦遗精效非常。

【注】遗精灸精宫穴,其穴在脊之十四椎下,左右旁开各三寸。灸七壮(图四八四)。

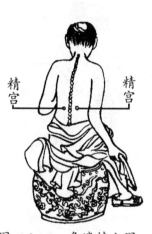

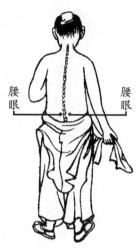

图四八四　灸遗精穴图　　　图四八五　灸痨虫穴图

灸痨虫穴歌

鬼眼一穴灸痨虫,墨点病人腰眼中,择用癸亥亥时灸,勿令人知法最灵。

【注】劳瘵日久不愈,互相传染,因内有劳虫,宜灸鬼眼穴。穴在腰间两旁,正身直立,有微陷处,用墨点记,合面而卧,以小艾炷灸七壮,或九壮十一壮,多寡量人,虫即吐泻而出,急取烧毁远弃,可免复传。择癸亥日夜半,六神皆聚,亥时灸之,勿使病人预知,恐尸神有觉也(图四八五)。

灸痞根穴歌

十二椎下痞根穴,各开三寸零五分,二穴左右灸七壮,难消痞块可除根。

【注】痞块灸痞根穴,其穴在脊之十二椎下,旁开三寸半。痞块多在左则灸左,在右则灸右,如左右俱有,左右俱灸之(图四八六)。

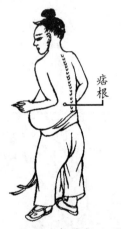

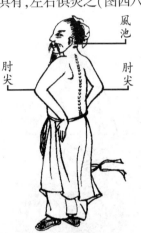

图四八六　灸痞根穴图　　　　图四八七　灸肘尖穴图

灸肘尖穴歌

肘尖端处是奇穴,男女瘰疬堪灸也,左患灸右右灸左,并灸风池效更捷。

【注】肘尖奇穴灸瘰疬;左患灸右,右患灸左。如初起时,男先灸左,女先灸右,兼灸风池穴尤效。风池穴在脑后颞颥穴后,发际陷中(图四八七)。

灸鬼哭穴歌

中恶振噤鬼魅病,急灸鬼哭神可定,两手大指相并缚,穴在四处之骑缝。

【注】鬼哭穴,灸鬼魅狐惑,恍惚振噤等证。取穴:将两手大指相并缚定,用艾炷于两甲角反甲后肉四处骑缝。着火灸之,则患者哀告我自去为效(图四八八)。

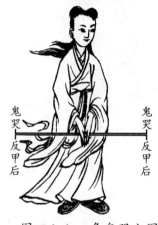

图四八八　灸鬼哭穴图

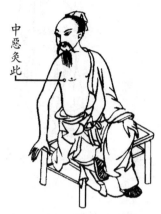

图四八九　灸中恶穴图

灸中恶穴歌

尸疰客忤中恶病,乳后三寸量准行,男左女右艾火灸,邪祟驱除神自宁。

【注】灸尸疰、客忤、中恶等证。其穴在乳后三寸,男左女右灸之(图四八九)。

灸疝气穴歌

疝气偏坠灸为先,量口两角折三尖,一尖向上对脐中,两尖下垂是穴边。

【注】灸疝痛偏坠奇穴法:用秆心一条,量患人口两角为则,折为三段如△字样,以一角安脐中心,两角安脐下两旁,尖画处是穴。左患灸右,右患灸左,左右俱患,左右俱灸。艾炷如粟米大,灸四壮(图四九〇)。

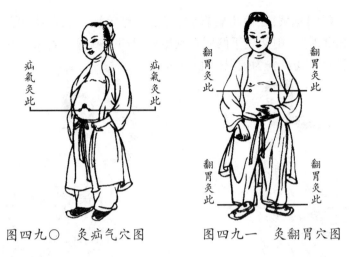

图四九○　灸疝气穴图　　　　　图四九一　灸翻胃穴图

灸翻胃穴歌

翻胃上下灸奇穴,上在乳下一寸也,下在内踝之下取,三指稍斜向前者。

【注】灸翻胃奇穴,上穴在两乳下一寸;下穴在内踝下用手三指稍斜向前排之,即是穴也(图四九一)。

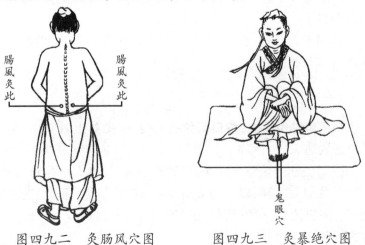

图四九二　灸肠风穴图　　　　　图四九三　灸暴绝穴图

灸肠风穴歌

肠风诸痔灸最良,十四椎下奇穴乡,各开一寸宜多灸,年深久痔效非常。

【注】灸肠风诸痔奇穴。其穴在脊之十四椎下,旁各开一寸。年深者,灸之最效(图四九二)。

灸暴绝穴歌

鬼魇暴绝最伤人,急灸鬼眼可回春,穴在两足大趾内,去甲韭叶鬼难存。

【注】凡一切鬼魇暴绝,当灸奇穴。在足两大趾内,去爪甲如韭叶许,名鬼眼穴。灸之则鬼邪自去,而病可愈也(图四九三)。

灸鬼眼穴歌

肿满上下灸奇穴,上即鬼哭不用缚,下取两足第二趾,趾尖向后寸半符。

【注】灸肿满奇穴,上穴即两手大指缝,鬼哭穴也;下穴在两足第二趾趾尖向后一寸五分,即是也(图四九四)。

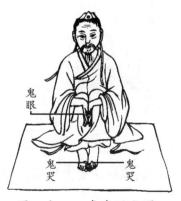

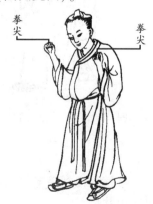

图四九四　灸鬼眼穴图　　　图四九五　灸赘疣穴图

灸赘疣穴歌

赘疣诸痣灸奇穴,更灸紫白二癜风,手之左右中指节,屈节尖上宛宛中。

【注】灸癜风及赘疣诸痣奇穴,其穴在左右手中指节宛宛中,俗名拳尖是也(图四九五)。

灸瘰疬穴歌

瘰疬隔蒜灸法宜,先从后发核灸起,灸至初发母核止,多着艾火效无匹。

【注】瘰疬隔蒜灸法:用独蒜片先从后发核上灸起,至初发母核而止,多灸自效(图四九六)。

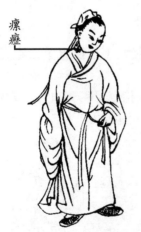 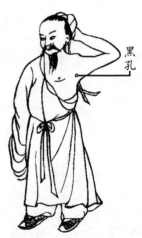

图四九六　灸瘰疬穴图　　　图四九七　灸腋气图

灸腋气歌

腋气除根剃腋毛,再将定粉水调膏,涂搽患处七日后,视有黑孔用艾烧。

【注】凡腋气先用快刀剃去腋毛净,乃用好定粉水调搽患处,六七日后,看腋下有一点黑者,必有孔如针大,或如簪尖,即气窍也。用艾炷如米大者灸之,三四壮愈,永不再发(图四九七)。

灸疯犬咬伤歌

疯犬咬伤先须吮,吮尽恶血不生风,次于咬处灸百壮,常食灸韭不须惊。

【注】疯犬咬伤之处,急急用大嘴砂酒壶一个,内盛干烧酒,烫极热,去酒以酒壶嘴向咬处,如拔火罐样,吸尽恶血为度,击破自落。上用艾炷灸之,永不再发。灸韭,炒韭菜也。

灸蛇蝎蜈蚣蜘蛛咬伤歌

蛇蝎蜈蚣蜘蛛伤,即时疼痛最难当,急以伤处隔蒜灸,五六十壮效非常。

【注】凡蛇、蝎、蜈蚣、蜘蛛咬伤,痛急势危者,急用艾火于伤处灸之,拔散毒气即安;或用独蒜片隔蒜灸之,二三壮换一片,毒甚者,灸五六十壮。

足三里穴歌

三里膝眼下,三寸两筋间,能除胸胁痛,腹胀胃中寒,肠鸣并泄泻,眼肿膝胫酸,伤寒羸瘦损,气蛊证诸般,年过三旬后,针灸眼光全。

【注】三里,足三里穴也。其穴在膝眼下三寸,胻骨外廉,大筋内宛宛中。针五分,留七呼,灸三壮。主治胸胁疼痛,腹胀,胃寒,肠中雷鸣,脾寒泄泻,眼目红肿,膝胫酸痛,伤寒热不已,瘦弱虚损,小肠气痛,与水气,蛊毒,鬼击诸证,悉宜针灸。但小儿忌灸,恐眼目不明,惟三十以外方可灸之,令眼目光明也(图四九八)。

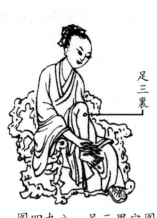 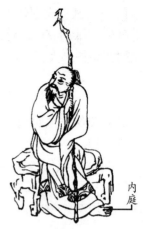

图四九八　足三里穴图　　　图四九九　内庭穴图

内庭穴歌

内庭次趾外,本属足阳明,能治四肢厥,喜静恶闻声,瘾疹咽喉痛,数欠及牙疼,疟疾不思食,耳鸣针便清。

【注】内庭穴,在足之大趾次趾外间陷中,属足阳明胃经穴也。主治四肢厥逆,喜静恶闻人声,瘾疹不快,咽喉肿痛,数欠,牙龈疼,疟疾,不思饮食,耳内蝉鸣等证。针三分,留十呼,灸三壮(图四九九)。

曲池穴歌

曲池拱手取,屈肘骨边求,善治肘中痛,偏风手不收,挽弓开不得,臂痪怯梳头,喉痹促欲死,发热更无休,遍身风癣癫,针着即时瘳。

【注】曲池穴,其穴在肘辅骨屈肘屈骨之中,以手拱胸取之。主治肘中疼痛,偏风半身不遂,臂痛拉弓不开,两臂瘫痪不能举手向发,喉痹喘促欲死,伤寒振寒,余热不尽,皮肤干燥,痂疥等证。刺七分,留七呼,灸三壮(图五○○)。

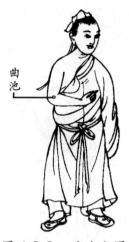
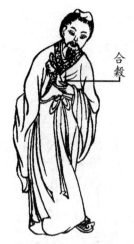

图五〇〇　曲池穴图　　　　图五〇一　合谷穴图

合谷穴歌

合谷在虎口,两指歧骨间,头疼并面肿,疟病热还寒,体热身汗出,目暗视茫然,齿龋鼻衄血,口噤不能言,针入深三分,能令人病安。

【注】合谷穴,其穴在手大指次指歧骨间陷中。主治偏正头疼,面目浮肿,疟疾寒热,身体发热,汗不收,目翳视物不明,齿蠹朽痛,鼻中流血不止,口噤不开等证。针三分,留六呼,灸三壮(图五〇一)。

委中穴歌

委中曲腘里,横纹脉中央,腰痛不能举,酸沉引脊梁,风痛及转筋,疼痛难移向,风痹痛无比,热病久在床,足膝难伸屈,针入即安康。

【注】委中穴,其穴在腘中央,约纹动脉陷中。主治腰夹脊沉坠疼痛,瘿疾,癫疾,及两腿肚转筋,疼痛难动,风痹疼痛,流注

不定,热病难愈,两足膝疼痛难伸屈等证。针五分,留七呼,禁灸(图五○二)。

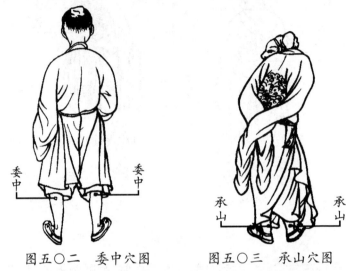

图五○二　委中穴图　　　图五○三　承山穴图

承山穴歌

承山名鱼腹,腨肠分肉间,善治腰疼痛,痔疾大便难,脚气并膝肿,两足尽寒酸,展转成时疫,战慄疟热寒,霍乱及转筋,刺之立便安。

【注】承山穴,其穴在腿肚下尖分肉间。主治腰背疼痛,痔肿,大便难,脚气膝肿,胫酸跟痛,伤寒时疫,寒热疟疾,战栗不能行立,霍乱转筋等证。针五分,灸五壮(图五○三)。

太冲穴歌

太冲足大趾,节后二寸中,动脉知生死,能医惊痫风,咽喉并心腋,两足不能动,七疝偏坠肿,眼目似云朦,亦能疗腰痛,针下有神功。

【注】太冲穴,其穴在足大趾本节后二寸陷中。动脉应手,

病者有此脉生,无此脉者死。主治急慢惊风,羊痫风证,及咽喉疼痛,心腋胀满,寒湿脚气痛,行步难,小腹疝气,偏坠疼痛,两目昏暗,腰背疼痛等证。针三分,留十呼,灸三壮(图五〇四)。

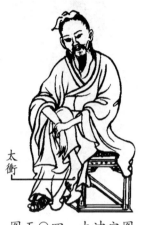 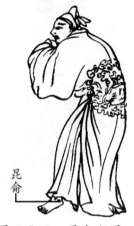

图五〇四　太冲穴图　　　图五〇五　昆仑穴图

昆仑穴歌

昆仑足外踝,跟骨上边寻,转筋腰尻痛,膊重更连阴,头疼脊背急,暴喘满冲心,举步行不得,动足即呻吟,若欲求安乐,须将此穴针。

【注】昆仑穴,在足外踝后五分跟骨上陷中。主治腰尻疼痛,膊重不能举,及前阴肿痛,偏正头痛,脊背拘急,暴咳喘促,足腨肿不得履地等证。针三分,留七呼,灸三壮(图五〇五)。

环跳穴歌

环跳在髀枢,侧卧屈足取。能针偏废躯,折腰返顾难,冷风并湿痹,身体似绳牵,腿胯连腨痛,屈转重吁叹,若人能针灸,顷刻病消痊。

【注】环跳穴,其穴在髀枢中,侧卧伸下足屈上足取之。主

治半身不遂,闪挫腰痛不能回顾,冷风湿痹,周身拘急,腿胯腿肚疼痛不能动转等证。针一寸,留十呼,灸三壮(图五〇六)。

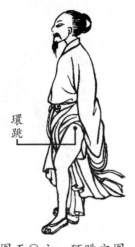
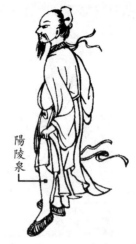

图五〇六 环跳穴图　　图五〇七 阳陵泉穴图

阳陵泉穴歌

阳陵居膝下,外廉一寸中。膝肿并麻木,冷痹及偏风,起坐腰背重,面肿满胸中,举足不能起,坐卧似衰翁,针入六分止,神功妙不同。

【注】阳陵泉穴,其穴在膝下一寸,外廉陷中,尖骨前筋骨间。主治两膝肿痛,及冷痹不仁,半身不遂,腰背重痛,起坐艰难,两目浮肿,胸中胀满,两足疼痛难移,起坐不能支持等证。针六分,留十呼,灸七壮(图五〇七)。

通里穴歌

通里腕侧后,去腕一寸中。欲言声不出,懊恼及怔忡,实则四肢重,头腮面颊红,声平仍数欠,喉痹气难通,虚则不能食,暴暗面无容,毫针微微刺,方信有神功。

【注】通里穴,其穴在腕侧后一寸陷中。主治声哑,心烦极甚,怔忡不宁,四肢重痛,头腮面颊红肿,倦言,数欠,喉咽疼痛,气息不通,虚损不思食,暴喑面无润泽。针三分,灸三壮(图五〇八)。

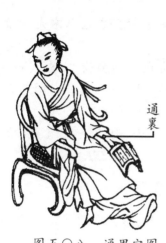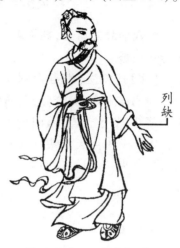

图五〇八　通里穴图　　　　图五〇九　列缺穴图

列缺穴歌

列缺腕侧上,次指手交叉,善疗偏头患,遍身风痹麻,痰涎频上壅,口噤不开牙,若能明补泻,应手即能瘥。

【注】列缺穴,其穴在腕后侧上一寸五分,两手交叉,当食指末筋骨罅中。主治偏风头痛,遍身风痹麻木,痰壅气堵,口噤不开等证。针二分,留三呼,灸三壮(图五〇九)。

四季针灸坐向歌

四季针灸坐向理,宜从四季顺自然,东南西北四维向,以迎生气本乎天。

【注】针灸坐向,避忌之理,《医学入门》:"春坐东向西,夏坐南向北,秋坐西向东,冬坐北向南。"皆背四季生气之向,不可为

法。宜从春向东，夏向南，秋向西，冬向北，四土旺月向四维，以迎生气，本乎天理，顺其自然为是也。

灸法点穴用火歌

点穴坐卧立直正，炷用蕲艾火珠良，灸病古忌八木火，今时通行一炷香。

【注】凡灸法，坐点穴则坐灸，卧点穴则卧灸，立点穴则立灸。须四体平直，毋令倾侧，若倾侧穴即不正。其炷所用之艾，必用蕲艾，艾令干燥，入臼捣去净尘屑，作炷坚实，置穴上，用葱涎粘固。上古用火珠映日取火点之，忌松、柏、枳、橘、榆、枣、桑、竹八木之火；今时惟用香火灼艾，亦通行简便之法也。

灸法早晚次序歌

灸法温暖宜于午，上下阳阴先后分，脉数新愈不宜灸，欲灸三里过三旬。

【注】凡灸百病，原为温暖经络，宜在午时阳盛之时，火气易行，必分上下先后：上下经皆灸者，先灸上，后灸下；阴阳经皆灸者，先灸阳，后灸阴。若脉数有热，新愈气虚，俱不宜灸，恐伤气血。但人有病，欲灸足三里者，须年三十以上，方许灸之，恐年少火盛伤目。故凡灸头，必灸足三里者，以足三里能下火气也。

灸法大小多少歌

头骨手足皮薄瘦，巨阙鸠尾小少宜，背腹脐下皮肉厚，大多方能起痼疾。

【注】凡灸诸病，必火足气到，始能求愈。然头与四肢，皮肉浅薄，若并灸之，恐肌骨气血难堪，必分日灸之，或隔日灸之。其炷宜小，壮数宜少。有病必当灸巨阙、鸠尾二穴者，必不可过三壮，艾炷如小麦，恐火气伤心也。背腹下皮肉深厚，艾炷宜大，壮

数宜多,使火气到,始能去痼冷之疾也。

灸法调养歌

灸后风寒须谨避,七情过极慎起居,生冷醇酒诸厚味,惟茹蔬淡适其宜。

【注】凡灸后,须谨避风寒,慎其起居,养其气血,其喜、怒、忧、思、悲、恐、惊不可过极,和其情志,及禁食一切生冷醇酒厚味等物,即食蔬淡,亦当适宜,不可过度,以调养脾胃也。

灸疮调治歌

灸疮不发气血竭,七日发脓病必除,发后膏贴防外袭,薄连葱荽净疮污。

【注】凡灸诸病,灸疮应发不发,是其气血大亏,不必复灸,即灸亦多不能愈。过七天之后,艾疤发时,脓水稠多,其病易愈,以其气血充畅,经络流通也。发后贴膏药者,防其六淫外袭也。如灸疮黑痛,脓汁污秽,乃艾火毒盛,必用薄荷、黄连、葱皮、芫荽煎汤,洗之自愈也。

灸疮膏药歌

芩连白芷金星草,乳香淡竹当归好,薄荷川芎与葱白,香油煎药粉成膏。

【注】以上药味各等分,用香油煎药去渣,再下铅粉熬成膏,专贴灸疮。

行针避忌歌

行针避忌雨大风,饥饱醉怒渴劳惊,男内女外犹坚守,更看人神不可逢。行针避忌虽如此,还推病之缓急行,缓病欲针择吉日,急病行针莫稍停。

【注】按行针避忌,于未刺之先,如风雨晦冥,人之气血,即凝滞而不调。大饥者气虚,新饱者气盛,大醉者气乱,大怒者气逆,大渴者液少,大劳者气乏,大惊者气散,凡此者脉乱气散,行针须当避忌,俟其必清必静,聚精会神,方保无误也。既刺之后,尤当戒慎。男子忌内,女子忌外,忌外者坚拒勿出,忌内者谨守勿内,则邪气必去,正气必复,是谓得气,理固然矣。犹有达变之法存焉,缓病须择神吉,急病岂可待时哉。

四季人神所在禁忌针灸歌

四季人神所在处,禁忌针灸莫妄施,春在左胁秋在右,冬在于腰夏在脐。

【注】四季人神所在之处,谓人之神气初动之处,同乎天之流行也,禁针灸者恐伤生气也。人神常在心,春在左胁者肝主升也,秋在右胁者肺主降也,冬在腰者神主藏也,夏在脐者脾主化也。

逐日人神所在禁忌针灸歌

一日足大二外踝,三日股内四在腰,五口六手七内踝,八腕九尻十背腰,十一鼻柱二发际,三牙四胃五遍身,六胸七气八股内,九足二十内踝寻,廿一手小二外踝,三日肝足四手明,五足六胸七在膝,八阴九胫晦跌停。

【注】足大,足之大趾也。气,气冲也。手小,手之小指也。手明,手阳明也。足,足阳明也。阴,男女前阴中也。晦,月尽也。跌,足十趾岐骨也。

十二时人神所在禁忌针灸歌

子踝丑头寅耳边,卯面辰项巳乳肩,午胁未腹申心主,酉膝戌腰亥股端。

【注】子踝，左、右内踝、外踝也。寅耳边，左右两耳也。辰项，颈项也。巳乳肩，两乳两肩也。午胁，左右胁也。未腹，大腹少腹也。申心主，胸膈也。酉膝，左右两膝也。戌腰，腰背也。亥股，两股内外也。

禁针穴歌

禁针穴道要先明，脑户囟会及神庭，络却玉枕角孙穴，颅息承泣随承灵，神道灵台膻中忌，水分神阙并会阴，横骨气冲手五里，箕门承筋及青灵，乳中上臂三阳络，二十三穴不可针。孕妇不宜针合谷，三阴交内亦通论，石门针灸应须忌，女子终身无妊娠。外有云门并鸠尾，缺盆客主人莫深，肩井深时人闷倒，三里急补人还平。刺中五脏胆皆死，冲阳血出投幽冥。海泉颧髎乳头上，脊间中髓伛偻形，手鱼腹陷阴股内，膝髌筋会及肾经，腋股之下各三寸，目眶关节皆通评。

禁灸穴歌

禁灸之穴四十七，承光哑门风府逆，睛明攒竹下迎香，天柱素髎上临泣，脑户耳门瘈脉通，禾髎颧髎丝竹空，头维下关人迎等，肩贞天牖心俞同，乳中脊中白环俞，鸠尾渊液和周荣，腹哀少商并鱼际，经渠天府及中冲，阳池阳关地五会，漏谷阴陵条口逢，殷门申脉承扶忌，伏兔髀关连委中，阴市下行寻犊鼻，诸穴休将艾火攻。

制针法歌

制针须用马衔铁，惟有金针更可嘉，煅炼涂酥插腊肉，煮针之药有多法。

【注】制针用马嚼环铁者，以马属午，午为火，火克金，取克制之义也。若以真金制针，用之更佳。其煅炼之法：将铁丝于火

中煅红,截为二寸,或三寸或五寸,长短不拘,次以蟾酥涂针上,入火中微煅,取起,复照前涂酥,煅三次,乘热插入腊肉皮之里,肉之外,将后药用水三碗煎沸,次入针肉在内,煮至水干,倾于水中,待冷将针取出,于黄土中插百余下,以去火毒,其针要光圆,不可用尖锋,次以铜丝缠其柄。

　　煮针药方

　　麝香五分　　胆矾一钱　　石斛一钱　　穿山甲三钱　　朱砂三钱

　　没药三钱　　郁金三钱　　川芎三钱　　细辛三钱　　甘草节五钱

沉香五钱　　磁石一两

　　已上诸药气味,能引入针内。

编辑正骨心法要旨

御纂医宗金鉴　卷八十七

编辑正骨心法要旨

外治法

手法总论

夫手法者,谓以两手安置所伤之筋骨,使仍复于旧也。但伤有重轻,而手法各有所宜。其痊可之迟速,及遗留残疾与否,皆关乎手法之所施得宜,或失其宜,或未尽其法也。盖一身之骨体,既非一致,而十二经筋之罗列序属,又各不同,故必素知其体相,识其部位,一旦临证,机触于外,巧生于内,手随心转,法从手出。或拽之离而复合,或推之就而复位,或正其斜,或完其阙,则骨之截断、碎断、斜断,筋之弛、纵、卷、挛、翻、转、离、合,虽在肉里,以手扪之,自悉其情。法之所施,使患者不知其苦,方称为手法也。况所伤之处,多有关于性命者,如七窍上通脑髓,膈近心君,四末受伤,痛苦入心者。即或其人元气素壮,败血易于流散,可以克期而愈,手法亦不可乱施。若元气素弱,一旦被伤,势已难支,设手法再误,则万难挽回已。此所以尤当审慎者也。盖正骨者,须心明手巧,既知其病情,复善用夫手法,然后治自多效。诚以手本血肉之体,其宛转运用之妙,可以一己之卷舒,高下疾徐,轻重开合,能达病者之血气凝滞,皮肉肿痛,筋骨挛折,与情志之苦欲也。较之以器具从事于拘制者,相去甚远矣。是则手法者,诚正骨之首务哉。

手法释义

摸法：摸者，用手细细摸其所伤之处，或骨断、骨碎、骨歪、骨整、骨软、骨硬；筋强、筋柔、筋歪、筋正、筋断、筋走、筋粗、筋翻、筋寒、筋热，以及表里虚实，并所患之新旧也。先摸其或为跌扑，或为错闪，或为打撞，然后依法治之。

接法：接者，谓使已断之骨，合拢一处，复归于旧也。凡骨之跌伤错落，或断而两分，或折而陷下，或碎而散乱，或歧而傍突，相其形势，徐徐接之，使断者复续，陷者复起，碎者复完，突者复平。或用手法，或用器具，或手法、器具分先后而兼用之，是在医者之通达也。

端法：端者，两手或一手擒定应端之处，酌其重轻，或从下往上端，或从外向内托，或直端、斜端也。盖骨离其位，必以手法端之，则不待旷日迟久，而骨缝即合，仍须不偏不倚，庶愈后无长短不齐之患。

提法：提者，谓陷下之骨，提出如旧也。其法非一，有用两手提者，有用绳帛系高处提者，有提后用器具辅之不致仍陷者，必量所伤之轻重浅深，然后施治。倘重者轻提，则病莫能愈；轻者重提，则旧患虽去，而又增新患矣。

按摩法：按者，谓以手往下抑之也。摩者，谓徐徐揉摩之也。此法盖为皮肤筋肉受伤，但肿硬麻木，而骨未断折者设也。或因跌扑闪失，以致骨缝开错，气血郁滞，为肿为痛，宜用按摩法，按其经络，以通郁闭之气；摩其壅聚，以散瘀结之肿，其患可愈。

推拿法：推者，谓以手推之，使还旧处也。拿者，或两手一手捏定患处，酌其宜轻宜重，缓缓焉以复其位也。若肿痛已除，伤痕已愈，其中或有筋急而转摇不甚便利，或有筋纵而运动不甚自如，又或有骨节间微有错落不合缝者，是伤虽平，而气血之流行未畅，不宜接、整、端、提等法，惟宜推拿，以通经络气血也。盖人身之经穴,有大经细络之分,一推一拿,视其虚实酌而用之,则有宣通补泻之法,所以患者无不愈也。

已上诸条,乃八法之大略如此。至于临证之权衡,一时之巧妙,神而明之,存乎其人矣。

器具总论

跌扑损伤,虽用手法调治,恐未尽得其宜,以致有治如未治之苦,则未可云医理之周详也。爰因身体上下、正侧之象,制器以正之,用辅手法之所不逮,以冀分者复合,欹者复正,高者就其平,陷者升其位,则危证可转于安,重伤可就于轻。再施以药饵之功,更示以调养之善,则正骨之道全矣。

裹帘器一无图:裹帘,以白布为之。因患处不宜他器,只宜布缠,始为得法,故名裹帘。其长短阔狭,量病势用之。

振梃器二无图:振梃,即木棒也,长尺半,圆如钱大,或面杖亦可。盖受伤之处,气血凝结,疼痛肿硬,用此梃微微振击其上下四旁,使气血流通,得以四散,则疼痛渐减,肿硬渐消也。

用法释义:凡头被伤,而骨未碎筋未断,虽瘀聚肿痛者,皆为可治。先以手法端提颈、项、筋骨,再用布缠头二三层令紧,再以振梃轻轻拍击足心,令五脏之气上下宣通,瘀血开散,则不奔心,亦不呕呃,而心神安矣。若已缠头拍击足心,竟不觉疼,昏不知人,痰响如拽锯,身体僵硬,口溢涎沫,乃气血垂绝也,不治。

披肩器三无图:披肩者,用熟牛皮一块,长五寸,宽三寸,两头各开二孔,夹于伤处,以棉绳穿之,紧紧缚定,较之木板稍觉柔活。

用法释义:凡两肩扑坠闪伤,其骨或断碎,或旁突,或斜努,或骨缝开错筋翻。法当令病人仰卧凳上,安合骨缝,揉按筋结,先以棉花贴身垫好,复以披肩夹住肩之前后,缚紧,再用白布在外缠裹毕,更用扶手板,长二尺余,宽三四寸,两头穿绳悬空挂起,令病人俯伏于上,不使其肩骨下垂。过七日后,开视之,如俱痊,可撤板不用;如尚未愈,则仍用之。若不依此治法,后必遗残患芦节。

攀索器四:攀索者,以绳挂于高处,用两手攀之也。

叠砖器五:叠砖者,以砖六块,分左右各叠置三块,两足踏于其上也。

用法释义:凡胸、腹、腋、胁,跌、打、碰、撞、垫、努,以致胸陷而不直者,先令病人以两手攀绳,足踏砖上,将后腰拿住,各抽去砖一个,令病人直身挺胸;少顷,又各去砖一个,仍令直身挺胸。如此者三,其足着地,使气舒瘀散,则陷者能起,曲者可直也。再将其胸以竹帘围裹,用宽带八条紧紧缚之,勿令窒碍,但宜仰睡,不可俯卧侧眠,腰下以枕垫之,勿令左右移动(图五一〇)。

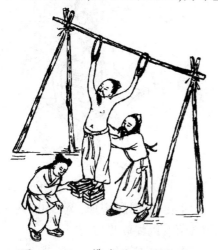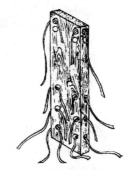

图五一〇　攀索叠砖用法图　　　图五一一　通木图

通木器六:用杉木宽三寸,厚二寸,其长自腰起上过肩一寸许,外面平整,向脊背之内面刻凹形,务与脊骨膂肉吻合,约以五分分去声度之,第一分自左侧面斜钻二孔,右侧面斜钻二孔;越第二分至第三分、四分、五分,俱自左右侧面各斜钻一孔,用宽带一条,自第一分上左孔穿入,上越右肩,下胸前,斜向左腋下绕背后,穿于第一分右次孔内;再用一带自第一分上右孔穿入,上越左肩,下胸前,斜向右腋下绕背后,穿入第一分左次孔内,两带头俱折转紧扎木上;第三分、四分亦以带穿之,自软肋横绕腹前,复向后穿入原孔内,紧扎木上;第五分以带穿入孔内,平绕前腹,复向后紧扎木上,切勿游移活动,始手患处有益。凡用此木,先以绵絮软帛贴身垫之,免致疼痛。

　　用法释义:凡脊背跌打损伤,膂骨开裂高起者,其人必伛偻难仰。法当令病者俯卧,再著一人以两足踏其两肩,医者相彼开裂高起之处,宜轻宜重,或端或拿,或按或揉,令其缝合,然后用木依前法逼之(图五一一至图五一三)。

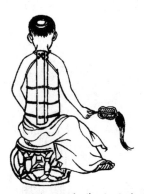 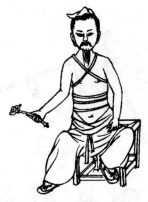

图五一二　通木背面用法图　　图五一三　通木正面用法图

　　腰柱器七:腰柱者,以杉木四根,制如扁担形,宽一寸,厚五分,长短以患处为度,俱自侧面钻孔,以绳联贯之。

　　用法释义:凡腰间闪挫岔气者,以常法治之。若腰节骨被伤错笋,膂肉破裂,筋斜伛偻者,用醋调定痛散,敷于腰柱上,视患处将柱排列于脊骨两旁,务令端正;再用蕲艾,做薄褥覆于柱上,以御风寒,用宽长布带,绕向腹前,紧紧扎裹,内服药饵,调治自愈(图五一四、图五一五)。

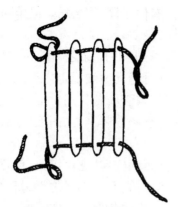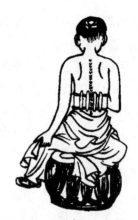

图五一四　腰柱图　　　　　图五一五　腰柱用法图

竹帘器八:竹帘者,即夏月凉帘也,量患处之大小长短裁取之。

用法释义:凡肢体有断处,先用手法安置讫,然后用布缠之,复以竹帘围于布外,紧扎之,使骨缝无参差走作之患,乃通用之物也(图五一六)。

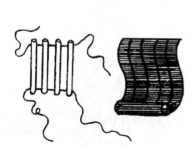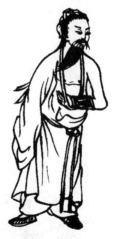

图五一六　杉篱图　竹帘图　图五一七　竹帘杉篱用法图

杉篱器九:杉篱者,复逼之器也。量患处之长短阔狭、曲直凸凹之形,以杉木为之。酌其根数,记清次序,不得紊乱,然后于每根两头各钻一孔，以绳联贯之。有似于篱，故名焉。但排列稀疏，不似竹帘之密耳。

用法释义：凡用以围裹于竹帘之外，将所穿之绳结住，再于篱上加绳以缠之，取其坚劲挺直，使骨缝无离绽脱走之患也。盖骨节转动之处，与骨节甚长之所，易于摇动，若仅用竹帘，恐挺劲之力不足，故必加此以环抱之，则骨缝吻合坚牢矣（图五一六、图五一七）。

抱膝器十：抱膝者，有四足之竹圈也。以竹片作圈，较膝盖稍大些须，再用竹片四根，以麻线紧缚圈上，作四足之形，将白布条通缠于竹圈及四足之上。用于膝盖，虽拘制而不致痛苦矣。

用法释义：膝盖骨覆于楗、骭二骨之端，本活动物也。若有所伤，非骨体破碎，即离位而突出于左右，虽用手法推入原位，但步履行止，必牵动于彼，故用抱膝之器以固之，庶免复离原位，而遗跛足之患也。其法将抱膝四足，插于膝盖两旁，以竹圈辖住膝盖，令其稳妥，不得移动，再用白布宽带紧紧缚之（图五一八、图五一九）。

图五一八　抱膝图

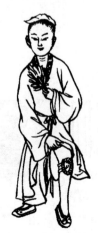

图五一九　抱膝用法图

经　义

击扑损伤应刺诸穴

《素问·缪刺论》曰：人有所堕坠，恶血留内，腹中满胀，不得前后，先饮利药。此上伤厥阴之脉，下伤少阴之络，刺足内踝之下，然谷之前血脉出血，刺足跗上动脉。不已，刺三毛各一痏，见血立已。左刺右，右刺左。

【注】此言恶血为病，有缪刺之法也。人因堕坠，致恶血留内，腹中满胀，前后不通，当先用利药。如上伤厥阴肝经之脉，下伤少阴肾经之络，当刺内踝之下，然谷之前，有血脉令出血者，盖以此属少阴之别络，而交通乎厥阴也，兼刺足跗上动脉，即冲阳穴，乃胃经之原也。如病不已，更刺三毛上大敦穴左右各一痏，见血立已。缪刺者，左刺右大敦，右刺左大敦也。但足跗动脉，上关冲脉，少阴阳明三经，只宜浅刺，不可出血不已也(图五二〇)。

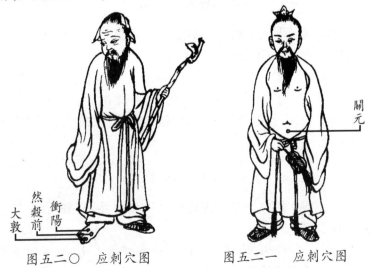

關元

然穀前　衝陽

大敦

图五二〇　应刺穴图　　　　图五二一　应刺穴图

《灵枢经·寒热病篇》曰：身有所伤，血出多，及中风寒，若有所堕坠，四支懈惰不收，名曰体惰，取其小腹脐下三结交。三结交者，阳明太阴也，脐下三寸关元也。

【注】此言身有所伤，血出多者，及中风寒者，破伤风之属也。或因堕坠，不必血出，而四支懈惰不收者，皆名体惰也。关元任脉穴名，又足阳明、太阴之脉皆结于此，故为三结交也（图五二一）。

《灵枢经·厥病论》曰：头痛不可取于腧者，有所击堕，恶血在内，伤痛未已，可侧刺不可远取之也。

【注】经言恶血在内，头痛不可取其腧者，盖头痛取腧，以泄其气，则头痛可愈也。若有所击堕，恶血在内，而取腧以泄其气，则是血病治气矣，故勿取其腧焉。若所击扑之䐃肉伤痛不已，虽用刺法，亦只于所伤附近之侧刺之，以出在内之恶血而已，若仍按经远取诸腧，以疗头痛，则不可也。

恶血已留复因怒伤肝

《灵枢经·邪气脏腑病形篇》曰：有所堕坠，恶血在内，有所大怒，气上而不下，积于胁下，则伤肝。

【注】人因堕坠，血已留内，若复因大怒伤肝，其气上而不下，则留内之血，两相凝滞，积于胁下，而肝伤矣。法当先导怒气，勿积于肝，则肝可以无伤，然后饮以利药，以破恶血，则胁下无留血矣。

击扑伤后入房伤脾

《灵枢经·邪气脏腑病形篇》曰：有所击扑，若醉入房，汗出当风，则伤脾。

【注】有所击扑，乃伤其外体也。如醉后入房，或汗出不知避忌当风，则邪客于肌肤，伤其内体矣，是皆伤脾之因也。

击扑损伤脉色

《素问·脉要精微论》曰：肝脉搏坚而长，色不青，当病坠若，因血在胁下，令人喘逆。

【注】此言肝脉有刚柔，而病亦以异也。肝脉搏击于手，而且坚且长，其色又不青，当病或坠或搏，因血积于胁下，令人喘逆不止也。正以厥阴之脉，布胁肋循喉咙之后；其支别者，复从肝贯膈上注肺，今血在胁下，则血之积气上熏于肺，故令人喘逆也。

《金匮要略》曰：寸口脉浮，微而涩，然当亡血。若汗出，设不汗出者，其身有疮，被刀斧所伤，亡血故也。

【注】经言：夺血者无汗，夺汗者无血。盖二者皆当脉浮微而涩，今诊之如此，是有枯竭之象，而无汗出之证，非亡血而何？故知有金伤或击扑而亡血之证也。

又论曰：肝脉搏坚而色不变，必有击堕之事。因腘肉无破，则恶血必留胁下，兼致呕逆，依经针刺然谷足跗，或三毛等穴出血，或饮利药使恶血开行，当自愈也。若脉浮微而涩，当知亡血过多，依经于三结交关元穴灸之，或饮大补气血之剂而调之，则病已矣。

《灵枢经》骨度尺寸

头部

项发以下至背，骨长二寸半。自后发际以至大椎项骨三节处也。

【按】头部折法：以前发际至后发际，折为一尺二寸。如发际不明，则取眉心，直上后至大杼骨，折作一尺八寸，此为直寸。横寸法：以眼内角至外角，此为一寸，头部横直寸法并依此。

胸腹部

结喉以下至缺盆中，长四寸。此以巨骨上陷中而言，即天突穴处,缺盆以下、髑骭之中,长九寸。

胸围四尺五寸。

两乳之间,广九寸半。当折八寸为当。

髑骭中下至天枢,长八寸。天枢足阳明穴名,在脐旁,此指平脐而言。

天枢以下至横骨,长六寸半,横骨横长六寸半。毛际下骨曰横骨。

【按】此古数,以今用上下穴法参较,多有未合,宜从后胸腹折法为当。

两髀之间,广六寸半。此当两股之中,横骨两头之处,俗名髀缝。

【按】胸腹折法:直寸以中行为之,自缺盆中天突穴起,至歧骨际上中庭穴止,折作八寸四分,自髑骭上歧骨际下至脐心,折作八寸,脐心下至毛际曲骨穴,折作五寸,横寸以两乳相去,折作八寸。胸腹横直寸法并依此。

背部

膂骨以下至尾骶二十一节,长三尺。膂骨脊骨也,脊骨外小而内巨,人之所以能负任者,以是骨之巨也。脊骨二十四节,今云二十一节者,除项骨三节不在内。

腰围四尺二寸。

【按】背部折法:自大椎至尾骶,通折三尺,上七节各长一寸四分一厘,共九寸八分七厘;中七节各一寸六分一厘,共一尺一寸二分七厘;第十四节与脐平,下七节各一寸二分六厘,共八寸八分二厘,共二尺九寸九分六厘,不足四厘者,有零未尽也,直寸依此,横寸用中指同身寸法。

脊骨内阔一寸,凡云第二行侠脊一寸半,三行侠脊三寸者,皆除脊一寸外,净以寸半三寸论,故在二行当为二寸,在三行当为三寸半也。

侧部

自拄骨下行腋中不见者,长四寸。拄骨,颈项根骨也。

腋以下至季胁,长一尺二寸。季胁,小肋也。

季胁以下至髀枢,长六寸。大腿曰股,股上曰髀楗,骨之下,大腿之上,两骨合缝之所,曰髀枢,当足少阳环跳穴处也。

髀枢下至膝中,长一尺九寸。

横骨上廉下至内辅之上廉,长一尺八寸。骨际曰廉,膝旁之骨,突出者曰辅骨,内曰内辅,外曰外辅。

内辅之上廉以下至下廉,长三寸半。上廉、下廉可摸而得。

内辅下廉下至内踝,长一尺二寸。

内踝以下至地,长三寸。

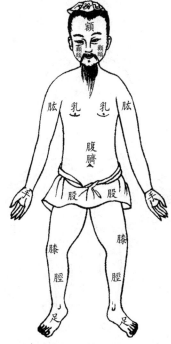

图五二二　人身正面全图

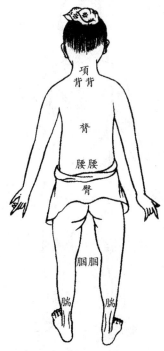

图五二三　人身背面全图

四肢部

肩至肘,长一尺七寸。

肘至腕,长一尺二寸半。臂之中节曰肘。

腕至中指本节,长四寸。臂掌之交曰腕。

本节至末,长四寸半。指之后节曰本节。

膝以下至外踝,长一尺六寸。

膝腘以下至跗属,长一尺二寸。腘,腿弯也。跗,足面也。膝在前,腘在后。跗属者,凡两踝前后胫掌所交之处,皆为跗之属也。

跗属以下至地,长三寸。

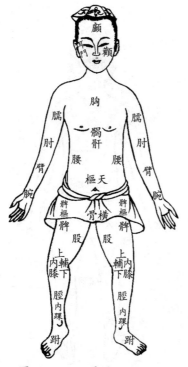 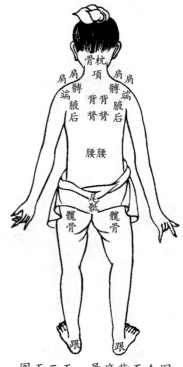

图五二四　骨度正面全图　　　　图五二五　骨度背面全图

外踝以下至地,长一寸。

足长一尺二寸,广四寸半。

【按】骨度乃《灵枢经·骨度篇》之文,论骨之长短,皆古数也。然骨之大者则太过,小者则不及,此亦言其则耳。其周身手足折量之法,用前中指同身寸法为是。同身寸量法,详刺灸书中(见图五二二至图五二八)。

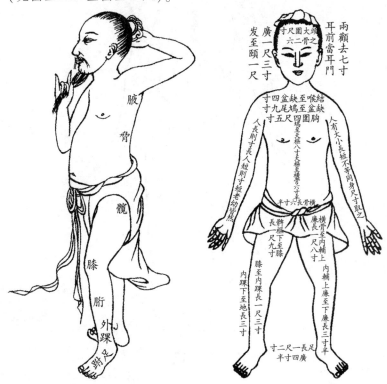

图五二六　骨度侧面全图　　　图五二七　骨度正面尺寸图

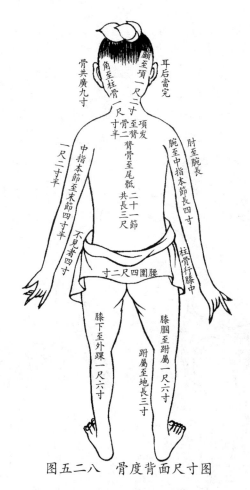

图五二八　骨度背面尺寸图

补 遗

十不治证：

颠扑损伤入于肺者,纵未即死,二七难过;左胁下伤透至内者,肠伤断者,小腹下伤内者,证候繁多者,伤破阴子者,老人左股压碎者,血出尽者,肩内耳后伤透于内者,脉不实重者。

已上皆不必用药。

御纂医宗金鉴　卷八十八

头面部

颠顶骨

颠者,头顶也。其骨男子三叉缝,女子十字缝,一名天灵盖,位居至高,内函脑髓如盖,以统全体者也。或礔撞损伤,如卒然而死,身体强硬,鼻口有出入声气,目闭面如土色,心口温热跳动者,此证可治。切不可撅拿并扶起盘坐,盖恐惊乱之气上冲,或从伤处、或从七窍走泄,必伤性命也。惟宜屈膝侧卧,先将高醋调混元膏,敷干顶上,以定痛消肿,活血拔毒;再将草纸卷点着,令烟气熏其口鼻。再燃煤淬入醋内,使热气熏蒸口鼻,如无煤之处,烧铁淬之亦可。以引五脏血脉,使之通和。待其口中呻吟有声,即以童便调八厘散温服,可以气转阳回。外用手法推按心胸两肋腋下腹上,并轻托内腕攒筋,频频揉摩,即掌后高骨,寸关尺诊脉处也。

夫冲撞损伤,则筋脉强硬,频频揉摩,则心血来复,命脉流通,即可回生。常服正骨紫金丹,复外用散瘀和伤汤,洗去前敷之混元膏,再换敷混元膏。服丸药后,或大便色黑干燥,此乃肠胃存有瘀血,或有耳聋者,俱服加减苏子桃仁汤,以逐瘀血,健脾胃养精神,兼用导气通瘀锭塞于耳中。饮食宜素粥汤饮,忌气怒油腻面食。卧处宜净室,勿令人喧乱。若伤重已死者,用白布缠头,以木棍轻轻拍击足心,再提发令其直正,安定颈骨,舒其筋络,外敷混元膏,内服紫金丹。若坠车马、损伤颠缝者,其邪坠而下,多在左,而少在右,因右手利便而然也,其治法同礔撞诸伤。如顶骨塌陷,惊动脑髓,七窍出血,身挺僵厥,昏闷全无知觉者,不治。

混元膏　治打扑损伤,骨碎筋翻,瘀血凝聚,消青紫肿痛等证。

羚羊血五钱　没药五钱　漏芦三钱　红花三钱　大黄二钱　麝香三钱　升麻三钱　白及五钱　生栀子二钱　甘草二钱　明雄黄五钱　白敛三钱

共为细末,用高醋熬成膏,敷于顶上。

八厘散　治跌打损伤,接骨散瘀。

苏木面一钱　半两钱一钱　自然铜三钱,醋淬七次　乳香三钱　没药三钱　血竭三钱　麝香一分　红花一钱　丁香五分　番木鳖一钱,油炸去毛

共为细末,黄酒温服,童便调亦可。

正骨紫金丹　治跌打扑坠闪错损伤,并一切疼痛,瘀血凝聚。

丁香　木香　瓜儿血竭　儿茶　熟大黄　红花各一两　当归头　莲肉　白茯苓　白芍各二两　丹皮五钱　甘草三钱

共为细末,炼蜜为丸,每服三钱,童便调下,黄酒亦可。

散瘀和伤汤　治一切碤撞损伤,瘀血积聚。

番木鳖油炸去毛　红花　生半夏各五钱　骨碎补　甘草各三钱　葱须一两

水五碗煎滚,入醋二两,再煎十数滚,熏洗患处,一日十数次。

加减苏子桃仁汤　治瘀血内聚,心经瘀热,大肠不燥者。

苏子三钱　苏木一钱,末　红花一钱　桃仁炒　麦冬　橘红各三钱　赤芍　竹茹　当归各二钱,酒洗

水三钟,煎一钟,渣二钟,煎八分,温服。

导气通瘀锭　专治耳聋奇方。

用不去油巴豆一个,斑蝥三个,麝香少许,以葱涎蜂蜜和捻如麦粒形,丝棉裹置耳中,响声如雷,勿得惊惧。待二十一日,耳中有脓水流出,方可去锭,奇妙无比。

囟　骨

　　囟骨者,婴儿顶骨未合,软而跳动之处,名曰囟门。或跌打损伤,骨缝虽绽,尚未震伤脑髓,筋未振转。其形头项浮光,面虚眼肿,鼻大唇翻舌硬,睡困昏沉,肉虽肿而未皮破出血者,宜扶起正坐,即以葱汁合定痛散,敷于伤处;再以毛头纸蘸醋贴药上,烧铁熨斗烙纸上,以伤处觉热疼,口中有声为度。去药贴万灵膏,三日一换。待疼止思食,始揭去膏,以和伤汤洗之,则风除肿散,血活气理矣。肉破出血者,即用马屁勃灰先止其血;次用榆树皮灸熨法,内服人参紫金丹,以健脾胃提元气,止渴生津,增长精神,强壮身体,令筋血和通为要。忌发物火酒,戴抽口穿带布帽,以避风寒,不可出房。若肉破血流不止,骨陷筋翻,必损脑髓,身软屈手筋强,气息无声,则危笃难医。若破痕触冒寒风者,不治。马屁勃俗名狗头灰,产口外者佳。

　　定痛散　治一切打仆损伤,定痛消肿,舒筋和络。

　　当归　川芎　白芍　官桂各一钱　三柰三钱　麝香三分
红花五钱　紫丁香根五钱　升麻一钱　防风一钱

　　共为细末,老葱捣汁合敷患处,再用熨法。

　　灸熨法　此法专以灸熨肉破血出诸伤。盖因血液津渍潮润,以树皮隔之,方灸熨也。先以榆树皮安患处,再以老葱捣烂,并蕲艾止痛散和匀,置树皮上,连灸五次毕,以软绢包裹。戴抽口布帽,系紧带子,谨避风冷。

　　万灵膏　治跌打损伤,消瘀散毒,舒筋活血,止痛接骨如神,兼去麻木风痰,寒湿疼痛等证。

　　鹤筋草　透骨草　紫丁香根　当归酒洗　自然铜醋淬七次
瓜儿血竭　没药各一两　川芎八钱　赤芍二两　半两钱一枚,
醋淬　红花一两　川牛膝　五加皮　石菖蒲　茅山苍术各五钱
木香　秦艽　蛇床子　肉桂　川附子制　半夏制　石斛　草

薜　鹿茸各三钱　虎胫骨一对　麝香二钱

　　右除血竭、没药、麝香三味,各研细末另包外,共二十三味。先将香油十斤微火煨浸三日,然后将群药入油内,熬黑为度,去滓加黄丹五斤再熬,将至滴水成珠离火,俟少时药温,将血竭、没药、麝香下入,搅匀取起,出火气。

　　人参紫金丹　此丹提补元气,健壮脾胃,止渴生津,增长精神,和通筋血。被跌仆闪撞而气虚者,最宜服之。

　　人参三钱　丁香一两　五加皮二两　甘草八钱　茯苓二钱　当归一两,酒洗　血竭一两　骨碎补一两　五味子一两　没药二两,去油

　　共为细末,炼蜜为丸,每服三钱,早晚淡黄酒化服,童便化服亦可。

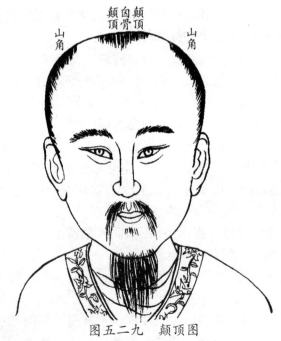

图五二九　颠顶图

山角骨

山角骨,即头顶两旁棱骨也。凡有跌打损伤未破者,不拘左右,宣紫肿硬,瘀血凝聚疼痛,或昏迷目闭,身软而不能起,声气短少,语言不出,心中忙乱,睡卧喘促,饮食少进者,宜内服正骨紫金丹,外用灸熨如囟骨伤法。如肉破流血不止者,先用马屁勃灰止血,后以榆树皮盖伤处,以艾合定痛散灸之。如伤重者,先服人参紫金丹,后如前法。如损伤太重成破伤风,不治。

正骨紫金丹见前颠顶伤

人参紫金丹见前囟骨伤(图五二九)

凌云骨

凌云骨,在前发际下,即正中额骨。其两眉上之骨,即俗名左天贤骨,右天贵骨,两额角也。跌打损伤,皮破二目,及面浮虚肿,若内损瘀血,上呕吐衄,气虚昏沉,不省人事,身软,面色干黄,遍身虚浮,躁烦焦渴,胸膈疼痛,脾胃不开,饮食少进,先服疏血丸,再以五加皮汤熏洗患处,敷乌龙膏,定痛消肿。

疏血丸 此药止血开胃。

百草霜三钱 好阿胶蛤粉炒成珠 藕节 侧柏叶 茅根 当归各一两,酒洗

共为细末,炼蜜为丸,如梧桐子大,每服五钱,早晚老酒送下。

五加皮汤 此汤舒筋和血,定痛消瘀。

当归酒洗 没药 五加皮 皮硝 青皮 川椒 香附子各三钱 丁香一钱 麝香一分 老葱三根 地骨皮一钱 丹皮二钱

水煎滚,熏洗患处。

乌龙膏 此膏治跌打损伤,筋断骨折,肿硬青紫。

百草霜三钱 白及五钱 白敛三钱 百合五钱 百部三钱

乳香五钱　没药五钱　麝香一分　糯米一两,炒　陈粉子四两,隔年者佳,炒

共为细末,醋熬为膏。

睛明骨

睛明骨,即目窠四围目眶骨也。其上曰眉棱骨,其下曰颊骨。颊骨下接上牙床。打仆损伤,血流满面者,敷刀疮药;焮痛瘀血者,敷混元膏。如骨损者,内服八厘散。忌生冷发物。偶食猪头肉者,必发,至一月后始愈。凡眼胞伤损,而瞳神不碎者,可治。

刀疮药　治一切金刃所伤,敷之止血、收口、定痛、护风。

上白石膏一斤,煅　净板松香一斤,水提过　珍珠五钱,豆腐煮过

右三味,共研细末,和为一处,磁罐收贮备用。

混元膏　八厘散俱见颠顶伤

两颧骨

两颧骨者,面上两旁之高起大骨也。打仆损伤,青肿坚硬疼痛,牙车紧急,嚼物艰难,鼻孔出血,两唇掀翻,内服正骨紫金丹,外以海桐皮汤熏洗,口漱荜茇散,坐卧避冷处。

海桐皮汤　专洗一切跌打损伤,筋翻骨错,疼痛不止。

海桐皮　铁线透骨草　明净乳香　没药各二钱　当归一钱五分,酒洗　川椒三钱　川芎一钱　红花一钱　威灵仙　白芷　甘草　防风各八分

共为粗末,装白布袋内,扎口煎汤,熏洗患处。

荜茇散　荜茇　良姜　细辛各一钱

水三钟,煎一钟漱口。

正骨紫金丹见两山角伤

鼻梁骨

鼻孔之界骨，名曰鼻梁骨；下至鼻之尽处，名曰准头。凡鼻两孔伤凹者可治，血出无妨。若鼻梁骨凹陷者，用当归膏敷贴；若两孔跌磕伤开孔窍，或金刃伤开孔窍，用封口药敷伤处，外以消毒定痛散贴之退肿；若鼻被伤落者，用缀法。

封口药　治跌打损伤，皮开肉破，及金刃伤，割喉断耳，缺唇，伤破肚皮，跌破阴囊皮等证，大效。

明净乳香　没药　儿茶　当归　杉皮炭各一钱　麝香五厘
片脑一分　猪猻狲叶一钱，如无此叶，用葛叶、毛藤子叶亦可

右各另碾细末，称合和匀，入麝碾细，次入片脑研匀，磁罐收贮听用。

消毒定痛散　治跌扑损伤，肿硬疼痛。

无名异炒　木耳炒　川大黄各五钱

共为末，蜜水调涂。如内有瘀血，砭去敷之；若腐处，更用当归膏敷之尤好。

神效当归膏　此膏敛口生肌，拔毒止痛，并诸疮毒气壅盛，腐化成脓。

当归　黄蜡各一两　麻油四两

右将当归入油煎令焦黑，去滓，次入黄蜡，急搅化放冷，以磁器收贮，用时以旧绢布摊贴。一方用白蜡。

缀法耳伤落者同此　用人发入阳城罐，以盐泥固济，煅过为末，乘急以所伤耳、鼻蘸药，安缀故处，以软绢缚定，效。昔江怀禅师被驴咬落其鼻，一僧用此缀之如旧。

中血堂

中血堂，即鼻内颃下脆骨空虚处也。若被打仆损伤，血流不止，神气昏迷者，宜塞鼻丹塞于鼻中，外复以新汲冷水，淋激头

顶。视其人如气虚,内服人参紫金丹;如血瘀,服苏子桃仁汤。服后如血仍不止,饮食不进,气虚目闭面黄者,八日死。凡跌打损伤鼻梁骨者,无妨。

塞鼻丹　此丹治跌打损伤,鼻中流血不止,神气昏迷,牙齿损伤,虚浮肿痛者,及一切衄血之证,皆可用之。

朱砂　麝香　丁香　乌梅肉　川乌　草乌　当归　三奈各一钱　乳香三钱　皂角七分

共为细末,用独头蒜泥为丸,以丝棉包裹,塞于鼻中。

人参紫金丹见囟骨伤

苏子桃仁汤见颠顶伤

唇　口

唇口者,司言、食之窍也。如跌破击打上唇而拔缺者,用绢片一小条,从脑后扎向前来缚合,先用桑白皮捻线缝定,次以封口药涂敷,次敷截血膏盖住封口药,不令开落,仍忌言语。如整下唇伤而拔缺者,以绢片从下颏兜缚,治同前法。

截血膏　治跌打斫磕诸证,能化血破瘀,退肿止痛。

天花粉三两　片子姜黄　赤芍药　白芷各一两

右共为细末,茶调匀,敷疮口四围。

若头面伤,其血不止者,急用此药调涂颈上周围。若手伤,则涂臂周围。若伤足,则涂腿上。若伤各处,则涂疮口周围,使截住其血不来潮作。若疮口肉硬不消者,此被风袭也,可加独活,用热酒调敷;如又不消,则风毒已深,肌肉结实,加紫荆皮末和敷,有必消之理。

封口药见鼻柱骨伤

玉 堂

玉堂在口内上腭,一名上含,其窍即颃颡也。若被触刺伤于左右者,惟肿痛而已;若触伤正中之孔,则上通于颎,必伤鼻孔之卷肉俗名鼻须,或再犯空窍俗名玉堂,则血流不止,以致鼻目皆肿,满面青紫,神倦头晕,四肢无力,痛连脑髓;若伤及会厌与上横骨,轻者易愈,重者即不能言;若痛连心膈,则昏迷沉重。急用腻粉冰片敷于纸上,贴肉破处,以止其血;内服正骨紫金丹,以散瘀定痛,理气健脾,宁神定志;复用蟹黄血竭煎汤,日漱口二三十次。如气不舒和,饮食少进,日以柿霜、玉露霜、牛奶皮、奶饼、奶酥油、并炒糜子面诸物,以凉润将息之则愈。

地阁骨

地阁骨,即两牙车相交之骨,又名颏,俗名下巴骨,上载齿牙。打仆损伤者,腮唇肿痛,牙车振动虚浮,饮食不进,目闭神昏,心热神乱,气弱体软。用布兜裹系缚顶上,内服大神效活络丹消瘀散,止痛和血,理气健脾;再嚼化人参紫金丹,搽固齿散;口漱荜茇散,以去牙根肿痛;外贴万灵膏。忌风寒冷物,戒气恼。

大神效活络丹 此丹宣畅气血,通利经络,并风湿诸痹,口眼㖞斜,半身不遂,行步艰难,筋骨拘挛,手足疼痛等证。

白花蛇酒浸,焙 乌梢蛇酒浸,焙 麻黄去节 防风 炙草 官桂 草豆蔻 羌活 元参 天麻 藿香 何首乌 白芷 川连黄 黄芪 熟地黄 川大黄各二两 辽细辛 赤芍药 朱砂水飞 没药去油 乳香去油 直僵蚕去黑嘴,炒 天竺黄 败龟板酥炙 丁香 虎胫骨酥炙 乌药 青皮 黑附子 白蔻仁炒 骨碎补 白茯苓 於白术土炒 当归酒洗 沉香各一两 全蝎去毒 葛根 威灵仙各二两五钱,酒浸 瓜儿血竭 犀角各七钱五分 麝香五钱 地龙五钱,去土 净松香五钱 两头尖

川芎各二两　京牛黄二钱五分　片脑二钱五分

　　共为细末,炼蜜为丸,金铂为衣。每丸重一钱,以蜡皮封裹,温酒送,随病上下,食前后服。

　　人参紫金丹见山角骨伤

　　固齿散见齿伤

　　荜茇散见两颧骨伤

　　万灵膏见颠顶伤

齿

　　齿者,口龈所生之骨也,俗名曰牙。有门牙、虎牙、槽牙、上下尽根牙之别。凡被跌打砍磕,落去牙齿者,只用补肌散敷之,并封口药,内服破血药,以止其痛。其药只用水煎,不宜酒煎,此法颇收功效。如牙断跌磕砍伤牙齿未动者,用芙蓉膏涂之;如齿动者,用蒺藜根烧存性为末,常揩搽之即牢,用固齿散时时揩之亦佳。

　　补肌散　止血除痛,辟风续筋骨,生肌肉。

　　地黄苗　地菘　青蒿　苍耳苗　赤芍药各五两,水煎取汁生艾汁三合

　　右五月五日、七月七日午时修合,以前药汁拌石灰阴干,入黄丹三两,更杵为细末。凡有伤折出血,用药包封不可动,约十日可瘥,不肿不脓。

　　芙蓉膏　治打扑伤损,肿痛紫黑色,久不退者。

　　紫荆皮　南星各一两　芙蓉二两　独活　白芷　赤芍药各五钱

　　右共为末,用生姜汁茶清调温贴敷,伤损紫黑色久不退者,加肉桂五钱。

　　固齿散　骨碎补　牡鼠骨煅灰

　　共研细末,磁罐收贮听用。

封口药　见鼻柱骨伤(图五三〇)。

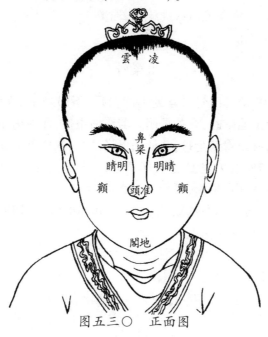

图五三〇　正面图

扶桑骨

扶桑骨,即两额骨旁,近太阳肉内凹处也。若跌仆损伤,或掀肿,或血出,或青紫坚硬,头疼耳鸣,青痕满面,憎寒恶冷,心中发热,大便干燥,宜内服正骨紫金丹。如破损者,外以灸熨法定痛,外破者乌龙膏敷之。

正骨紫金丹　灸熨法俱见颠顶骨伤

耳

耳者,司听之窍也。耳门之名曰蔽,耳轮之名曰郭。凡耳被砍跌打落,或上脱下粘,或下脱上粘,内用封口药,外用消毒定痛散敷贴;及耳后看脱落所向,用鹅翎横夹定,却用竹夹子直上横缚定,缚时要两耳相对,轻轻缚住,或用缀法。

封口药　消毒定痛散俱见鼻柱骨伤

缀法见鼻柱骨伤

玉梁骨

玉梁骨,即耳门骨。其处上即曲频,下即颊车,两骨之合钳也,耳门内上通脑髓,亦关灵明。若垫伤击伤,而有碍于骨肉者,肿痛流血,服正骨紫金丹,八仙逍遥汤洗之;洗毕贴混元膏,坐卧避冷处。若伤重内连脑髓及伤灵明,必昏沉不省人事,不进饮食,若再平素气血皆虚,必为不治之证。

八仙逍遥汤　专洗跌仆损伤,肿硬疼痛,及一切冷振风湿,筋骨血肉肢体酸痛诸证。

防风　荆芥　川芎　甘草各一钱　当归酒洗　黄柏各二钱
茅山苍术　牡丹皮　川椒各三钱　苦参五钱

共合一处,装白布袋内,扎口,水熬滚,熏洗患处。

两钩骨

两钩骨名曲频,即上颊之合钳,曲如环形,以纳下牙车骨尾之钩者也。打仆损伤,耳肿腮硬,牙关紧急,嚼物不合。宜内服正骨紫金丹,外贴万灵膏。坐卧避冷处。

正骨紫金丹　万灵膏俱见颠顶伤

颊车骨

颊车骨,即下牙床骨也,俗名牙钩。承载诸齿,能咀食物,有运动之象,故名颊车。其骨尾形如钩,上控于曲频之环。或打仆脱臼,或因风湿袭入钩环脱臼,单脱者为错,双脱者为落。凡治单脱者,用手法摘下不脱者,以两手捧下颏,稍外拽复向内托之,则双钩皆入上环矣。再以布自地阁缠绕头顶以固之,宜内服正骨紫金丹,外贴万灵膏。待能饮食后,去布,只用布兜其下颏,系于顶上,二三日可愈。若双脱者,治法同前。若欠而致脱臼者,乃突滑也,无妨。脱臼者,俗名吊下巴。欠者,俗名打哈气。

正骨紫金丹　万灵膏方俱见颠顶伤(图五三一)

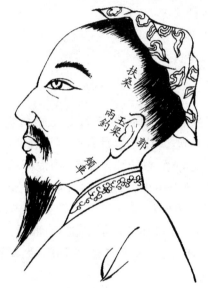

图五三一　侧面图

后山骨

后山即头后枕骨也。其骨形状不同,或如品字,或如山字,或如川字,或圆尖,或月芽形,或偃月形,或鸡子形,皆属枕骨。凡有伤损,其人头昏目眩,耳鸣有声,项强咽直,饮食难进,坐卧不安,四肢无力,内服正骨紫金丹,外敷乌龙膏,洗以海桐皮汤,以散瘀去麻木止痛。如误从高处坠下,后山骨伤太重,筋翻气促,痰响如拽锯之声,垂头目闭,有喘声者,此风热所乘,至危之证,不能治也,遗尿者必亡。惟月芽形者,更易受伤。如被坠堕打伤,震动盖顶骨缝,以致脑筋转拧疼痛,昏迷不省人事,少时或明者，其人可治。急以凉水蘸发，启开牙关，以酒调八厘散灌之，服后目开痛苦有声，二目流泪，愈见可治之兆，服正骨紫金丹，炒米粥调养可愈。

　　正骨紫金丹见颠顶伤

　　乌龙膏见凌云骨伤

　　海桐皮汤见两颧骨伤

　　八厘散见颠顶伤

寿台骨

　　寿台骨，即完骨，在耳后接于耳之玉楼骨者也。若跌打损伤，其耳上下俱肿起，耳内之禁骨有伤，则见血脓水；耳外瘀聚凝结疼痛，筋结不能舒通，以致头晕眼迷，两太阳扶桑骨胀痛，颈项筋强，虚浮红紫，精神短少，四肢无力，坐卧不安，饮食少进。以乌龙膏敷耳伤处，用丝棉裹导气通瘀锭塞耳内；内服人参紫金丹，通瘀散肿；外再以八仙逍遥汤熏洗，消散虚浮肿痛。忌食热物发物。如血流不止，三日不饮食，必动脑髓，不宜治之。

　　乌龙膏见凌云骨伤

　　导气通瘀锭见颠顶骨伤

　　人参紫金丹见山角骨伤

　　八仙逍遥汤见玉梁骨伤

旋台骨

　　旋台骨，又名玉柱骨，即头后颈骨三节也，一名天柱骨。此骨被伤，共分四证：一曰从高坠下，致颈骨插入腔内，而左右尚活动者，用提项法治之；一曰打伤，头低不起，用端法治之；一曰坠伤，左右歪邪，用整法治之；一曰仆伤，面仰头不能垂，或筋长骨错，或筋聚，或筋强骨随头低，用推、端、续、整四法治之。凡治者，临证时问其或坠车马蹂伤，或高处坠下折伤，或打重跌倒，再问其或思饮食,或不思饮食,或四肢无伤,而精神不减,或精神短少,或能坐起行走,或昏睡不语,或疼痛不止,瘀聚凝结肿硬筋胀,皆宜内服正骨紫金丹,外敷万灵膏,并洗海桐皮汤,灸熨定痛散。外按手法治之,手法详首卷。

正骨紫金丹　万灵膏俱见颠顶伤

海桐皮汤见两颧骨伤

定痛散见两山角骨伤(图五三二)

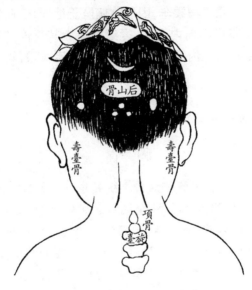

图五三二　背面图

御纂医宗金鉴　卷八十九

胸背部

锁子骨

锁子骨,经名拄骨。横卧于两肩前缺盆之外,其两端外接肩解。击打损伤,或骑马乘车,因取物偏坠于地,断伤此骨,用手法先按胸骨,再将肩端向内合之,揉摩断骨令其复位,然后用带挂臂于项,勿令摇动。内服人参紫金丹,外熨定痛散,再敷万灵膏,其证可愈。

人参紫金丹　定痛散俱见山角骨伤
万灵膏见颠顶伤

胸　骨

胸骨即𩩲骭骨,乃胸胁众骨之统名也。一名膺骨,一名臆骨,俗名胸膛。其两侧自腋而下,至肋骨之尽处,统名曰胁;胁下小肋骨名曰季胁,俗名软肋;肋者,单条骨之谓也。统胁肋之总,又名曰胠。凡胸骨被物从前面撞打跌仆者重,从后面撞仆者轻。轻者先按证用手法治之,再内服正骨紫金丹,外用面麸和定痛散灸熨之,或以海桐皮汤洗之,贴万灵膏即能获效。若内血瘀聚肿痛,伛偻难仰者,早晨以清上瘀血汤、消下破血汤分上膈、下膈以治之,晚服疏血丸。有受伤日久,胸骨高起,肌肉削瘦,内有邪热瘀血,痞气膨闷,睛蓝体倦,痰喘咳嗽者,宜加减紫金丹,以消热化痰,理气健脾,润肌定喘。若伤重者,内干胸中,必通心、肺两脏,其人气乱昏迷,闭目,呕吐血水,呃逆战栗者,则危在旦夕,不可医治矣。若两侧撅肋诸骨被伤者,则相其轻重以分别治之,凡胸胁诸伤轻者,如黎洞丸、三黄宝蜡丸等药,皆所必需,宜酌用之。

清上瘀血汤　治上膈被伤者。

羌活　独活　连翘　桔梗　枳壳　赤芍　当归酒洗　山栀子　黄芩　甘草　川芎　桃仁　红花　苏木　川大黄　生地黄

水煎,加老酒童便和服。

消下破血汤　治下膈被伤者。

柴胡　川芎　川大黄　赤芍药　当归　栀子　五灵脂　木通　枳实炒　红花　赤牛膝　泽兰叶　苏木　生地黄　黄芩　桃仁

水煎,加老酒童便和服。

加减紫金丹

白茯苓　苍术各二两,米泔浸,炒　当归　熟地黄　白芍药炒　陈皮各四两　肉苁蓉一两,酒洗去鳞甲　丁香一钱　红花五钱　瓜儿血竭三钱　乳香三钱,去油　没药三钱,去油

共为细末,炼蜜为丸,弹子大,用黄酒送下。

黎洞丸　治跌打损伤,瘀血奔心,昏晕不省,及一切无名肿毒,昏困欲死等证。

京牛黄　冰片　麝香各二钱五分　阿魏　雄黄各一两　川大黄　儿茶　天竺黄　三七　瓜儿血竭　乳香去油　没药各二两,去油　藤黄二两,隔汤煮十数次,去浮沫,用山羊血五钱拌晒。如无山羊血,以子羊血代之

已上十三味,共为细末,将藤黄化开为丸,如芡实大。若干,稍加白蜜,外用蜡皮封固。内服用无灰酒送下,外敷用茶卤磨涂,忌一切生冷发物。

三黄宝蜡丸　专治一切跌打损伤及破伤风,并伤力成痨,女人产后恶露不尽,致生怪证,瘀血奔心,痰迷心窍,危在旦夕。重者一钱,轻者三分,用无灰酒送下,立刻全生。如被鸟枪打伤,铅子在内,危在顷刻,服一钱,吃酒数杯,睡一时,汗出即愈。如外敷,将香油热化少许,鸡翎扫患处。服药后忌凉水、生冷、烧酒三

日,如不忌此酒,则药无功。

天竺黄三两　雄黄二两　刘寄奴　红芽大戟去骨　骐骥竭各三两　归尾一两五钱　朱砂　儿茶各一两　净乳香三钱,去油琥珀　轻粉　水银同轻粉研不见星　麝香各三钱

已上各称足分两,各研为细末,如无真天竺黄,以真胆星三两代之,再用好黄蜡二十四两,炼净,滚汤坐定,将药投入,不住手搅匀,取出装磁罐内备用。

正骨紫金丹　万灵膏俱见颠顶骨伤

定痛散见山角骨伤

疏血丸见凌云骨伤

歧　骨

歧骨者,即两凫骨端相接之处,其下即鸠尾骨也。内近心君,最忌触犯。或打扑,或马撞,则血必壅瘀而多疼痛。轻者只在于膈上,重者必入心脏,致神昏目闭,不省人事,牙关紧闭,痰喘鼻搧,久而不醒,醒而神乱,此血瘀而坚凝不行者也,难以回生。如神不昏乱,仅瘀痛不止,胸满气促,默默不语,醒时犹能稍进饮食者,宜早晨服加减苏子桃仁汤加枳壳,晚服疏血丸,外贴万灵膏,再以炒热定痛散熨之,庶可愈也。又凡周身骨之两叉者,皆名歧骨,学者宜知之。

加减苏子桃仁汤见颠顶骨伤

疏血丸见凌云骨伤

万灵膏见颠顶骨伤

定痛散见山角骨伤

蔽心骨

蔽心骨,即鸠尾骨也。其质系脆骨,在胸下歧骨之间。跌打撞振伤损,疼痛不止,两胁气串,满腹疼痛,腰伛不起,两手按胸

者,宜内服八厘散,外用艾醋汤洗之,敷万灵膏,渴饮淡黄酒。忌茶水、生冷、粳米粥。

　　八厘散　万灵膏俱见颠顶骨伤

凫　骨

　　凫骨者,即胸下之边肋也。上下二条,易被损伤,左右皆然。自此以上,有肘臂护之,难以著伤。在下近腹者,用手提之易治,盖其肋近边可以著手,则断肋能复其位也,其人必低头伛腰,痛苦呻吟,惟侧卧不能仰卧,若立起五内皆痛,或头迷神昏,饮食少进,宜内服正骨紫金丹,洗以八仙逍遥汤,贴万灵膏及散瘀等药可愈。若在上之第二肋,或有断裂垫伤,塌陷不起,因位居膈上,难以入手,虽强为之,亦难完好。其所伤之血留于膈上,若不随药性开行,必结成包囊。其包轻者系黄水,硬者系血块,则成痼疾矣。

　　正骨紫金丹见颠顶骨伤
　　八仙逍遥汤见玉梁骨伤
　　万灵膏见颠顶骨伤

阴　囊

　　凡阴囊被人扯破者,用鸡子黄油,并金毛狗脊毛,薄摊涂油于上,次敷封口药;又用截血膏敷贴,或乌龙膏敷贴亦可。内服加减紫金丹,洗用紫苏叶煎水洗之。

　　凡阴囊有青黑紫色肿者,用定痛膏加赤芍、草乌、良姜、肉桂各少许打和,用韭叶捣烂同贴。如无韭叶,用葱叶亦可。仍服利小水之药。

　　定痛膏　治打扑伤损,动筋折骨,跌磕、木石压伤肿痛。
　　芙蓉叶二两　紫荆皮　独活　南星生　白芷各五钱
　　右共为末,加马齿苋一两,捣极烂,和末一处,用生葱汁、老酒和炒暖敷。

封口药见鼻柱骨伤

截血膏见唇口伤

乌龙膏见凌云骨伤

加减紫金丹见胸骨伤(图五三三)

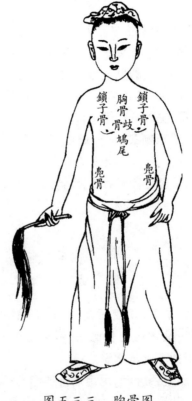

图五三三　胸骨图

背　骨

背者,自后身大椎骨以下,腰以上之通称也。其骨一名脊骨,一名膂骨,俗呼脊梁骨。其形一条居中,共二十一节,下尽尻骨之端,上载两肩,内系脏腑。其两旁诸骨,附接横叠,而弯合于前,则为胸胁也。先受风寒,后被跌打损伤者,瘀聚凝结。若脊筋陇起,骨缝必错,则成伛偻之形。当先揉筋,令其和软,再按其骨,徐徐合缝,背膂始直。内服正骨紫金丹,再敷定痛散,以烧红铁器烙之,觉热去敷药,再贴混元膏。

正骨紫金丹　混元膏俱见颠顶伤

定痛散见山角骨伤

腰　骨

腰骨,即脊骨十四椎、十五椎、十六椎间骨也。若跌打损伤,瘀聚凝结,身必俯卧,若欲仰卧、侧卧皆不能也。疼痛难忍,腰筋僵硬,宜手法:将两旁脊筋向内归附膂骨,治者立于高处,将病人两手高举,则脊筋全舒,再令病人仰面昂胸,则膂骨正而患除矣。内服补筋丸,外贴万灵膏,灸熨止痛散。

止痛散　止痛消肿,活血通经,辟风驱寒。

防风　荆芥　当归　蕲艾　牡丹皮　鹤虱　升麻各一钱
苦参　铁线透骨草　赤芍药各二钱　川椒三钱　甘草八分

共用末,装白布袋内,扎口煎滚熏洗。

补筋丸见髃骨伤

万灵膏见颠顶伤

尾骶骨

尾骶骨,即尻骨也。其形上宽下窄,上承腰脊诸骨。两旁各有四孔,名曰八髎。其末节名曰尾闾,一名骶端,一名橛骨,一名穷骨,俗名尾椿。若蹲垫壅肿,必连腰胯,内服正骨紫金丹,洗以海桐皮汤,贴万灵膏。

正骨紫金丹见颠顶伤

海桐皮汤见两颧骨伤

万灵膏见颠顶骨伤(图五三四)

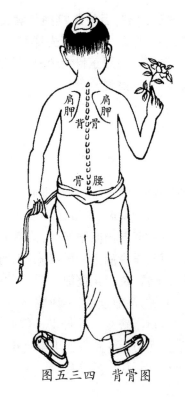

图五三四　背骨图

四肢部

髃骨

髃骨者,肩端之骨,即肩胛骨臼端之上棱骨也。其臼含纳臑骨上端,其处名肩解,即肩髃与臑骨合缝处也,俗名吞口,一名肩头。其下附于脊背,成片如翅者,名肩胛,亦名肩髆,俗名锨板子骨。已上若被跌伤,手必屈转向后,骨缝裂开,不能抬举,亦不能向前,惟扭于肋后而已。其气血皆壅聚于肘,肘肿如椎,其肿不能过腕,两手筋反胀,瘀血凝滞。如肿处痛如针刺不移者,其血必化而为脓,则腕掌皆凉,或麻木。若臑骨突出,宜将突出之骨向后推入合缝,再将臑筋向内拨转,则臑肘臂腕皆得复其位矣。内服补筋丸,外贴万灵膏,烫洗用海桐皮汤,或敷白胶香散,或金沸草汁涂之亦佳。

补筋丸 此药专治跌仆踒闪,筋翻筋挛,筋胀筋粗,筋聚骨错,血脉壅滞,宣肿青紫疼痛等证。

五加皮 蛇床子 好沉香 丁香 川牛膝 白云苓 白莲蕊 肉苁蓉 菟丝子 当归酒洗 熟地黄 牡丹皮 宣木瓜各一两 怀山药八钱 人参 广木香各三钱

共为细末,炼蜜为丸,弹子大,每丸重三钱,用好无灰酒送下。

又加减补筋丸

当归一两 熟地黄 白芍药各二两 红花 乳香 白云苓 骨碎补各一两 广陈皮二两 没药三钱 丁香五钱

共为细末,炼蜜为丸,弹子大,每丸重三钱,用好无灰酒送下。

白胶香散 治皮破筋断。

白胶香一味,为细末敷之。

又方:金沸草根,捣汁涂筋封口,二七日便可相续止痛。一贴即愈,不用再涂。

万灵膏见颠顶骨伤

海桐皮汤见两颧骨伤

臑 骨

臑骨,即肩下肘上之骨也。自肩下至手腕,一名肱,俗名胳膊,乃上身两大支之通称也。或坠车马跌碎,或打断,或斜裂,或截断,或碎断。打断者有碎骨,跌断者则无碎骨。壅肿疼痛,心神忙乱,遍体麻冷,皆用手法,循其上下前后之筋,令得调顺,摩按其受伤骨缝,令得平正,再将小杉板周围逼定,外用白布缠之,内服正骨紫金丹,外贴万灵膏。如壅肿不消,外以散瘀和伤汤洗之。

正骨紫金丹 万灵膏 散瘀和伤汤俱见颠顶骨伤

肘 骨

肘骨者,胳膊中节上、下支骨交接处也,俗名鹅鼻骨。若跌伤其肘尖向上突出,疼痛不止,汗出战栗,用手法翻其臂骨,拖肘骨令其合缝。其斜弯之筋,以手推摩,令其平复,虽即时能垂能举,仍当以养息为妙。若壅肿疼痛,宜内服正骨紫金丹,外贴万灵膏。

正骨紫金丹　万灵膏俱见颠顶骨伤

臂 骨

臂骨者,自肘至腕有正辅二根,其在下而形体长大,连肘尖者为臂骨;其在上而形体短细者为辅骨,俗名缠骨。叠并相倚,俱下接于腕骨焉。凡臂骨受伤者,多因迎击而断也。或断臂、辅二骨,或惟断一骨,瘀血凝结疼痛,以手法接对端正,贴万灵膏,竹帘裹之,加以布条扎紧。俟三日后开帘视之,以手指按其患处,或仍有未平,再揉摩其瘀结之筋,令复其旧,换贴膏药,仍以竹帘裹之,每日清晨服正骨紫金丹。

万灵膏　正骨紫金丹俱见颠顶骨伤

腕 骨

腕骨,即掌骨,乃五指之本节也,一名壅骨,俗名虎骨。其骨大小六枚,凑以成掌,非块然一骨也。其上并接臂辅两骨之端,其外侧之骨名高骨,一名锐骨,亦名踝骨,俗名龙骨,以其能宛屈上下,故名曰腕。若坠车马,手掌着地,只能伤腕;若手指著地,其指翻贴于臂上者,则腕缝必分开。伤腕者,壅肿疼痛,法以两手揉摩其腕,内服正骨紫金丹,外贴万灵膏;若手背向后翻贴于臂者,以两手捉其手背,轻轻回翻之,令其复位,仍按摩其筋,必令调顺,内服人参紫金丹,外敷混元膏。

正骨紫金丹　万灵膏　混元膏俱见颠顶骨伤

人参紫金丹见山角骨伤

五指骨

　　五指之骨名锤骨,即各指本节之名也。若被打伤折,五指皆同,株连肿痛,因其筋皆相连也。手掌与背,其外体虽混一不分,而其骨在内,乃各指之本节相连而成者也。若手背与手心,皆坚硬壅肿热痛,必正其骨节,则无后患。若不即时调治,其所壅之血,后必化而为脓。气盛者,服疮毒之剂,调治可愈;气虚者,将来成漏矣。洗以散瘀和伤汤,贴万灵膏。

　　散瘀和血汤　万灵膏俱见颠顶骨伤(图五三五)

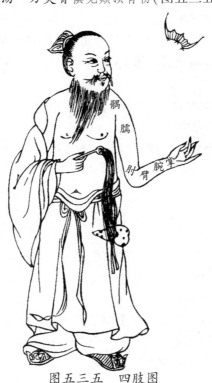

图五三五　四肢图

竹节骨

竹节骨,即各指次节之名也。跌打损伤,骨碎筋弯,指不能伸,以手捻其屈节,则指必舒直,洗以散瘀和伤汤,贴以万灵膏。如指甲缝蓄积毒血,其甲必脱落,若再生指甲,其形多不如旧。若第三节有伤,治同次节,其指甲名爪甲。

散瘀和伤汤 万灵膏俱见颠顶骨伤

胯 骨

胯骨,即髋骨也,又名髁骨。若素受风寒湿气,再遇跌打损伤,瘀血凝结,肿硬筋翻,足不能直行。筋短者,脚尖着地;骨错者,臀努斜行。宜手法推按胯骨复位,将所翻之筋向前归之,其患乃除。宜服加味健步虎潜丸,熏洗海桐皮汤,灸熨定痛散。

加味健步虎潜丸 专治跌打损伤,气血虚衰,下部腰、胯、膝、腿疼痛,酸软无力,步履艰难。服此药至一百日,舒筋止痛,活血补气,健旺精神。

龟胶蛤粉炒成珠 鹿角胶蛤粉炒成珠 虎胫骨酥油炙 何首乌黑豆拌,蒸晒各九次 川牛膝酒洗晒干 杜仲姜汁炒断丝 锁阳 当归各二两,酒洗炒干 威灵仙酒洗 黄柏酒炒,酒洗晒干,小盐少许 人参去芦 羌活 干姜 白芍药微炒 云白术各一两,土炒 熟地黄三两 大川附子一两五钱,童便盐水各一碗,生姜二两,切片同煮一整日,令极熟,水干再添,盐水煮毕取出,剥皮切薄片,又换净水,入川黄连五钱,甘草五钱,同煮长香三炷,取出晒干,如琥珀明亮色方用

共为细末,炼蜜为丸,如梧桐子大,每服三钱,空心淡盐汤送下。冬日淡黄酒送下。

海桐皮汤见两颧骨伤
定痛散见山角骨伤

环 跳

环跳者，髋骨外向之凹，其形似臼，以纳髀骨之上端如杵者也，名曰机，又名髀枢，即环跳穴处也。或因跌打损伤，或蹉垫挂镫，以致枢机错努，青紫肿痛，不能步履，或行止欹侧艰难。宜先服正骨紫金丹，洗以海桐皮汤，贴万灵膏，常服健步虎潜丸。

　　正骨紫金丹见颠顶骨伤
　　万灵膏见颠顶骨伤
　　海桐皮汤见两颧骨伤
　　虎潜丸见髋骨伤

大楗骨

一名髀骨，上端如杵，入于髀枢之臼，下端如锤，接于骺骨，统名曰股，乃下身两大支之通称也，俗名大腿骨。坠马拧伤，骨碎筋肿，黑紫清凉，外起白泡，乃因骨碎气泄，此证治之鲜效。如人年少气血充足者，虽形证肿痛而不昏沉，无白泡者可治。法以两手按摩碎骨，推拿复位，再以指顶按其伤处，无错落之骨，用竹帘裹之，每日早服正骨紫金丹。俟三日后，开帘视之，若有不平处，再捻筋结令其舒平，贴万灵膏，仍以竹帘裹之。

　　正骨紫金丹见颠顶骨伤
　　万灵膏见颠顶骨伤

膝盖骨

膝盖骨即连骸，亦名膑骨。形圆而扁，覆于楗骺上下两骨之端，内面有筋联属。其筋上过大腿，至于两胁，下过骺骨，至于足背。如有跌打损伤，膝盖上移者，其筋即肿大，株连于腘内之筋，腘内之筋，上连腰胯，故每有腰屈疼痛之证，或下移骺骨则焮肿，或足腹冷硬，步履后拽斜行也。若膝盖离位向外侧者，则内筋肿大;向内侧者,则筋直腘肿。宜详视其骨如何斜错,按法推拿,以复其位。内服补筋丸,以定痛散灸熨之,熏八仙逍遥汤则愈。

补筋丸见颐骨伤

定痛散见山角骨伤

八仙逍遥汤见玉梁骨伤

骱　骨

骱骨,即膝下踝上之小腿骨,俗名臁胫骨者也。其骨二根,在前者名成骨,又名骭骨,其形粗;在后者名辅骨,其形细,又俗名劳堂骨。若被跌打损伤,其骨尖斜突外出,肉破血流不止,疼痛呻吟声细,饮食少进,若其人更气血素弱,必致危亡。宜用手法,按筋正骨令复其位,贴万灵膏,以竹帘裹住,再以白布缠之,先服正骨紫金丹,继服健步虎潜丸。

万灵膏　正骨紫金丹俱见颠顶骨伤

健步虎潜丸见髋骨伤

踝　骨

踝骨者,骱骨之下,足跗之上,两旁突出之高骨也。在内者名内踝,俗名合骨;在外者为外踝,俗名核骨。或驰马坠伤,或行走错误,则后跟骨向前,脚尖向后,筋翻肉肿,疼痛不止。先用手法拨筋正骨,令其复位,再用竹板夹定跟骨,缚于骱骨之上。三日后解缚视之,以枕支于足后,用手扶筋,再以手指点按其筋结之处,必令端平。内服正骨紫金丹,灸熨以定痛散,洗以海桐皮汤,常服健步虎潜丸。若稍愈后,遽行劳动,致骱骨之端,向里歪者,则内踝突出肿大;向外歪者,则外踝突出肿大,血脉瘀聚凝结,步履无力,足底欹斜,颇费调治。故必待气血通畅全复,始可行动。

正骨紫金丹见颠顶骨伤

定痛散见山角骨伤

海桐皮汤见两颧骨伤

健步虎潜丸见髋骨伤

跗　骨

跗者足背也,一名足跌,俗称脚面,其骨乃足趾本节之骨也。其受伤之因不一,或从陨坠,或被重物击压,或被车马踹砑,若仅伤筋肉,尚属易治;若骨体受伤,每多难治。先以手法轻轻搓摩,令其骨合筋舒,洗以海桐皮、八仙逍遥等汤,贴以万灵膏,内服舒筋定痛之剂,及健步虎潜丸、补筋丸。

海桐皮汤见山角骨伤

八仙逍遥汤见玉梁骨伤

健步虎潜丸见髋骨伤

补筋丸见颐骨伤

足五趾骨

趾者,足之指也。名以趾者,所以别于手也,俗名足节。其节数与手之骨节同,大趾本节后内侧圆骨努突者,一名核骨,又名覈骨,俗呼为孤拐也。趾骨受伤,多与跗骨相同,惟奔走急迫,因而受伤者多,治法与跗骨同。

跟　骨

跟骨者,足后跟骨也。上承胻、辅二骨之末,有大筋附之,俗名脚挛筋。其筋从跟骨过踝骨,至腿肚里,上至腘中,过臀抵腰脊至顶,自脑后向前至目眦,皆此筋之所达也。若落马坠蹬等伤,以至跟骨拧转向前,足趾向后,即或骨未碎破而缝隙分离,自足至腰脊诸筋,皆失其常度,拳挛疼痛,宜拨转如旧,药饵调治,皆同前法。

【按】正骨紫金丹、混元膏、散瘀和伤汤、海桐皮汤、万灵膏诸药,皆内庭常用经验之方,故已上诸证,多引用之。其或跌打损伤证中,而又兼他病者,则不止此数药也。故采前人旧载诸方,集于末卷,以示证治之法,有不可狭隘者焉(图五三六)。

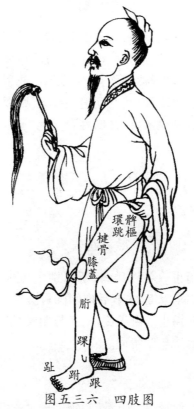

图五三六　四肢图

御纂医宗金鉴　卷九十

内治杂证法

方法总论

今之正骨科,即古跌打损伤之证也。专从血论,须先辨或有瘀血停积,或为亡血过多,然后施以内治之法,庶不有误也。夫皮不破而内损者,多有瘀血;破肉伤胭,每致亡血过多。二者治法不同。有瘀血者,宜攻利之;亡血者,宜补而行之。但出血不多,亦无瘀血者,以外治之法治之。更察其所伤上下轻重浅深之异,经络气血多少之殊,必先逐去瘀血,和荣止痛,然后调养气血,自无不效。若夫损伤杂证论中不及备载者,俱分门晰类详列于后,学者宜尽心焉。

伤损内证

凡跌打损伤、坠堕之证,恶血留内,则不分何经,皆以肝为主。盖肝主血也,故败血凝滞,从其所属,必归于肝。其痛多在胁肋小腹者,皆肝经之道路也。若壅肿痛甚,或发热自汗,皆宜斟酌虚实,然后用调血行经之药。王好古云:登高坠下、撞打等伤,心腹胸中停积瘀血不散者,则以上、中、下三焦分别部位,以施药饵。瘀在上部者,宜犀角地黄汤;瘀在中部者,宜桃仁承气汤;瘀在下部者,宜抵当汤之类。须于所用汤中加童便、好酒,同煎服之。虚人不可下者,宜四物汤加穿山甲。若瘀血已去,则以复元通气散加当归调之。《内经》云:形伤作痛,气伤作肿。又云:先肿而后痛者,形伤气也;先痛而后肿者,气伤形也。凡打扑闪错,或恼怒气滞血凝作痛,及元气素弱,或因叫号血气损伤,或过服克伐之剂,或外敷寒凉之药,致气血凝结者,俱宜用活血顺

气之剂。后列诸方,以备选用。

犀角地黄汤

犀角　生地黄酒浸,另捣　丹皮　白芍各等分

水煎服。

桃仁承气汤

大黄　芒硝　桃仁　桂枝　甘草

水煎服,以利为度。

抵当汤

水蛭　虻虫各三十枚,去翅、足　大黄一两,酒浸　桃仁三十枚,去皮、尖

水煎,去渣,取三升,温服一升,不下再服。

复元活血汤

柴胡五钱　当归　穿山甲炮　瓜蒌根各三钱　甘草　红花各二钱　桃仁五十个,去皮、尖　大黄一两,酒浸

右将桃仁研烂,余药剉如麻豆大,每服一两。水二钟,酒半盏,煎至七分,去渣,大温,食前服,以利为度。

巴戟汤

巴戟去心　大黄各半两　当归　地黄　芍药　川芎各一两

右为末,水煎服。以利为度。

破血消痛汤

羌活　防风　官桂各一钱　苏木一钱半　柴胡　连翘　当归梢各二钱　麝香少许,另研　水蛭二钱,炒去烟尽,另研

右为粗末,共一服,酒二大盏,水一盏,水蛭、麝香另研如泥,余药煎至一大盏,去火,稍热,调二味服之,两服立愈。

清心药

牡丹皮　当归　川芎　赤芍药　生地黄　黄芩　黄连　连翘　栀子　桃仁　甘草各等分

右引用灯心草、薄荷煎,入童便和服。

止痛药

当归 牛膝 川芎 怀庆生地 赤芍药 白芷 羌活 独活 杜仲 续断各一两 肉桂 八角茴香 乳香 没药各五钱 南木香 丁皮 沉香 血竭各二钱半

右为末,老酒调用。

活血顺气何首乌散

何首乌三钱 当归 赤芍药 白芷 乌药 枳壳 防风 甘草 川芎 陈皮 香附 紫苏 羌活 独活 肉桂各一钱

右薄荷、生地黄煎,入酒和服。疼痛甚者,加乳香、没药。

调经散

川芎 当归 芍药 黄芪各一钱半 青皮 乌药 陈皮 熟地黄 乳香另研 茴香各一钱

右作一服,水二钟,煎至一钟,不拘时服。

牡丹皮散

牡丹皮 当归 骨碎补 红花酒浸 续断 乳香 没药 桃仁 川芎 赤芍药 生地黄各等分

右水酒煎服,却用秫米饭热罨缚,冷又蒸热,换缚。

橘术四物汤

当归 川芎 白芍药 怀庆生地各二钱 陈皮 白术 红花各一钱 桃仁十枚

右生地黄煎服。骨节疼,加羌活、独活。痛不止,加乳香、没药。

当归补血汤

当归 川芎 白芍药 熟地黄 防风 连翘 羌活 独活 乳香 没药 白芷 续断 杜仲各等分

右生地黄煎,入童便和服,不可用酒。气虚,加人参、白术、黄芪。

复元通气散

木香 茴香炒 青皮去皮 穿山甲酥炙 陈皮 白芷 甘

草　漏芦　贝母各等分

右为末,每服一二钱,温酒调下。

伤损出血

伤损之证,或患处、或诸窍出血者,此肝火炽盛,血热错经而妄行也,用加味逍遥散清热养血。若中气虚弱,血无所附而妄行,用加味四君子汤、补中益气汤。或元气内脱,不能摄血,用独参汤加炮姜以回阳;如不应,急加附子。如血蕴于内而呕血者,用四物汤加柴胡、黄芩。凡伤损而犯劳碌,或怒气肚腹胀闷,或过服寒毒等药,致伤阳络者,则为吐血、衄血、便血、尿血;伤于阴络者,则为血积、血块、肌肉青黑,此皆脏腑亏损,经隧失职,急补脾、肺二脏自愈矣。

加味逍遥散

白术　茯苓　当归　白芍各二钱　柴胡一钱　薄荷五分黑栀　丹皮各一钱五分

水煎服。

补中益气汤

人参二钱　黄芪二钱,炙　白术一钱五分,炒　当归一钱五分　升麻五分　柴胡五分　陈皮八分　甘草三分,炙

引用姜、枣,水煎服。

四君子汤

人参　白术　茯苓各二钱　甘草一钱,炙

引用姜、枣,水煎服。

四物汤

当归三钱　川芎　白芍药二钱　熟地黄三钱

水煎服。

独参汤

人参一两

水煎服。

瘀血泛注

伤损瘀血泛注之证,乃跌仆血滞所致。盖气流而注,血注而凝,或注于四肢关节,或留于胸腹腰臀,或漫肿,或结块,初起皆属肝、脾郁火。急用葱熨法,内服小柴胡汤以清肝火,次用八珍汤以壮脾胃,或益气养荣汤,久服自然收功。若日久溃破而气血虚者,宜十全大补汤。若溃而寒邪凝滞不敛者,宜豆豉饼祛散之。此证若不补气血,不慎起居,不戒七情,或用寒凉克伐,俱属不治。

小柴胡汤

柴胡二钱　黄芩一钱五分　半夏制　人参各一钱　甘草五分,炙

引用姜二片,水煎服。

八珍汤

即四君子汤、四物汤,相和为剂也。

益气养荣汤

人参　黄芪炒　当归　川芎　熟地黄　白芍炒　香附　贝母　茯苓　陈皮各一钱　白术二钱　柴胡六分　甘草　桔梗各五分

引用姜,水煎服。口干,加五味子、麦冬。往来寒热,加青皮。

十全大补汤

即八珍汤加黄芪、肉桂各一钱。

豆豉饼

江西豆豉

右一味为末,唾津和作饼子,或钱大,厚二分,置患处,以艾壮于饼上灸之,干则再易。

葱熨法方见囟骨伤

瘀血作痛

伤损之证肿痛者,乃瘀血凝结作痛也。若胀而重坠,色或青黑,甚则发热作渴汗出者,乃经络壅滞,阴血受伤也。宜先刺去恶血以通壅塞,后用四物汤以调之。

四物汤方见伤损出血

血虚作痛

伤损之证血虚作痛者,其证则发热作渴,烦闷头晕,日晡益甚,此阴虚内热之证。宜八珍汤加丹皮、麦冬、五味子、肉桂、骨碎补治之。

八珍汤方见瘀血泛注

呕吐黑血

伤损呕吐黑血者,始因打扑伤损,败血流入胃脘,色黑如豆汁,从呕吐而出也。形气实者,用百合散;形气虚者,加味芎䓖汤。

百合散

川芎　赤芍药　当归　百合　生地黄　侧柏叶　荆芥　犀角　丹皮　黄芩　黄连　栀子　郁金　大黄各一钱

水煎,加童便和服。

加味芎䓖汤

芎䓖　当归　白术　百合水浸一日　荆芥各一钱

水一钟半,酒半钟,煎八分,不拘时服。

发　热

伤损之证发热者,若因出血过多,脉洪大而虚,重按之全无者,此血虚发热也,用当归补血汤;脉若沉微,按之软弱者,此阴盛发热也,宜用四君子汤加炮姜、附子;若发热烦躁,肉瞤筋惕者,此亡血也,宜用圣愈汤;如发热汗出不止者,此血脱也,宜用独参汤。血脱之证,其脉实者难治,细小者易治。

当归补血汤

黄芪一两,炙　当归三钱

水煎服。

圣愈汤

人参　川芎　当归　熟地黄　生地　黄芪各等分,炙

水煎服。

四君子汤　独参汤俱见伤损出血

肌肉作痛

伤损之证,肌肉作痛者,乃荣卫气滞所致,宜用复元通气散;筋骨间作痛者,肝肾之气伤也,用六味地黄丸。

六味地黄丸

熟地黄八两　山萸肉四两,去核　怀山药四两　牡丹皮三两泽泻三两　茯苓三两

共为末,炼蜜丸桐子大,空心,白汤服三钱。

复元通气散方见伤损内证

骨伤作痛

伤损之证,骨伤作痛者,乃伤之轻者也。若伤重,则或折、或碎,须用手法调治之,其法已详列前篇。此乃磕碰微伤,骨间作痛,肉色不变,宜外用葱熨法,内服没药丸,日间服地黄丸自愈矣。

没药丸

没药去油　乳香去油　川芎　川椒去闭口及目　芍药　当归各半两　自然铜二钱半,火煅淬七次

右为细末,用黄蜡二两熔化,入药末搅匀,丸弹子大,每服一丸,酒一钟化开,煎五分热服。

葱熨法方见囟骨伤
地黄丸方见肌肉作痛

胸腹痛闷

伤损之证,胸腹痛闷者,多因跳跃捶胸,闪挫举重,劳役恚怒所致。其胸腹喜手摸者,肝火伤脾也,用四君子汤加柴胡、山栀;如畏手摸者,肝经血滞也,用四物汤加柴胡、山栀、桃仁、红花;若胸胁闷痛,发热晡热,肝经血伤也,用加味逍遥散;若胸胁闷痛,饮食少思,肝脾气伤也,用四君子汤加芎、归、柴、栀、丹皮;若胸腹胀满,饮食少思,肝脾气滞也,用六君子汤加柴胡、芎、归;若胸腹不利,食少无寐,脾气郁结也,用加味归脾汤;若痰气不利,脾肺气滞也,用二陈汤加白术、芎、归、山栀、天麻、钩藤钩。如因过用风热之药,致肝血受伤,肝火益甚,或饮糖酒,则肾水益虚,脾火益炽,若用大黄、芍药,内伤阴络,反致下血。少壮者,必成痼疾;老弱者,多致不起。

加味归脾汤

黑栀一钱　牡丹皮一钱　人参一钱　黄芪一钱五分,炙　白术一钱五分,炒　茯神二钱　枣仁一钱五分,炒　当归一钱　木香五分　远志八分,去心　圆肉二钱　甘草五分,炙

引用姜、枣,水煎服。

二陈汤

陈皮一钱五分　半夏二钱,制　茯苓二钱　甘草五分

引用姜,水煎服。

六君子汤

即四君子汤加陈皮、半夏各一钱五分。

引用姜、枣,水煎服。

四君子汤　四物汤　加味逍遥汤俱见伤损出血

胁肋胀痛

伤损胁肋胀痛之证,如大便通和,喘咳吐痰者,肝火侮肺也,用小柴胡汤加青皮、山栀清之;若胸腹胀痛,大便不通,喘咳吐血者,乃瘀血停滞也,用当归导滞散通之。《内经》云:肝藏血,脾统血,盖肝属木,木胜侮土,其脾气必虚。宜先清肝养血,则瘀血不致凝滞,次壮脾胃,则气血充盛。若行克伐,则虚者益虚,滞者益滞,祸不旋踵矣。

当归导滞散

川大黄一两　当归二钱五分　麝香少许

右三味,除麝香另研外,为极细末,后入麝香令匀,每服三钱,热酒一杯调下。

又方

川大黄　当归各二两

右共为细末,每服三钱,不拘时,温酒调服。

小柴胡汤方见瘀血泛注

腹　痛

伤损腹痛之证,如大便不通,按之痛甚者,瘀血在内也,用加味承气汤下之;既下而痛不止,按之仍痛,瘀血未尽也,用加味四物汤补而行之;若腹痛按之反不痛者,血气伤也,用四物汤加参、芪、白术,补而和之;若下而胸胁反痛,肝血伤也,用四君子汤加芎、归补之;既下而发热,阴血伤也,用四物汤加参术补之;既下而恶寒,阳气伤也,用十全大补汤补之;既下而恶寒发热者,气血伤也,用八珍汤补之;下而欲呕者,胃气伤也,用六君子汤加当归补之;下而泄泻者,脾肾伤也,用六君子汤加肉果、补骨脂补之;若下后手足俱冷,昏愦出汗,阳气虚寒也,急用参附汤;若吐泻而手足俱冷,指甲青者,脾肾虚寒之甚也,急用大剂参附汤;口噤、手撒、遗尿、痰盛、唇青体冷者,虚极之坏证也,急用大剂参附汤,多有得生者。

加味承气汤

大黄　朴硝各二钱　枳实　厚朴　当归　红花各一钱　甘草五分

水酒各半,煎服。

参附汤

人参或五钱或一两　制附子或三钱或五钱

引用姜,水煎服。

四君子汤　四物汤俱见伤损出血

六君子汤方见胸腹痛冈

八珍汤　十全大补汤俱见瘀血泛注

少腹引阴茎作痛

伤损而少腹引阴茎作痛者,乃瘀血不行,兼肝经郁火所致。宜用小柴胡汤加大黄、黄连、山栀服之。待痛势已定,再用养血之剂,自无不愈矣。此病若误认为寒证而投以热药,重则必危,轻则损目,治者宜慎之。

小柴胡汤方见瘀血泛注

腰　痛

伤损腰痛、脊痛之证,或因坠堕,或因打扑,瘀血留于太阳经中所致,宜地龙散治之。

地龙散

地龙　官桂　苏木各九分　麻黄七分　黄柏　当归尾各二钱五分　桃仁九个　甘草三钱五分

右水煎,食前服。

眩　晕

伤损之证,头目眩晕,有因服克伐之剂太过,中气受伤,以致眩晕者;有因亡血过多,以致眩晕者。如兼腹胀呕吐,宜用六君子汤,兼发热作渴不思饮食者,宜十全大补汤。

六君子汤方见胸腹痛闷

十全大补汤方见瘀血泛注

烦　躁

伤损之证,烦躁而面赤口干作渴,脉洪大按之如无者,宜用当归补血汤;如烦躁自汗头晕,宜用独参汤;如烦躁不寐,宜用加味归脾汤;如烦躁胁痛,宜用柴胡四物汤;如亡血过多烦躁者,宜用圣愈汤。

加味归脾汤方见胸腹痛闷

当归补血汤　圣愈汤俱见发热

柴胡四物汤即四物汤加柴胡、黄芩。方见伤损出血

独参汤方见伤损出血

喘　咳

伤损之证而喘咳者,若因出血过多,面黑胸胀,胸膈痛而发喘者,乃气虚血乘于肺也,急用二味参苏饮,缓则难救。若咳血衄血而喘者,乃气逆血蕴于肺也,只宜活血行气,不可用下法,宜十味参苏饮治之。

二味参苏饮

人参一两　苏木二两

水煎服。

十味参苏饮

人参　紫苏　半夏　茯苓　陈皮　桔梗　前胡　葛根　枳

壳各一钱　甘草五分

引用姜二片,水煎服。

昏　愦

伤损昏愦乃伤之至重,以致昏愦不知人事,宜急灌以独参汤。虽内有瘀血,断不可下,急用花蕊石散内化之;盖恐下之,因泻而亡阴也。若元气虚甚者,尤不可下,亦用前散以化之。凡瘀血在内,大便不通,用大黄、朴硝;血凝而不下者,须用木香、肉桂二三钱,以热酒调灌服之,血下乃生。怯弱之人,用硝、黄而必加木香、肉桂同煎者,乃假其热以行其寒也。

花蕊石散

石硫黄四两　花蕊石二两

右二味合匀,用瓦罐一个,入药在内,封口,外用纸筋盐泥周围固济,候泥干,安四方砖上,书八卦五行字,用炭十斤笼叠周匝,自午时,从下着火渐渐上彻,直至经宿炭尽火冷,又放经宿,罐冷取出研细,用绢罗罗过,磁盒收贮。每服三钱,以童便调服。

作　呕

伤损作呕,若因痛甚,或因克伐而伤胃者,宜四君子汤加当归、半夏、生姜;因忿怒而肝伤者,用小柴胡汤加山栀、茯苓;因痰火盛者,用二陈汤加姜炒黄连、山栀;因胃气虚者,用补中益气汤加生姜、半夏;因出血过多者,用六君子汤加当归。

四君子汤　补中益气汤俱见伤损出血

小柴胡汤方见瘀血泛注

二陈汤　六君子汤俱见胸腹痛闷

作 渴

伤损作渴,若因亡血过多者,用四物汤加人参、白术。如不应,用人参、黄芪以补气,当归、熟地以补血,或用八珍汤。若因胃热伤津液者,用竹叶黄芪汤;如胃虚津液不足,用补中益气汤;如胃火炽盛,用竹叶石膏汤;若烦热作渴、小便淋涩,乃肾经虚热,非地黄丸不能救。

竹叶黄芪汤

淡竹叶二钱　人参　黄芪　生地黄　当归　川芎　麦冬　芍药　甘草　石膏煅　黄芩炒　半夏各一钱

水煎服。

竹叶石膏汤

竹叶三把　石膏一斤　人参三两　甘草二两,炙　麦冬一升　半夏半升　粳米半升

引用生姜,水煎服。

四物汤　补中益气汤俱见伤损出血

八珍汤方见瘀血泛注

六味地黄丸方见肌肉作痛

秘 结

伤损之证,大便秘结,若因大肠血虚火炽者,用四物汤送润肠丸,或以猪胆汁导之。若肾虚火燥者,用六味地黄丸;若肠胃气虚,用补中益气汤;若大便秘结,里实气壮,腹痛坚硬者,用玉烛散。

润肠丸

大黄　当归尾　羌活各五钱　桃仁　麻仁各一两

右为末,炼蜜丸弹子大,空心,白汤送下。

猪胆汁导法

大猪胆一枚,泻汁和法醋少许,以灌谷道内,如一时顷,当大

便,出宿食恶物甚效。

玉烛散

生地黄 当归 川芎 赤芍药 大黄酒浸 芒硝

引用生姜,水煎服。

四物汤 补中益气汤俱见伤损出血

六味地黄丸方见肌肉作痛

挟 表

伤损之证外挟表邪者,其脉必浮紧,证则发热体痛。形气实者,宜疏风败毒散;形气虚者,宜加味交加散,或羌活乳香汤以散之。

疏风败毒散

当归 川芎 白芍药 熟地黄 羌活 独活 桔梗 枳壳

柴胡 白茯苓 白芷 甘草 紫苏 陈皮 香附

右生姜、生地黄煎,入酒和服。

加味交加散

当归 川芎 白芍药 生地黄 苍术 厚朴 陈皮 白茯

苓 半夏 羌活 独活 桔梗 枳壳 前胡 柴胡 干姜 肉

桂 甘草

右生姜煎服。有热者,去干姜、肉桂。

羌活乳香汤

羌活 独活 川芎 当归 赤芍药 防风 荆芥 丹皮

续断 红花 桃仁 乳香

右生地黄煎服。有热者,加柴胡、黄芩。

补遗方

补损续筋丸 治跌打扑坠,骨碎筋断肉破,疼痛不息。

当归五钱,酒洗 川芎 白芍炒 熟地各三钱 广木香 丹

皮　乳香去油净　没药各五钱,去油净　骨碎补　自然铜　红花　瓜儿血竭各三钱　朱砂五钱　丁香一钱　人参一两　虎骨二两,酥油炙　古铜钱三文

共为细末,炼蜜为丸,每服三钱,淡黄酒、童便化服。

补损接骨仙丹　治证同前。

当归酒洗　川芎　白芍炒　熟地　补骨　五灵脂　广木香　地骨皮　防风各五钱　乳香去油净　没药去油净　瓜儿血竭各一钱

右剉一处,用夜合花树根皮五钱,同入大酒壶内,加烧酒同煮,一炷香,取出温服。

止血定痛生肌散　治伤损等证,失血过多,或因克伐致血气耗损,恶寒发热烦躁。

乳香去油净　没药去油净　龙骨各三钱　血竭二钱　黄丹五钱,飞过　香白芷二钱五分　软石膏一两,煅去火毒　潮脑少许

共为细末,磁器盛之,每以糁患处,止痛生肌。

敷跌打青肿方

生栀子同飞罗面捣涂之,以布缠裹,拔出青毒即消。

回阳玉龙膏　专敷跌打损伤,气虚寒冷。

草乌二钱,炒　南星一两,煨　军姜一两,煨　白芷一两　赤芍一两,炒　肉桂五钱

共为末,葱汤调搽,热酒亦可。

太乙膏　治伤口不收,贴之生肌长肉。

香麻油　当归　生地　生甘草

三味入油内炸枯,去渣,再以丝棉滤净,再入净锅,熬至滴水不散,入炒飞黄丹八两,又用慢火熬至滴水成珠,取起;少顷,入白蜡、黄蜡各一两,微火再熬,取起少定,入去油净乳香、没药各五钱搅匀,收磁器内,过三宿可贴。